国家卫生和计划生育委员会“十三五”规划教材
全国高等中医药教育教材

供康复治疗学等专业用

康复医学概论

第2版

主　编　陈立典

副主编　胡志俊　孙东云

编　委（按姓氏笔画为序）

王燕平（北京中医药大学）
孙东云（河北中医学院）
李虹霖（黑龙江中医药大学附属第二医院）
余　航（江西中医药大学附属医院）
张洪兵（南京中医药大学）
陈立典（福建中医药大学）
陈朝晖（安徽中医药大学）
胡志俊（上海中医药大学附属龙华医院）
陶　静（福建中医药大学）
黄海量（山东中医药大学）
阎丽娟（天津中医药大学）
谢　芹（广州中医药大学）

秘　书　黄　佳（福建中医药大学）

人民卫生出版社

图书在版编目（CIP）数据

康复医学概论/陈立典主编.—2版.—北京：人民卫生出版社，2018

ISBN 978-7-117-26888-2

Ⅰ.①康… Ⅱ.①陈… Ⅲ.①康复医学-医学院校-教材 Ⅳ.①R49

中国版本图书馆CIP数据核字(2018)第180244号

康复医学概论

第2版

主　　编：陈立典
出版发行：人民卫生出版社（中继线 010-59780011）
地　　址：北京市朝阳区潘家园南里19号
邮　　编：100021
E - mail：pmph @ pmph.com
购书热线：010-59787592　010-59787584　010-65264830
印　　刷：人卫印务（北京）有限公司
经　　销：新华书店
开　　本：787×1092　1/16　　印张：11
字　　数：253千字
版　　次：2012年6月第1版　2018年4月第2版
　　　　　2024年1月第2版第8次印刷（总第14次印刷）
标准书号：ISBN 978-7-117-26888-2
定　　价：36.00元

《康复医学概论》网络增值服务编委会

主　　编　陈立典

副 主 编　胡志俊　孙东云

编　　委　（按姓氏笔画为序）

王燕平（北京中医药大学）
孙东云（河北中医学院）
李虹霖（黑龙江中医药大学附属第二医院）
余　航（江西中医药大学附属医院）
张洪兵（南京中医药大学）
陈立典（福建中医药大学）
陈朝晖（安徽中医药大学）
胡志俊（上海中医药大学附属龙华医院）
陶　静（福建中医药大学）
黄海量（山东中医药大学）
阎丽娟（天津中医药大学）
谢　芹（广州中医药大学）

秘　　书　黄　佳（福建中医药大学）

修订说明

为了更好地贯彻落实《国家中长期教育改革和发展规划纲要(2010-2020)》《医药卫生中长期人才发展规划(2011-2020)》《中医药发展战略规划纲要(2016-2030年)》和《国务院办公厅关于深化高等学校创新创业教育改革的实施意见》精神,做好新一轮全国高等中医药教育教材建设工作,人民卫生出版社在教育部、国家卫生和计划生育委员会、国家中医药管理局的领导下,在上一轮教材建设的基础上,组织和规划了全国高等中医药教育本科国家卫生和计划生育委员会"十三五"规划教材的编写和修订工作。

为做好新一轮教材的出版工作,人民卫生出版社在教育部高等中医学本科教学指导委员会和第二届全国高等中医药教育教材建设指导委员会的大力支持下,先后成立了第三届全国高等中医药教育教材建设指导委员会、首届全国高等中医药教育数字教材建设指导委员会和相应的教材评审委员会,以指导和组织教材的遴选、评审和修订工作,确保教材编写质量。

根据"十三五"期间高等中医药教育教学改革和高等中医药人才培养目标,在上述工作的基础上,人民卫生出版社规划、确定了中医学、针灸推拿学、中药学、中西医临床医学、护理学、康复治疗学6个专业139种国家卫生和计划生育委员会"十三五"规划教材。教材主编、副主编和编委的遴选按照公开、公平、公正的原则,在全国近50所高等院校4000余位专家和学者申报的基础上,近3000位申报者经教材建设指导委员会、教材评审委员会审定批准,聘任为主审、主编、副主编、编委。

本套教材的主要特色如下:

1. 定位准确,面向实际 教材的深度和广度符合各专业教学大纲的要求和特定学制、特定对象、特定层次的培养目标,紧扣教学活动和知识结构,以解决目前各院校教材使用中的突出问题为出发点和落脚点,对人才培养体系、课程体系、教材体系进行充分调研和论证,使之更加符合教改实际、适应中医药人才培养要求和市场需求。

2. 夯实基础,整体优化 以培养高素质、复合型、创新型中医药人才为宗旨,以体现中医药基本理论、基本知识、基本思维、基本技能为指导,对课程体系进行充分调研和认真分析,以科学严谨的治学态度,对教材体系进行科学设计、整体优化,教材编写综合考虑学科的分化、交叉,既要充分体现不同学科自身特点,又注意各学科之间有机衔接;确保理论体系完善,知识点结合完备,内容精练、完整,概念准确,切合教学实际。

3. 注重衔接,详略得当 严格界定本科教材与职业教育教材、研究生教材、毕业后教育教材的知识范畴,认真总结、详细讨论现阶段中医药本科各课程的知识和理论框架,使其在教材中得以凸显,既要相互联系,又要在编写思路、框架设计、内容取舍等方面有一定的区分度。

4. 注重传承,突出特色 本套教材是培养复合型、创新型中医药人才的重要工具,是中医药文明传承的重要载体，传统的中医药文化是国家软实力的重要体现。因此，教材既要反映原汁原味的中医药知识，培养学生的中医思维，又要使学生中西医学融会贯通，既要传承经典，又要创新发挥，体现本版教材“重传承、厚基础、强人文、宽应用”的特点。

5. 纸质数字，融合发展 教材编写充分体现与时代融合、与现代科技融合、与现代医学融合的特色和理念，适度增加新进展、新技术、新方法，充分培养学生的探索精神、创新精神；同时，将移动互联、网络增值、慕课、翻转课堂等新的教学理念和教学技术、学习方式融入教材建设之中，开发多媒体教材、数字教材等新媒体形式教材。

6. 创新形式，提高效用 教材仍将传承上版模块化编写的设计思路，同时图文并茂、版式精美；内容方面注重提高效用，将大量应用问题导入、案例教学、探究教学等教材编写理念，以提高学生的学习兴趣和学习效果。

7. 突出实用，注重技能 增设技能教材、实验实训内容及相关栏目，适当增加实践教学学时数，增强学生综合运用所学知识的能力和动手能力，体现医学生早临床、多临床、反复临床的特点，使教师好教、学生好学、临床好用。

8. 立足精品，树立标准 始终坚持中国特色的教材建设的机制和模式；编委会精心编写，出版社精心审校，全程全员坚持质量控制体系，把打造精品教材作为崇高的历史使命，严把各个环节质量关，力保教材的精品属性，通过教材建设推动和深化高等中医药教育教学改革，力争打造国内外高等中医药教育标准化教材。

9. 三点兼顾，有机结合 以基本知识点作为主体内容，适度增加新进展、新技术、新方法，并与劳动部门颁发的职业资格证书或技能鉴定标准和国家医师资格考试有效衔接，使知识点、创新点、执业点三点结合；紧密联系临床和科研实际情况，避免理论与实践脱节、教学与临床脱节。

本轮教材的修订编写，教育部、国家卫生和计划生育委员会、国家中医药管理局有关领导和教育部全国高等学校本科中医学教学指导委员会、中药学教学指导委员会等相关专家给予了大力支持和指导，得到了全国各医药卫生院校和部分医院、科研机构领导、专家和教师的积极支持和参与，在此，对有关单位和个人表示衷心的感谢！希望各院校在教学使用中以及在探索课程体系、课程标准和教材建设与改革的进程中，及时提出宝贵意见或建议，以便不断修订和完善，为下一轮教材的修订工作奠定坚实的基础。

人民卫生出版社有限公司

2017 年 3 月

全国高等中医药教育本科
国家卫生和计划生育委员会“十三五”规划教材
教材目录

中医学等专业

序号	教材名称	主编
1	中国传统文化(第2版)	臧守虎
2	大学语文(第3版)	李亚军　赵鸿君
3	中国医学史(第2版)	梁永宣
4	中国古代哲学(第2版)	崔瑞兰
5	中医文化学	张其成
6	医古文(第3版)	王兴伊　傅海燕
7	中医学导论(第2版)	石作荣
8	中医各家学说(第2版)	刘桂荣
9	*中医基础理论(第3版)	高思华
10	中医诊断学(第3版)	陈家旭　邹小娟
11	中药学(第3版)	唐德才　吴庆光
12	方剂学(第3版)	谢　鸣
13	*内经讲义(第3版)	贺　娟　苏　颖
14	*伤寒论讲义(第3版)	李赛美　李宇航
15	金匮要略讲义(第3版)	张　琦　林昌松
16	温病学(第3版)	谷晓红　冯全生
17	*针灸学(第3版)	赵吉平　李　瑛
18	*推拿学(第3版)	刘明军　孙武权
19	中医临床经典概要(第2版)	周春祥　蒋　健
20	*中医内科学(第3版)	薛博瑜　吴　伟
21	*中医外科学(第3版)	何清湖　秦国政
22	*中医妇科学(第3版)	罗颂平　刘燕峰
23	*中医儿科学(第3版)	韩新民　熊　磊
24	*中医眼科学(第2版)	段俊国
25	中医骨伤科学(第2版)	詹红生　何　伟
26	中医耳鼻咽喉科学(第2版)	阮　岩
27	中医急重症学(第2版)	刘清泉
28	中医养生康复学(第2版)	章文春　郭海英
29	中医英语	吴　青
30	医学统计学(第2版)	史周华
31	医学生物学(第2版)	高碧珍
32	生物化学(第3版)	郑晓珂
33	医用化学(第2版)	杨怀霞

34	正常人体解剖学(第2版)	申国明
35	生理学(第3版)	郭　健　杜　联
36	神经生理学(第2版)	赵铁建　郭　健
37	病理学(第2版)	马跃荣　苏　宁
38	组织学与胚胎学(第3版)	刘黎青
39	免疫学基础与病原生物学(第2版)	罗　晶　郝　钰
40	药理学(第3版)	廖端芳　周玖瑶
41	医学伦理学(第2版)	刘东梅
42	医学心理学(第2版)	孔军辉
43	诊断学基础(第2版)	成战鹰　王肖龙
44	影像学(第2版)	王芳军
45	循证医学(第2版)	刘建平
46	西医内科学(第2版)	钟　森　倪　伟
47	西医外科学(第2版)	王　广
48	医患沟通学(第2版)	余小萍
49	历代名医医案选读	胡方林　李成文
50	医学文献检索(第2版)	高巧林　章新友
51	科技论文写作(第2版)	李成文
52	中医药科研思路与方法(第2版)	胡鸿毅

中药学、中药资源与开发、中药制药等专业

序号	教材名称	主编姓名
53	高等数学(第2版)	杨　洁
54	解剖生理学(第2版)	邵水金　朱大诚
55	中医学基础(第2版)	何建成
56	无机化学(第2版)	刘幸平　吴巧凤
57	分析化学(第2版)	张　梅
58	仪器分析(第2版)	尹　华　王新宏
59	物理化学(第2版)	张小华　张师愚
60	有机化学(第2版)	赵　骏　康　威
61	医药数理统计(第2版)	李秀昌
62	中药文献检索(第2版)	章新友
63	医药拉丁语(第2版)	李　峰　巢建国
64	*药用植物学(第2版)	熊耀康　严铸云
65	中药药理学(第2版)	陆　茵　马越鸣
66	中药化学(第2版)	石任兵　邱　峰
67	中药药剂学(第2版)	李范珠　李永吉
68	中药炮制学(第2版)	吴　皓　李　飞
69	中药鉴定学(第2版)	王喜军
70	中药分析学(第2版)	贡济宇　张　丽
71	制药工程(第2版)	王　沛
72	医药国际贸易实务	徐爱军
73	药事管理与法规(第2版)	谢　明　田　侃
74	中成药学(第2版)	杜守颖　崔　瑛
75	中药商品学(第3版)	张贵君
76	临床中药学(第2版)	王　建　张　冰
77	临床中药学理论与实践	张　冰

78	药品市场营销学(第2版)	汤少梁
79	中西药物配伍与合理应用	王 伟 朱全刚
80	中药资源学	裴 瑾
81	保健食品研究与开发	张 艺 贡济宇
82	波谱解析(第2版)	冯卫生

针灸推拿学等专业

序号	教材名称	主编姓名
83	*针灸医籍选读(第2版)	高希言
84	经络腧穴学(第2版)	许能贵 胡 玲
85	神经病学(第2版)	孙忠人 杨文明
86	实验针灸学(第2版)	余曙光 徐 斌
87	推拿手法学(第3版)	王之虹
88	*刺法灸法学(第2版)	方剑乔 吴焕淦
89	推拿功法学(第2版)	吕 明 顾一煌
90	针灸治疗学(第2版)	杜元灏 董 勤
91	*推拿治疗学(第3版)	宋柏林 于天源
92	小儿推拿学(第2版)	廖品东
93	针刀刀法手法学	郭长青
94	针刀医学	张天民

中西医临床医学等专业

序号	教材名称	主编姓名
95	预防医学(第2版)	王泓午 魏高文
96	急救医学(第2版)	方邦江
97	中西医结合临床医学导论(第2版)	战丽彬 洪铭范
98	中西医全科医学导论(第2版)	郝微微 郭 栋
99	中西医结合内科学(第2版)	郭 姣
100	中西医结合外科学(第2版)	谭志健
101	中西医结合妇产科学(第2版)	连 方 吴效科
102	中西医结合儿科学(第2版)	肖 臻 常 克
103	中西医结合传染病学(第2版)	黄象安 高月求
104	健康管理(第2版)	张晓天
105	社区康复(第2版)	朱天民

护理学等专业

序号	教材名称	主编姓名
106	正常人体学(第2版)	孙红梅 包怡敏
107	医用化学与生物化学(第2版)	柯尊记
108	疾病学基础(第2版)	王 易
109	护理学导论(第2版)	杨巧菊
110	护理学基础(第2版)	马小琴
111	健康评估(第2版)	张雅丽
112	护理人文修养与沟通技术(第2版)	张翠娣
113	护理心理学(第2版)	李丽萍
114	中医护理学基础	孙秋华 陈莉军

115	中医临床护理学	胡　慧
116	内科护理学(第2版)	沈翠珍　高　静
117	外科护理学(第2版)	彭晓玲
118	妇产科护理学(第2版)	单伟颖
119	儿科护理学(第2版)	段红梅
120	*急救护理学(第2版)	许　虹
121	传染病护理学(第2版)	陈　璇
122	精神科护理学(第2版)	余雨枫
123	护理管理学(第2版)	胡艳宁
124	社区护理学(第2版)	张先庚
125	康复护理学(第2版)	陈锦秀
126	老年护理学	徐桂华
127	护理综合技能	陈　燕

康复治疗学等专业

序号	教材名称	主编姓名
128	局部解剖学(第2版)	张跃明　武煜明
129	运动医学(第2版)	王拥军　潘华山
130	神经定位诊断学(第2版)	张云云
131	中国传统康复技能(第2版)	李　丽　章文春
132	康复医学概论(第2版)	陈立典
133	康复评定学(第2版)	王　艳
134	物理治疗学(第2版)	张　宏　姜贵云
135	作业治疗学(第2版)	胡　军
136	言语治疗学(第2版)	万　萍
137	临床康复学(第2版)	张安仁　冯晓东
138	康复疗法学(第2版)	陈红霞
139	康复工程学(第2版)	刘夕东

注:①本套教材均配网络增值服务;②教材名称左上角标有*号者为“十二五”普通高等教育本科国家级规划教材。

第三届全国高等中医药教育教材建设指导委员会名单

全国高等中医药教育本科
康复治疗学专业教材评审委员会名单

前　言

随着经济社会发展、人民生活水平的提高，"健康"的内涵已发生根本改变。健康不仅意味着没有疾病，更应体现个体良好的生活活动水平和社会参与能力。康复是促进功能障碍和疾病恢复，提高人的日常生活活动能力，提升人的功能状态水平的一种综合性服务，在健康维持与促进中的作用不可或缺。

随着康复的迅速发展和专业人员整体素质的提升，康复服务手段和内容不断丰富，康复治疗技术专业人才的培养越来越受到康复界的重视。目前，我国康复专业人才十分匮乏，近年来，大部分高等中医药院校相继开设了康复治疗学本科专业。康复治疗学本科专业建设任重道远。其中系列教材的编写是开展康复治疗学本科教育最基本的保证。

康复医学概论是康复治疗学课程体系的基础，是学生学习康复专业的入门课程。本教材共分九章。重点介绍了康复和康复医学的概念、国际功能、残疾和健康分类、康复医学基础理论、工作内容与工作方式、康复医疗机构、社区康复、康复医疗文书、临床病症的全面康复、康复治疗师的职业要求等内容。与上一版相比，本版教材更新了康复新理念、新模式理论：如社区康复的新理念和新模式、康复结局等，增加了康复治疗学新的成熟研究成果，突出康复治疗师的角色与沟通，如动机式访谈技术等撰写内容。

参加编写本教材的编委来自全国多所学校，具体编写分工如下：第一章由陈立典编写；第二章由阎丽娟编写；第三章由孙东云、陈朝晖、张洪兵编写；第四章由王燕平、谢芹、张洪兵、孙东云、黄海量编写；第五章由胡志俊编写；第六章由余航编写；第七章由李虹霖编写；第八章和第九章由陶静编写。

我们在编写过程中参阅和引用了国内外大量相关文献和插图，在此向各引文作者致谢。面对科学技术日益飞速发展的趋势以及编者水平等原因，教材可能存有一些不妥之处，望广大师生在教学使用中提出宝贵意见或建议，以便不断修订完善。

编者

2018 年 1 月

目　录

第一章

绪 论

学习目的

通过学习康复与康复医学的概念、服务对象、康复医学与临床医学的联系及相关知识，为本教材后续残疾学、康复医学基础理论、康复医学的工作内容与组织形式等章的学习奠定理论基础。

学习要点

康复、康复医学的基本概念、服务对象及特点。

案例分析

男性患者，56岁，既往有2型糖尿病病史。因“突发左侧肢体无力2小时”急诊入院，诊断为右侧基底节区脑梗死。予神经内科对症处理。此时有人建议及时介入康复治疗，但因主管医师认为康复是在后遗症期介入的措施而未被采纳。1个月后，患者症状稳定出院。1年后患者因进行日常生活活动有明显的障碍而就诊于康复医学科。在询问病史、查体后，康复医师发现患者左侧肢体活动不利并伴有明显肩痛，上肢呈挎篮状，下肢行走时呈划圈步态。综合功能评定结果，康复医师认为：患者存在肢体运动功能障碍，日常生活活动大部分依赖，其中手功能错过了康复时期，已无法恢复到正常手。针对患者存在的功能障碍问题，康复医师拟定了治疗方案：以物理治疗、作业治疗为主的功能训练以保存患者残存的功能，最大限度地恢复其潜在的能力。

这一案例让我们思考：什么是康复？临床中何时介入康复？

第一节　康复的基本概念

一、康复

（一）康复的定义

康复一词是由 rehabilitation 翻译而来，原意是“复原”“恢复原来的良好状态”“重

笔记

新获得能力”“恢复原来的权利、资格、地位、尊严”等。

1981年世界卫生组织(WHO)将康复定义为:“康复是指应用各种有用的措施以减轻残疾的影响和使残疾人重返社会。康复不仅是指训练残疾人使其适应周围的环境,而且也指调整残疾人周围的环境和社会条件以利于他们重返社会。在拟订有关康复服务的实施计划时,应有残疾者本人、他们的家属以及他们所在的社区的参与。”联合国在1993年的一份文件中做了补充:“康复是一种促使残疾人身体的、感官的、智能的、精神的和(或)社会生活的功能达到和保持在力所能及的最佳水平的过程,从而使他们能借助一些措施和手段,改变其生活而增强自立能力。康复包括重建和(或)恢复功能,提供补偿功能缺失或受限的各种手段。”因此,康复是指综合、协调地应用医学、教育、社会、职业等各种措施,促进功能障碍和疾病恢复,发挥伤病残者最大的潜能,提高人的日常生活活动能力和生存质量,提升人的功能状态水平的一种综合性服务。

(二)康复的内涵

中医文献中“康复”一词,主要是针对伤病的痊愈和健康的恢复而言。如《尔雅·释诂》释之曰:“康,安也”,《尔雅·释言》曰:“复,返也”。旧唐书中记载武则天患病后,经过治疗,“上以所疾康复”,可能是“康复”一词用于医学上的最早记载。在中医学的历代文献中,还常使用平复、康健、再造、复旧以表达病后形神功能的恢复。因此在中医传统用法中,“康复”容易被人理解为伤病的痊愈和健康的恢复。但是在以功能障碍者为对象的康复医学中,康复的内涵已远远超出了这一范畴。

从康复的定义中不难发现,“康复”并不是“痊愈”和“恢复”的简单同义词。痊愈和恢复是指病、伤、残者经过治疗后病理逆转、症状消除、健康恢复到伤病之前的正常状态。康复则是指病、伤、残者残存功能和潜在能力在治疗和训练后获得了最大限度的发挥。康复不仅针对疾病,而且着眼于整个人,从生理上、心理上、社会上及经济能力上进行全面康复。其最终目标是提高病、伤、残者的生存质量,恢复其独立生活、学习和工作的能力,使其能在家庭和社会中过有意义的生活。中医康复有关“全面康复”的含义体现在采用“内外相扶”“药食并举”的调、养、治结合的康复措施上,不仅使功能障碍者形神功能最大限度地恢复、职业归复和正气复原,还达到了养生延年的目的。例如,《宋朝事实类苑》载:“仁宗服药,久不视朝。一日,圣体康复,召见执政,坐便殿,促召二府”,表达了职业活动能力、社会权利行使能力的恢复,健康幸福地安享天年的中医全面康复思想。

综上所述,可归纳出康复内涵的五个要素:

1. 康复的对象 主要是因损伤、疾病、老龄、先天发育障碍而导致的各种功能障碍者。此外,每个人在生命中的某一阶段都会有暂时或者永久性的功能障碍,如步入老龄。因此,康复的对象不仅仅是残疾人,而是每一个人都需要康复的服务。

2. 康复的领域 包括医疗康复、教育康复、康复工程、职业康复、社会康复等,以上构成了全面康复。

(1)医疗康复:是应用各种医学手段尽可能保存、改善、恢复和发展病、伤、残者残存的功能,充分发挥其潜在的能力,以减轻因伤病而造成的能力障碍,使其功能和能力获得最大限度的恢复,为就学、就业、重归社会、实现自立打下基础。就医疗康复而言,也一样要求综合协调地应用多种医学手段:物理治疗、作业治疗、言语治疗、心理治疗、

笔记

药物、手术矫治等。尤其注意结合应用我国中医学的康复手段，充分发挥中医康复治疗的优势，如针灸、推拿、中药、传统运动疗法等。

（2）教育康复：是指通过教育与训练的手段，提高病、伤、残者的素质和能力，包括智力、日常生活的活动能力、必要的职业技能和适应社会生活的心理能力等。在现代社会生活中，接受一定程度的教育不仅是人的基本权利之一，而且也是人们恢复职业、获得经济自立、充分参与正常社会生活的基本条件。教育康复包括两种形式：首先是对病、伤、残者实施系统教育；其次是在医疗、职业和社会康复领域也采取一些教育训练手段，例如提供卫生保健与生活方面的科普知识等。

（3）康复工程：是生物医学工程领域中一个重要的分支，主要是借助现代工程学的原理和手段，通过补偿、替代或辅助重建的方法来矫正畸形、弥补功能缺陷、预防和改善功能障碍，增强病、伤、残者残存的功能，发挥其潜在的能力，提升生存质量，使其最大限度地重返社会。康复工程是康复工作的重要措施之一。康复工程技术的核心内容有设计制造假肢、矫形器、自助具，以及进行环境改造、环境控制等以适应康复需要。2016年国务院发布了《关于加快发展康复辅助器具产业的若干意见》，这是首次我国以国务院名义对康复辅助器具产业进行顶层设计和布局。

（4）职业康复：工作是每个人都有的基本权利之一，人的社会职责的履行在很大程度上是通过工作得以实现的，职业康复的目的就在于使病、伤、残者获得并维持合适的就业，实现经济自立，通过使其获得并维持与其能力、需求和功能相一致的就业，使他们获得较佳的生活状态和较高的生活质量。职业康复不能简单理解为仅仅是一个工作安置问题，更重要的是关系到他们能否体现人的价值和自尊，能否重返社会，实现人的权利。国际劳工组织1985年《残疾人职业康复的基本原则》规定了职业康复6个方面的服务内容：掌握残疾人的身体、心理和职业能力状况；就残疾人职业训练和就业的可能性进行指导；提供必要的适应性训练、身心功能调整、正规的职业训练；引导从事适当的职业；提供需要特殊安置的就业机会；残疾人就业后的跟踪服务。

（5）社会康复：是从社会学的角度去推进医学、教育、职业康复的进行，保障伤、病、残者及老年人的合法权益，让其能和健全人一样充分参与正常的社会生活。社会康复涉及的面很广，其内容因各国不同的社会制度和经济文化发展水平而有所差异，大体归纳为以下几个方面：

1）制定相关的法律、法规和各种政策，保障功能障碍者的合法权益：社会康复的核心问题是维护功能障碍者人的尊严，保障他们的合法权益、人身和人的尊严不受侵犯，确立其在社会中的平等地位和待遇。《中华人民共和国残疾人保障法》是我国第一部社会保障领域里的立法，目前我国涉及残疾人权益保障的法律法规有50多部，为了保障老年人合法权益，还出台了《中华人民共和国老年人权益保障法》。

2）建立无障碍环境：环境由物质环境、社会环境和态度环境构成。物质环境又分为自然环境和人造环境。无障碍的环境是指消除影响功能障碍者日常生活活动的物理性障碍，为其提供行动方便和安全的空间，创造平等参与的环境，最大限度地重返社会。无障碍的环境包括建筑物、交通、信息、交流环境等方面的无障碍。

3）促进功能障碍者的职业自立，改善其经济环境和生活质量：政府和社会应作出必要的规定，为具有一定劳动能力和工作意向的功能障碍者提供就业机会，使他们靠

笔记

自己的能力改善经济环境和生活质量。对于因残疾而完全丧失参加社会经济活动能力的残疾人，社会则要在经济上给予各种帮助。

3. 康复的措施　包括所有能消除或减轻身心功能障碍的措施，以及其他有利于教育康复、职业康复和社会康复的措施，不但使用医学科学的技术，而且也使用社会学、心理学、工程学等方面的技术和方法。

4. 康复的目的　康复针对病、伤、残者的功能障碍，以提高局部与整体功能水平为主线，以整体的人为对象，也许局部或系统功能无法恢复，但仍可带着某些功能障碍而过着有意义、有成效的生活。因此，康复以提高生存质量最终融入社会为目标。

5. 康复的提供者　提供康复医疗、训练和服务的不仅有专业的康复工作者，而且也包括社区的康复工作者。病、伤、残者及其家属也参与康复工作的计划和实施。

二、康复医学

（一）定义

康复医学（rehabilitation medicine）是医学的一个重要分支，与保健、预防、临床医学并重，共同组成全面医学。具体地说，康复医学是为了促进病、伤、残者康复而研究有关功能障碍的预防、评定和治疗的一门医学学科。

美国等以“物理医学与康复（physical medicine and rehabilitation）”作为学科名称；而许多国家采用比较简洁的名称——康复医学。两个名称的实质内涵并没有本质区别。

（二）康复医学的对象和范围

世界卫生组织从身体上、精神上、社会上处于良好的状态作出关于健康的定义。这种定义突出了人整体的功能和活动能力在健康中的重要性，健康不仅仅是没有疾病和不虚弱。

在疾病康复的过程中，临床治疗是人体功能得以保存、改善和恢复的基础，但要让受损的功能和活动能力达到最大化的恢复，必须尽早介入康复的措施。

康复医学工作的重心在于保存、改善和提升人的功能和活动能力。康复医学的对象主要是损伤、急慢性疾病和增龄带来的功能障碍者、先天性功能障碍者。

（三）康复医学的特点

康复医学着眼于人的全面康复，因此决定了它是一门综合性的学科，具有多学科性、广泛性、社会性的特点，体现了生物-心理-社会的新医学模式。

1. 康复医学以功能障碍者为服务对象，研究内容围绕着“障碍”，着眼于功能和能力的恢复。随着康复医学的发展和康复工作的深入，康复医学的工作已不仅仅局限于临床治疗的最后阶段，还渗透到临床治疗的早期工作中，并已成为一项常规工作。康复预防的工作也已成为医疗工作中的重点内容。

2. 康复医学是一门综合性学科。在康复临床中，对各种“障碍”都应适当采取综合性的康复措施，即包括医学的、教育的、职业的和社会康复的方法。在康复工作的不同阶段，这些不同领域的康复方法各有侧重。

3. 遵循“功能训练、全面康复、重返社会”的基本原则，大量使用功能评估、训练、补偿以及教育、社会-心理学的方法。采用康复协作组的工作方法对功能障碍者进行康复服务。

笔记

4. 让病、伤、残者重返社会生活、获得自立，是康复医学的最终目标。康复医学服务的目的，是帮助病、伤、残者的残存功能和潜在能力恢复到最佳状态，使之获得生活能力，重返家庭和社会生活，平等地享受人的各种权利。

三、残疾

（一）残疾

《国际功能、残疾和健康分类》（International Classification of Functioning, Disability and Health, ICF）将残疾定义为损伤、活动受限以及参与限制的总称。残疾是疾病患者与个人及环境因素（如：消极态度、不方便残疾人使用的交通工具和公共建筑，及有限的社会支持）之间的相互作用。不同的国际组织和国家对残疾人从不同角度进行了定义。1975 年世界卫生组织将"残疾者"定义为：无论是先天的还是后天的，由于身体或精神上的不健全，自已完全或部分地不能保证通常的个人或社会需要的人。国际劳工组织给残疾人下的定义是：经正式承认的身体或精神损伤在适当职业获得、保持和提升方面的前景大受影响的个人。2006 年第 61 届联合国大会通过的《残疾人权利国际公约》将残疾人定义为：肢体、精神、智力或感官有长期损伤的人。这些损伤与各种障碍相互作用，可能阻碍残疾人在与他人平等的基础上充分和切实地参与社会。

据《世界残疾报告》所述，残疾（功能减弱或丧失）是人类的一种生存状态，几乎每个人在生命的某一阶段都有暂时或永久的损伤，而步入老龄的人将经历不断增加的功能障碍。《世界残疾报告》估计，全球超过 10 亿人或 15%的世界人口（2010 年全球人口估计）带有某种形式的残疾而生存，这一数字高于世界卫生组织以前的估计值，20 世纪 70 年代以来估计值约为人口的 10%。

根据《世界健康调查》（World Health Survey），约 7. 85 亿（15. 6%）的 15 岁及以上的人带有残疾生活，而《全球疾病负担》（Global Burden of Disease）估计约 9. 75 亿人（19. 4%）带有残疾。其中，《世界健康调查》估计 1. 1 亿人（2. 2%）有很严重的功能障碍，而《全球疾病负担》估计 1. 9 亿人（3. 8%）有"严重的残疾"，诸如四肢瘫痪、严重的抑郁症或失明。只有《全球疾病负担》调查了儿童（0～14 岁）残疾情况，估计有 0. 95 亿（5. 1%）带有残疾，其中 0. 13 亿（0. 7%）有"严重残疾"。

另外，缘于人口老龄化和慢性疾病的增长，残疾率正在不断增长。同其他人一样，所有残疾人都有一般性卫生保健需求，联合国《残疾人权利公约》（CPRD）第 25 条强调了残疾人有不受歧视，获得最高标准卫生保健的权利。

（二）残疾的分类

1980 年世界卫生组织制定了《国际病损、残疾和残障分类》（International Classification of Impairment, Disability and Handicap, ICIDH），从身体、个体和社会三个层次反映功能损害程度。WHO 根据残疾分类发展的需要，从 1996 年开始建立了《国际病损、活动和参与分类》（International Classification of Impairment, Activity and Participation）（亦简称为 ICIDH-2），并在 2001 年 5 月第 54 届世界卫生大会上通过了将其改名为《国际功能、残疾和健康分类》（ICF）的决议，在全球实施。该分类系统提供了能统一和标准地反映所有与人体健康有关的功能和残疾的功能状态分类。作为一个重要的健康指标，ICF 广泛用于卫生保健、预防、人口调查、保险、社会安全、劳动、教育、经济、社会政策、

笔记

一般法律的制定等方面。

我国根据现有国情分别于1986年和2006年也制订了残疾分类标准,即《全国残疾人抽样调查五类(残疾标准)》:视力残疾、听力语言残疾、智力残疾、肢体残疾和精神病残疾,《全国残疾人抽样调查六类(残疾标准)》:即视力残疾、听力残疾、言语残疾、智力残疾、肢体残疾、精神残疾。

2011年5月1日中国首部《残疾人残疾分类和分级》国家标准正式实施,标准规定了残疾人残疾分类和分级的术语和定义、残疾分类和分级及代码等,其按不同残疾分为视力残疾、听力残疾、言语残疾、肢体残疾、智力残疾、精神残疾和多重残疾七类。残疾标准对我国社会残疾事业发展以及残疾预防与康复工作的开展起到了重要的指导作用。

2016年《中国残疾人事业发展统计公报》数据显示:通过实施精准康复服务,279.9万残疾儿童及持证残疾人得到基本康复服务,其中,视力残疾人40.0万,听力残疾人18.5万,肢体残疾人135.7万,智力残疾人23.1万,精神残疾人62.6万。全年有15.0万0~6岁残疾儿童得到基本康复服务,有132.2万人次得到盲杖、助视器、假肢、矫形器、人工耳蜗、助听器等各类辅助器具适配服务。

第二节 康复医学发展简史

一、西方康复医学的发展简史

1. 初创期(1910年以前) 早在古罗马、古希腊时代就有电、光、运动、海水、文娱等康复疗法治疗身心疾病的记载,古希腊的神庙壁画中已有用运动疗法治疗疾病的记载。在公元前5世纪Herodicus及其学生Hippocrates的著作中,他们认为自然因子,如日光、海水、矿泉等有镇静、止痛、抗炎的作用;运动可增强肌力,促进精神和健康的恢复及功能的改善,并可推迟衰老。1780年Tissot敦促骨科医师采用运动方法促进伤后关节肌肉的功能恢复。在18世纪和19世纪,直流电和感应电流的应用被称为一种有价值的治疗方法。1890年,由火花间隙透热机产生的高频电流由法国D'Arsonval介绍用于内外科治疗。同年,美国康复医学会(American Congress of Rehabilitation Medicine,ACRM)早期组织美国电疗协会成立,它由对电疗方法感兴趣的医师组成。这些都为现代康复医学的发展奠定了基础。

2. 建立期(1910—1949年) 在第一次世界大战期间,美国陆军于1917年建立了"身体功能恢复和康复部",同年在纽约成立了"国际残疾人中心"(International Center for the Disabled)。英国著名的骨科专家Robert Jones成立了康复车间,对伤员进行职业训练,使他们重返前线或战后能到工厂工作。1919年加拿大安大略省的汉密尔顿山顶疗养院用作业疗法治疗伤员。第一次世界大战后,战伤及小儿麻痹流行,使残疾人增多,刺激了物理学的迅速发展。如电诊断、电疗,不仅用于治疗,还用于诊断及预防残疾,发展成为物理医学。1919年,Paul Magnuson医师在西北大学的Wesley纪念医院建立了理疗科。1927年开设理疗技师的教育课程。1921年、1922年美国理疗协会(American Physiotherapy Association,APTA)成立。1931年英国皇家医学会成立了物理医学分会。一些功能评定方法(如徒手肌力测定方法)和许多康复手段(如作为

笔记

肌力增强治疗的温热疗法、改善麻痹肌功能的支具疗法等）都在此期间出现，但这一时期的康复医学尚未形成一个完整的、独立的专科。直到第二次世界大战期间，由于美国医学家 Howard Rusk 等的实践和倡导，康复概念比较完整地形成，一系列现代康复疗法得以发展。战时 Rusk 在美国空军疗养服务处工作，他采取综合的功能训练方案治疗受伤的军人，并进一步阐明了康复的原则：即不但要使伤病者的身体康复，而且要使他们的精神康复；治疗对象应该是整个人。不仅要使伤残者回到工厂做一些力所能及的工作，而且要让他们最充分地发展和利用其剩余的能力参加社会生活。第二次世界大战后，美国、英国等都把战时取得的康复经验运用到和平时期，Rusk 等大力提倡康复医学，Rusk 本人创立了纽约大学康复中心，成为美国最大的住院医师培训基地。康复医学领域另一位先驱者 Henry H Kessler 医师在"二战"时为马尔岛海军康复和截肢中心主任。"二战"后，他致力于扩大战后康复范围，成立了 Kessler 研究所，并且在完善工人补偿方案和残疾决定过程方面起了关键作用。在英国，著名的骨科医师 Robert Jones 在英国空军中设立康复中心，通过对伤员进行治疗和训练，使 77%的伤员重新回到战斗岗位。一些较有影响的康复观念也在此期间得以形成。例如，1938 年由 Leithauser 等人提倡大手术后的早期离床活动，被认为是 20 世纪医学实践中的重大变革之一。在 20 世纪 40 年代对急慢性脊髓灰质炎患者的处理是一次革命。物理治疗在脊髓灰质炎比其他疾病的治疗用得更多并显示优势。在学会发展方面，1938 年美国物理医学和康复学会（American Academy of Physical Medicine and Rehabilitation，AAPM&R）成立。1947 年美国物理医学和康复专业考试与资格认可委员会组建，每年对申请者进行笔试和口试的两部分考试。这些申请者首先要出色完成由物理医学与康复住院医师审核委员会，以及毕业后医学教育资格委员会认可的住院医师培训。1947 年后，美国物理医学和康复学会成员必须具物理医学和康复专业考试与资格认可委员会的合格资格证书。1943 年英国成立了物理医学会。

3. 成熟期（1950—1979 年）　经 Rusk 等人的努力，康复医学开始成为一门独立的医学学科。1950 年，国际物理医学与康复学会（International Society for Physical Medicine and Rehabilitation）成立，1972 年改名为国际物理医学与康复联合会（International Federation of Physical Medicine and Rehabilitation，IFPMR）。1951 年世界物理治疗联盟（The World Confederation for Physical Therapy，WCPT）成立，在国际上代表物理治疗专业和物理治疗师与有关的组织进行信息交流和合作；组织 4 年一度的国际学术会议和其他培训性质的研讨会，以及通过鼓励各物理治疗部门争取足够的人员编制，使物理治疗保持较高的专业水准；促进地区性物理治疗学会的发展，并鼓励这些地区性学会与世界物理治疗联合会间的沟通。1952 年世界作业治疗联盟（The World Federation of Occupational Therapists，WFOT）成立。1969 年 Sidney Licht 发起成立了国际康复医学会（International Rehabilitation Medicine Association，IRMA），并于 1970 年在意大利召开了该学会的第一次大会。1999 年 11 月，国际物理医学与康复联合会（IFPMR）与国际康复医学会（IRMA）合并，组成国际物理医学与康复医学学会（International Society of Physical and Rehabilitation Medicine，ISPRM）。

1973 年美国职业康复法改成康复法，扩大了康复对象，并于 1976 年开始实行残疾儿童全部就学，1979 年日本康复学会确立了康复专业医师及专科康复医师的培养

笔记

和考核制度。这些标志着康复医学学科的成熟。

4. 发展期(1980 年至今) 20 世纪 80 年代后是现代康复医学发展壮大的时期。随着社会的不断进步,医学模式已经由传统生物医学模式向生物-心理-社会医学模式转变。医疗的目标正从治病救人、延长生命,向减轻病残、伤残影响,最大限度地保存、恢复功能,提高个体生存质量、减少群体社会负担方向调整。康复医学着眼于功能的测定、评估、训练、重建、补偿、调整和适应;通过恢复运动、语言、心理、认知以及个人自理所需的其他功能,提高患者的生存质量;临床手段以多种非临床性的“功能治疗”为重。如物理治疗、作业治疗、语言与言语治疗、心理治疗、假肢与矫形器装配等。临床医学和运动生理、神经生理、行为医学、社会心理、生物医学工程的发展以及社会经济文化的发展,为现代康复医学的快速发展提供了条件。

康复医学在医学教育、科研方面进展显著,各国设立了大量的康复机构,康复医学逐步向专科化发展。如骨科康复、神经康复、疼痛康复、运动损伤康复、老年康复、儿童康复、产后康复、心肺康复、癌症康复、认知康复等。康复医学的教育制度日趋完善,学校里开设了康复课程。目前国际上按照物理治疗师(physical therapist,PT)、作业治疗师(occupational therapist,OT)、言语治疗师(speech language pathologist, SLP)分别培养学生,各设独立专业,各个专业具有各自的最低标准和规范,具有相应的资格认证。由于运动生物力学、材料学、电子学、机械学、生物医学工程学、互联网技术、3D 打印技术、脑机接口技术以及智能化控制的发展,用于康复诊断、康复治疗及康复工程的新设备、新方法、新器具不断涌现,以及大量权威性的康复医学专著的出版,有力地推动了康复医学的全面发展。

二、中国康复医学的发展简史

1. 先秦时期 自从人类有了保健及医疗活动以来,就开始了康复医疗活动。如火的应用促进了灸、熨等康复方法的产生;砭石、石针的出现产生了针刺康复方法;受自然界中一些现象及变化规律的启发,模仿产生了音乐舞蹈、导引按跷活动而应用于康复疾病的医疗实践中。

周代已出现用饮食进行康复医疗的专科医师——食医。认识到人与自然、人与社会是辩证统一体,人的自身也是一个统一的整体,形神是相互影响的两个方面。有关声音、音乐、色彩、娱乐用于养生康复的理论与方法在这一时期有不少阐述。

《内经》奠定了中医理论的基础,同样也形成了中医预防医学、临床医学和康复医学的理论基础。其中指出了中医康复医疗的原则,也记载了许多使慢性病得以康复的具体方法;并强调疾病康复应当考虑人体功能和自然、社会的综合因素,强调全面康复的原则;在治疗上重视调动机体的自疗能力,使之自然恢复健康。这种整体辨证观、康复观及杂合而治的综合调理观,一直为后世医家所遵循。

2. 汉魏、六朝时期 汉魏时期,传统中医康复医学理论体系已基本形成。并发展了许多非药物的康复方法,如针灸、饮食、气功、熨疗等。三国名医华佗编成“五禽戏”,是世界医学史上第一套由医师编成的医疗体操。晋代葛洪的《肘后方》中大量记载了饮食及药物康复的内容;六朝时期的陶弘景则对气功和按摩康复法有所发挥。

3. 隋唐时期 官方为残疾人设立了养疾坊,这是把社会福利事业与康复治疗相结合的实体机构。中医康复医学在这一时期的主要成就是康复方法的实际应用与发

笔记

展。隋代巢元方的《诸病源候论》可视为我国古代第一部采用医疗体育对一些疾病进行康复治疗的专书。

4. 宋、金、元时期　由于医学的迅速发展，中医康复理论和方法得到了全面系统的总结与推广应用，且康复学开始向分类分科方向发展。官方设立了较正式的康复医疗机构。陈直的《寿亲养老新书》是有关老年人养生与康复的专著，载有四时摄养方药及食疗方，并提出许多老年人的独特康复方法。元代忽思慧的《饮膳正要》是我国古代最完备的饮食康复专著。

5. 明清时期　康复医疗范围已扩展至临床内、外、妇、儿科。《景岳全书》中收载了大量的康复方法，并提出一系列中年人的康复和养伤医疗保健措施。清代是传统康复医学的鼎盛时期，在方法上有许多创新与发展，如从调摄情志到饮食调理康复，从药物内外治到导引按摩康复等，丰富了医疗内容。叶天士的《临证指南医案》中阐述了各种康复病证的康复禁忌与康复护理原则。吴尚先的《理瀹骈文》是对传统民间简易康复疗法的整理。沈子复的《养病庸言》是清代的康复医学专著。

6. 新中国成立后　新中国成立以后，中医学的宝贵遗产得到了不断的挖掘和整理，中医在康复医疗方面的理论、独特疗法和临床经验也越来越受到人们的重视，有关这方面的总结和整理工作顺利开展。随着西方康复医学的引入，中西方康复医学不断融合，中国正在融入国际康复医学发展的潮流中。

第三节　康复医学在健康服务中的作用

健康不仅是指躯体没有疾病，还包括良好的功能水平，良好的日常生活活动能力以及良好的社会参与能力。康复医疗维护、改善和提升人的功能水平和活动能力，直接和健康相关，解决健康的主要问题——功能和能力问题，其在健康维持与促进中的作用不可或缺。

要认识康复医学在健康服务中的作用，首先要厘清康复医学与预防医学、保健医学，康复医学与临床医学之间的关系；其次，要认识康复在健康促进、养老、运动等领域中的重要作用。

一、康复医学与预防医学、保健医学

世界卫生组织将医学分为四类，即预防医学、临床医学、保健医学及康复医学。医学的这四部分内容在本质上是有所不同的，不能用医学的一个方面取代其他方面。但是，它们又是密切联系，不可分割的。康复医学与预防医学、保健医学都需要解剖学、生理学、病因学、病理学等基础科学为基础，在实践工作中，康复医学和其他医学学科是互相交叉、重叠和渗透的。康复医学作为一个新兴的医学专业，与预防医学、保健医学、临床医学形成一个统一体。

预防医学是以“环境-人群-健康”为模式，以人群为研究对象，应用现代医学知识和方法研究环境对健康影响的规律，阐明外在环境与人群健康的相互关系，制定预防人类疾病发生的措施，实现促进健康，预防伤残和疾病为目的的一门科学。预防医学的特点为工作对象包括个体和群体，工作重点是健康和无症状患者，研究方法上更注重微观和宏观相结合。即强调在疾病和损伤发生之前，保健强身，通过一级预防措施

笔记

预防疾病或损伤的发生；在疾病的急性治疗期间，应当预防残疾的形成（二级预防）；而在功能恢复的康复医疗期间，不但应当进行必要的临床医疗的治疗处理，同时要强调预防残疾的进展，恢复功能，做到残而不废（三级预防）。

保健医学是利用基础医学、预防医学、临床医学、康复医学以及其他学科的知识去研究、实施、拖动、促进人们主动、积极地增进健康、预防疾病，进而达到健康长寿的目的。预防保健，是相对于康复治疗而言，预防保健就是一种康复手段和一种治疗方法，预防保健做好了，可以为进一步做好康复与治疗奠定良好基础。预防保健与康复治疗的关系是辩证的、相辅相成的，预防保健措施可以运用于康复治疗手段，康复治疗措施可以应用于预防保健。预防保健和康复医学的区别在于面对的人群和施术者、度、量的问题。预防保健施术者可以是任何人（包括相关专业医生），所使用手法常偏轻，量偏少；康复医学施术者则需要专业人员，所使用手法由于能够控制在一定限度内，所以可以偏重，量偏多。康复医学在临床实践中逐步总结出的各种有效的治疗措施，可以应用于正常人群的预防保健，从而起到“治未病、未病先防、已病防变”的作用。

二、康复医学与临床医学

随着社会经济的发展，人类文明的进步，医学科学技术的不断更新，抢救存活率显著提高，有后遗症和功能障碍的患者亦随之增多。社会的疾病谱正在显著趋向“老年化”“慢性化”“障碍化”。这些发展与变化，使得着重于功能恢复的康复医学应运而生，并迅猛发展。

（一）康复医学与临床医学有着一定的区别，但关系紧密，相互渗透

康复医学与临床医学都是现代医学的重要组成部分，它们同保健医学、预防医学共同构成现代医学的完整体系。相对于临床医学而言，康复医学是一门新兴学科，与临床医学在服务范围、对象、研究内容各方面的关注点不同（表 1-1）。但随着医学的不断发展，康复医学的作用和地位越来越为人们所重视，康复医学与临床医学的关系亦越来越密切，相互渗透，取长补短，充分体现了医学的交融与互通。

表 1-1 临床医学与康复医学的区别

	临床医学	康复医学
研究范围	以人体疾病为中心	以人体功能障碍为中心
对象	各类患者	有功能障碍的患者
诊断/评定	根据病因、症状、体征、实验室检查明确诊断	根据功能障碍严重程度进行身体功能、生活能力评定
治疗目的	消除病因和逆转疾病的病理过程，挽救生命潜能	预防继发性残损、保存与改善功能，回归社会
治疗内容	药物、手术为主，被动、消极	功能训练、再训练，辅助具应用等，主动、积极
人员组成	专科医护协作形式	多学科参与，医、护、治疗师等组成团队小组形式，家庭、社会参与

笔记

康复医学正逐步向临床各学科渗透，并贯穿于许多疾病临床治疗的整个过程。例如把康复护理列为临床常规护理内容之一，以利于患者身心功能障碍的防治，又如逐渐形成成熟的心肺康复、神经康复、烧伤康复、儿童康复、产后康复以及肿瘤康复等。正是由于康复措施及时而有效的介入，临床各科的急慢性损伤病症、老年病、慢性病患者日常生活处理能力明显提高，生活质量得以显著改善。

与此同时，高度发达的临床医学对康复医学的发展亦起到至关重要的推动作用。一些临床医学的手段和方法正逐渐成为康复医疗服务的一部分，目的在于改善功能，为进一步康复创造条件，如儿麻手术、白内障手术、骨折复位、整形术、痉挛的药物及手术治疗等。正是由于临床医学手段的介入，使得康复得以顺利开展，康复的手段得以不断丰富，康复的效果得以不断提升。

（二）康复医学不是临床医疗的延续、重复或简单相加，而应在临床早期介入

过去很多人简单地认为"康复"就是"疗养"，就是"疾病的恢复"。所以总是错误地认为康复医疗只是临床医学在时间上的补充和延续，或是临床医学在不同空间上的重复。其实，康复医学与临床医学是两个并列的现代医学体系。康复医疗不是临床医疗的后续，更不是临床医疗的重复，两者是并列的、相互渗透的关系。对于很多伤病，临床医学的开始，亦意味着康复医学的启动。所以，作为一种新的医学理念，康复医疗措施正逐渐被视为一种医学服务的常规，应在伤病医疗的早期介入。临床实践亦证明，康复医学的早期介入可以使大量的伤病患者获得最佳的康复时机和效果，伤病预后明显改善。如在伤病的抢救期后，应立即得到康复科医师的诊治，及时实施物理治疗、作业治疗、康复护理等。循证医学已证实对急性脑血管意外、小儿脑瘫、心肌梗死、COPD、糖尿病、骨折等许多伤病，临床中及时、有效的康复介入可明显缩短患者的住院时间，减少患者的医疗成本，提高患者的日常生活活动能力，提高患者的生存质量。相反，如果延误康复介入的最佳时机，则会延长患者的住院时间，增加疾病的医疗成本，而且生活质量亦不能得以相应的提高。由此可见，康复措施早期介入，对于许多伤病的康复至关重要。

康复医学并不是临床各科的简单相加。人们在理解康复医学时，常将如理疗、针灸、气功、推拿、药物内外治、自然治疗等临床各科相加来等同于康复医疗。这种对康复概念的误解，在临床工作中就会忽略以功能为中心的预防和治疗思想，从而丧失功能康复的最佳时期。康复医疗的很多具体方法来自于临床各科，但在康复医疗中可以应用临床各科的某一治疗手段，绝不能放弃以整体功能为中心的康复功能评估、康复预防与治疗的工作内容。

康复医学的地位和作用越来越重要，就是因其以提高人的整体功能、提高生存质量为目标，及时、正确的康复介入，能明显提高伤病者身体、精神心理和社会生活各方面的能力。在现阶段医疗思想仍以"治病救命"为主要目标的情况下，经过实际工作的启迪，经过观念的更新，康复医学的指导思想必然越来越广泛地为临床医学工作者所接受，并将有机地结合到其日常医疗工作之中。

（三）康复不只是康复工作者的事，亦是临床医师应该树立的意识

在患者的全面康复中，很多临床工作者及患者片面地认为康复只是康复专科医师或治疗师的职责，临床医师只需完成相关临床医疗的事务便是大功告成了。这个观念是片面的。因为在伤病的医疗、康复过程中，临床各学科是康复最早实施的最

笔记

佳场所。各学科的临床医师起着非常重要的作用,必须充分掌握康复医学理论和实践,了解相关疾病康复的最佳时机,才能在第一时间内尽最大可能地减轻病残的影响,为患者全面康复打下坚实基础。所以临床各学科的专科医师必须更新观念、明确职责。

1. 有完整的医学体系概念。医学是由保健、预防、临床与康复四个方面构成的一个完整体系。如果患者的功能不能很好地发挥,不能正常地生活和工作,这意味着医疗工作并没有结束。康复的观点和技术应成为医疗计划重要的组成部分。

2. 康复不仅是康复工作者的事,而且也应该是每个临床工作者的事。要将康复理念贯穿在本职医疗工作中。康复工作进行得越早,效果越好,可以节省以后许多精力、花费。

3. 合格的临床医师不仅应对住院、门诊患者负责,还应为出院后的患者负责;不仅是治病救人,还要为患者的功能负责。

三、康复医学在健康管理中的作用

康复在慢性病防控、健康促进、健康照护等不同层面具有突出的预防、保健和康复作用。将常见病、多发病的诊治转移到对疾病预防、保健、康复上,大大降低了医疗费用和医疗保险的赔付,使人群健康水平得到显著改善和提高。

康复服务向前端预防管理拓展,与健康体检相结合,将功能评估作为体检的重要内容,开发个性化全程健康管理服务模式,发挥康复在疾病预防、功能恢复中的作用,提高体检的附加值,是今后健康管理行业发展的主要方向。如心脑血管、老年痴呆等重大疾病和慢性病的风险监测和筛查、三级康复预防等方面的开展。

四、康复医学在养老服务中的作用

据预测,到 2020 年,我国老年人口将达到 2.5 亿,40%的老年人对康复服务有需求。老年群体或因患有慢性病,或因增龄,均存在一定程度的身心功能和社会参与能力的障碍。康复养老不同于传统养老和老年护理,它不仅为老年人提供生活照护、疾病管理,而且围绕老年人的生活活动和社会参与能力的改善提供康复帮助。为老年人提供康复帮助,提供物理治疗、作业治疗、语言治疗、个性化辅具适配、中医特色康复等服务,可以帮助老年人改善生活活动能力,回归社会参与。

五、中医康复学在健康服务中的作用

中医康复是我国康复医学固有的优势和特色。中医的有效技术已经成为疾病康复的核心手段。比如,太极拳在改善平衡、控制血压、预防跌倒、减轻疼痛、改善认知等多个方面具有显著效果;针灸能改善肢体运动功能障碍、二便功能障碍等;中药内治法可以用于昏迷患者的早期促醒,可以减轻慢性病患者的疾病状态、减少化学药物的依赖等。

2016 年,国家卫生与健康大会上提出,要“让广大人民群众享有公平可及、系统连续的预防、治疗、康复、健康促进等健康服务”。《“健康中国 2030”规划纲要》提出要充分发挥中医药在疾病康复中的核心作用。中医在疾病康复中的作用越来越受到重视,中医康复服务在全国各地普遍开展。

笔记

知识链接

2002 年 5 月 11 日，在英国伦敦北部波特斯巴火车站高速火车脱轨事故中，香港凤凰卫视中文台主播刘海若发生严重复合损伤。在英国经过多方抢救，4 次大的手术和数次心肺复苏后仍处于严重昏迷状态。2002 年 6 月 8 日转入北京宣武医院，进行多学科、多专业康复治疗。从苏醒、说话、下地到首次走出病房，创造了生命奇迹。从这个个案治疗中体会到：康复医学的早期介入、与临床相关学科的密切配合、强调预防性康复和主动性康复等，是康复医学成功的前提条件。

学习小结

1. 学习内容

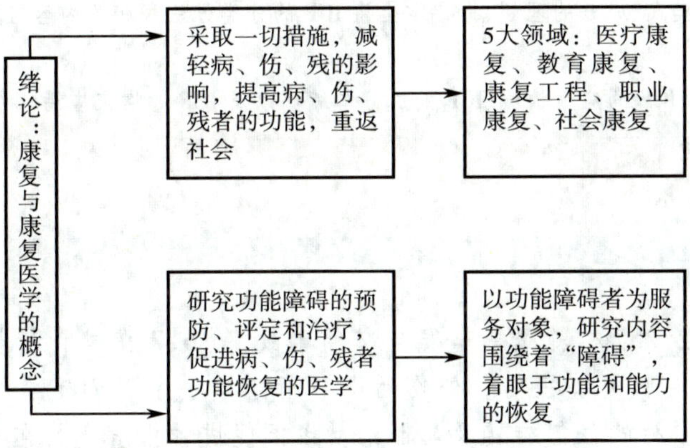

2. 学习方法

本章要以功能障碍为核心，重点理解康复、康复医学的基本概念。

（陈立典）

复习思考题

1. 康复医学的特点有哪些？
2. 作为康复治疗师，如何理解康复医学与临床医学的关系？

笔记

第二章

国际功能、残疾和健康分类

学习目的

通过本章对《国际功能、残疾和健康分类》(ICF)知识的系统学习,提高对ICF的全面认识,加强对ICF模式、成分的理解,指导学生将ICF的分类方法和相关内容应用到实践中。

学习要点

ICF的模式、ICF的应用领域、ICF的成分与编码以及ICF的临床应用。

案例分析

患者,男性,25岁,骑摩托车发生交通事故,第6、7胸椎骨折导致脊髓损伤,伴有肺挫伤和右膝关节扭伤。外伤后即日行急诊手术以固定脊柱,并要求术后3个月内限制脊柱的任何旋转及屈曲活动以便促进骨折愈合。在急性期处理后,患者损伤平面(第6胸椎)以下的感觉、运动完全丧失。

外伤前,该患者担任快递员,接受过网上商城的销售培训。单身,未婚,与一位好友合住在一间公寓内,该公寓轮椅无法进入。业余活动包括骑摩托车、打篮球以及与朋友、家人交际。

病例描述至此,如何运用《国际功能、残疾与健康分类》(ICF)对其进行评定与确定治疗方案?通过对本章的学习,你将会详细地了解ICF的分类及应用方法。

第一节　功能与功能障碍

《国际功能、残疾和健康分类》(International Classification of Functioning, Disability and Health,简称ICF)是一个基于对健康和健康相关状况的整体、多层面、跨学科的"生物—心理—社会"的理论框架和综合模式。健康状况是对疾病、损伤以及妊娠、衰老、先天变异等状况的一个概括性术语,ICF认为健康状况不仅只是疾病本身,更重要的是疾病带来的结果——功能与障碍,并与许多因素息息相关,如环境因素、个人因素

笔记

等，健康状况是这些因素共同作用的最终结果。其总目标是要提供一种统一和标准的通用框架和语言来描述健康及健康有关的状况，促进以患者为中心的多学科医疗服务视角，并且全世界不同文化和领域能够在此平台上进行有效交流。

一、功能

世界卫生组织指出《国际功能、残疾和健康分类》（ICF）中的功能仅适用于人类，但涵盖了人类所有的身体功能、身体结构、所做的一切事物（活动、任务及技能）及渴望成为的角色（父母、工作人员），是特定领域人类功能的集合。这些功能领域通过 ICF 分类的各个类目展现。

身体功能是身体各系统的生理功能（包括心理功能）。“身体”指作为一个整体的人的机体，包括大脑。因此，精神（或心理）功能也属于身体功能的亚类。

二、功能障碍

当本应具有的功能不能正常发挥时，即称为功能障碍（dysfunction）。

身体功能应包括：感觉功能和疼痛，如各种先天和伤病因素可导致视、听、辅助感觉功能的障碍以及疼痛的发生；神经肌肉骨骼和运动有关的功能，如中枢损伤后瘫痪可出现肌张力障碍、粗大运动模式、不自主运动、反射异常、平衡障碍、共济失调、姿势、步态异常等；心血管和呼吸系统功能，如高血压、慢性阻塞性肺疾病患者可出现心肺功能障碍；消化、代谢和内分泌系统功能，如脑损伤、脊髓损伤患者可出现二便功能障碍；精神功能，如各种因素所致的脑损伤可出现各种精神功能的障碍。

尽管功能与健康状况有关，但是不能简单概括为健康状况导致的结果，而是由健康状况和背景性因素（环境和个人因素）交互作用的结果。

与功能和功能障碍相对应的是：身体的功能和结构、活动和参与；当身体的功能和结构发生障碍时，即为残损或病损；当活动和参与有障碍时，即为活动受限与参与局限。

第二节　ICF 的模式

世界卫生组织（WHO）根据当代世界各国卫生事业发展的状况，从 1996 年开始制定了新的残疾与健康分类体系——《国际功能、残疾和健康分类》（International Classification of Functioning，Disability and Health，简称 ICF）。在 2001 年 5 月第 54 届世界卫生大会上，各成员国通过了在世界范围内研究、应用《国际功能、残疾和健康分类》的决议，在全球实施。随着近年 WHO 的研究与推广应用，ICF 中文版已经与其他 5 种 WHO 正式文字版本同时完成并出版发行，在世界上多数国家的康复评定架构中采用，并成为其他医学领域和康复专业人员沟通的桥梁。

一、ICF 模式图

ICF 建立在一种残疾性的社会模式基础上，它从残疾人融入社会的角度出发，将残疾性作为一种社会性问题，残疾性不仅是个人的特性，也是由社会环境形成的一种复合状态。因此，残疾包括从组织器官角度而言具有的功能障碍，也包括从个体水平

笔记

而言存在的活动受限和社会参与局限，同时残疾本身也与环境因素有关，个体所处的环境可以是消除障碍的积极因素，也可能是构成障碍的消极因素。因此，残疾问题，包括残疾康复，需要综合性干预体系，不仅要求有医疗的手段，也要求有社会行动，要求改造环境以促使残疾人充分参与社会生活。

ICF 将“疾病的结局”分类转变为“健康的成分”分类，是以健康新概念为基础的，即健康代表一种功能状态，体现个人作为个体和社会成员完成全部生活的能力，它把功能作为判断健康的主要因素。ICF 提出了功能与残疾模式，即功能分为身体功能和结构、活动与参与三个方面，当三者均正常时为健康状态；相反，当身体功能和结构受损伤和(或)活动受限和(或)参与局限时为残疾。因此残疾可分为损伤、活动受限和参与局限三类或三个水平。ICF 功能与残疾模式如图 2-1 所示。

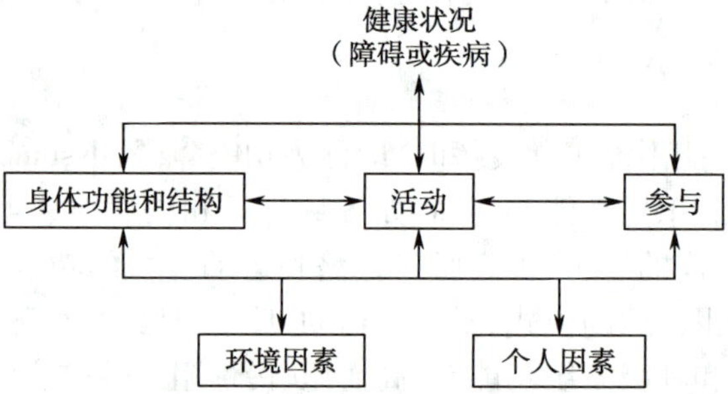

图 2-1 ICF 成分间的交互作用图

二、ICF 的基本概念

在术语的处理上，ICF 作为一种书面的分类将被翻译成多种文字。为了尽可能在每种语言中保持最好表达，保证内容及术语一致，达到准确性、可接受性和整体适用性的目标，ICF 对分类体系中的核心概念进行了定义，这些核心概念如下：

（一）与健康状况有关的概念

1. 良好状态 是一种涵盖了人类生活各个领域的术语，包括可以构成“美好生活”的身体、心理和社会状况。健康领域是构成整个人类生活范畴的亚领域。

2. 健康状况 是在 ICF 给定的健康领域内的功能水平。

3. 健康领域 是指用“健康”观念来解释的生活范围，如从保健系统的目的出发，它们可以被定义为保健系统的基本责任。ICF 并未在健康和健康有关领域之间划出固定的界限。依据健康和与健康有关因素的不同概念，可能存在一个灰色区域并且被标记在 ICF 的领域上。

4. 与健康有关的状况和与健康有关的领域 与健康有关的状况是在 ICF 给定的与健康有关领域内的功能水平。与健康有关的领域是与健康状况紧密相关的那些功能范围，它们尽管似乎不是保健系统的基本责任，但比起其他系统对整个良好状态贡献要大。在 ICF 中仅仅包括与健康有关的那些良好状态的领域。

5. 健康情况 是对疾病(急性或慢性)、障碍、损伤或创伤的一个概括性术语。健康状况还包括如妊娠、老年、应激、先天性畸形或遗传变异等其他状况。健康状况用 ICD-10 进行编码。

笔记

6. 功能　是对身体功能、身体结构、活动和参与的一个概括性术语。它表示在个体(有某种健康状况)和个体所处的情景性因素(环境和个人因素)之间发生交互作用的积极方面。

7. 残疾　是对损伤、活动受限和参与局限性的一个概括性术语。它表示在个体(有某种健康状况)和个体所处的情景性因素(环境和个人因素)之间发生交互作用的消极方面。

(二)与身体功能和结构有关的概念

1. 身体功能　是身体各系统的生理功能(包括心理功能)。“身体”指作为一个整体的人的机体,包括大脑。因此,精神(或心理)功能也属于身体功能的亚类。

2. 身体结构　是身体的解剖部位,如器官、肢体及其组成成分。

3. 损伤　是身体结构或生理功能的丧失或异常。生理功能包括精神功能。

(三)与活动有关的概念

1. 活动　是由个体执行一项任务或行动。它代表了功能的个体方面。

2. 活动受限　是个体在进行活动时可能遇到的困难。活动受限根据在完成活动时的质和量或对没有达到健康状况者期望的程度,可以有从轻微到严重偏差的变化范围。

(四)与参与有关的概念

1. 参与　是投入到一种生活情景中。它代表了功能的社会方面。

2. 参与局限性　是个体投入到生活情景中可能经历的问题。是否出现参与局限性要通过比较个体的参与和在相同的文化或社会中无残疾个体所期望的参与来决定。

(五)与背景性因素有关的概念

1. 背景性因素　是构成个体生活的全部背景,特别是针对在ICF中分类的健康状况及造成功能和残疾结果的背景性因素。有两类背景性因素:环境因素和个人因素。

2. 环境因素　一种ICF的构成成分,它是指构成个体生活背景的外部或外在世界的所有方面,并对个体的功能产生影响。环境因素包括自然界及其特征、人造自然界、与个体有不同关系和作用的其他人员、态度和价值、社会体制和服务,以及政策、规则和法律。

3. 个人因素　是与个体相关联的背景性因素,如年龄、性别、社会阶层、生活经历等。当前这在ICF中没有进行分类,但使用者可以在使用ICF中结合这些因素。

4. 有利因素　是个人环境中的各种因素,通过其存在或不存在,可以改善功能或降低残疾程度。包括无障碍的自然环境、可以获得相应的辅助技术、对残疾人积极的态度,以及旨在提高全部生活领域中存在健康状况的所有人参与的服务、体制和政策。

5. 障碍因素　是个人环境中的各种因素,通过其存在或不存在,限制功能的发挥和形成残疾。包括有障碍的自然环境、缺乏相应的辅助技术、对残疾人消极的态度,以及没有或阻碍全部生活领域中存在健康状况的所有人参与的服务、体制和政策。

6. 能力　作为一项限定值,是显示个人在既定时刻在活动和参与列表的功能领域中可能达到最高水平的结构。能力可以在统一或标准的环境中进行测量,这样反映出个体在环境中的调节能力。环境因素成分可以用来说明这种统一或标准环境的特征。

7. 活动表现　作为一项限定值,是描述个体在现实环境中做了什么,并按此种方

笔记

式引到在生活情景中个体参与方面的结构。现实环境也可以用环境因素成分加以说明。

三、ICF 模式图的意义

在图 2-1 中，个体在特定领域的功能是健康状况和背景性因素（即环境和个人因素）间的交互作用和复杂联系的结果：干预一个方面可能导致一个或多个方面的改变。这种交互作用是独特的，常常彼此间不是一种一对一的可预测关系。这种交互作用是双向的，残疾的存在可能改变健康状况本身。从一种损伤或多种损伤可以推断能力受限，如此推断活动表现的受限也是合理的。然而，重要的是要独立地收集这些结构上的数据并解释其间的关系和因果联系。如果要说明整体的健康经历，则所有的构成成分都是有用的。此外，图 2-1 显示的模式说明了背景性因素（环境和个人因素）在整个过程中所起的作用。这些因素与具有健康问题的个体交互作用决定了个体功能的水平和程度。一方面，环境因素（如社会态度、建筑特征、司法制度）对个体而言是外在的环境因素，而且被分类到环境因素的类目。另一方面，在 ICF 的当前版本中没有对个人因素进行分类。需要的话，对他们的评估留给了使用者。它们包括：性别、种族、年龄、健康状况、生活方式、习惯、教养、应对方式、社会背景、教育、职业、过去与现在的经历（过去的生活事件和现实的事件）、总的行为方式和性格类型、个人心理优势和其他特征等，所有这些因素或其中任何因素都可能在任何层次的残疾中发挥作用。

ICF 的总目标是要提供一种统一和标准的语言和框架来描述健康状况和与健康有关的状况。它定义了健康的成分和一些与良好健康状况有关的成分（如教育和劳动）。因此，ICF 领域可以被看作是健康领域和与健康有关的领域。ICF 是非诊断性的分类，是一个用社会标准来观察人在与健康相关的领域中处于相对不利位置时的情况或问题的分类，它适用于社会中所有的人。残疾只是人的某一阶段的体验。ICF 重视环境对个体的影响，从而促进社会方面从以人为本的角度对环境进行适度改造，使 ICF 的使用范围扩展为任何人。

四、ICF 的应用领域

ICF 具有广泛的可利用性，如社会保障、评估卫生保健管理以及在地方、国家和国际水平的人口调查。它提供了一个概念性的框架以收集相关信息，包括预防和健康促进在内的个人卫生保健，以及通过消除或减轻社会障碍及鼓励提供社会支持和便利来改进个体的社会参与。它还有助于对卫生保健系统的研究，用以评估和制定政策。ICF 的应用领域可以归纳为以下五个方面：

1. 统计工具　用于数据的收集和记录（如用于人口研究和调查或用于管理信息系统）。

2. 研究工具　测量与功能、残疾和健康有关的结果、生活质量或环境因素。

3. 临床工具　用于需求评定、为特定状况选择治疗方法、进行职业评定、康复及其结果评估。

4. 社会政策工具　用于社会保障计划、赔偿系统和政策的制定与实施以及评估等多方面。

笔记

5. 教育工具　用于课程设计和提高社会意识及采取社会行动。

尽管 ICF 原本只是作为一种健康和与健康有关问题的分类，但它也可以用于如保险、社会保障、劳动就业、教育、经济、社会政策和一般立法以及环境改造等方面。因此它已经被接受作为联合国社会分类的一部分，并参照和具体体现了《残疾人平等机会标准规则》。因此，ICF 为实施国际人权法案以及国家法律提供了一种适当的工具。

第三节　ICF 的具体内容

一、ICF 的成分

ICF 具有两部分，每一部分有两种成分：

第一部分：功能和残疾

（a）身体功能和结构

（b）活动和参与

第二部分：背景性因素

（a）环境因素

（b）个人因素

每一成分均可用正面或负面术语表述，每一成分由不同领域构成，而在每个领域中，类目是分类的单位。个体的健康和与健康有关的状况可以通过选择适当的类目或编码并加上限定值进行记录，这些数字编码用以具体显示在该类目上功能或残疾的范围或程度，或显示环境因素是有利或障碍因素的程度。ICF 的成分如表 2-1 所示。

表 2-1　ICF 的成分

	第 1 部分：功能和残疾		第 2 部分：背景性因素	
成分	身体功能和结构	活动和参与	环境因素	个人因素
领域	身体功能、身体结构	生活领域（任务、行动）能力	功能和残疾的外在影响	功能和残疾的内在影响
结构	身体功能的改变（生理的） 身体结构的改变（解剖的）	在标准环境中完成任务 活动表现 在现实环境中完成任务	自然、社会和态度世界特征的积极或消极影响	个人特质的影响
积极方面	功能和结构的结合 功能	活动、参与	有利因素	不适用
消极方面	损伤 残疾	参与局限性、活动受限	障碍/不利因素	不适用

二、ICF 的编码

ICF 在所有分类成分中，章代表第一级水平。为了编码，每一章又进一步依次分为二级、三级和四级水平类目。章和类目的编码构成了通用的分类语言，可用于不同国家、语言、文化及行业间的数据采集和比较。

ICF 运用了一种字母数字编码系统，由一个前缀和其后的数字编码组成。前缀包括字母 b(body)代表身体的功能，s(structure)代表身体的结构，d 根据使用者的选择可以用 a 或 p 替代以分别显示活动(activity)和参与(participation)，e(environment)代表环境因素。紧接这些字母的是用章数开头的数字(1 位数)，后面是第二级水平(2 位数)以及第三级和第四级水平(各为 1 位数)。ICF 的类目是嵌入式的，可以使意义广泛的类目包含更详细的母类中的子类(如在活动和参与成分的第 4 章活动中，分别包括了站立、坐下、步行、搬运物体等类目)。简略版(简版)包含两级水平，而全文版(详版)则包含四级水平，但简略版和全文版的编码是一致的。

例如：

b2，感觉功能和疼痛(1 级水平类目)

b210，视功能(2 级水平类目)

b2102，视觉质量(3 级水平类目)

b21022，对比感觉(4 级水平类目)

三、ICF 的限定值

任何个体在每一水平上均可有其编码范围，它们可以是独立的，也可以是相互关联的。使用限定值是 ICF 编码的一个重要特点。ICF 编码只有在加上一个限定值后才算完整，限定值用于显示健康水平的程度(即问题的严重性)。限定值是在小数点后的 1 位、2 位或多位数字。使用任何编码应该至少加上一位限定值，没有限定值的编码没有意义。其中身体功能和结构的一级限定值、活动和参与的活动表现和能力限定值以及环境因素的一级限定值描述在各构成成分中出现问题的大小。ICF 各成分编码中限定值并非一致，例如：

身体功能：一级限定值，用于显示损伤的范围和程度。

身体结构：一级限定值，用于显示损伤的范围和程度。

二级限定值，用于显示身体结构各方面改变的性质。

活动和参与：一级限定值，即活动表现，指个人在现实环境中的问题。

二级限定值，即能力，指无帮助下活动受限情况。

环境因素：一级限定值，使用负性和正性量度法，分别显示障碍和有利因素的范围。有利因素用“+”号代替小数点。

对 ICF 三个构成成分(身体功能和结构、活动和参与以及环境因素)进行定量评定时，也使用限定值方法，对于不同结构下存在的损伤、受限、局限性或障碍等问题，使用下面括号中的恰当的定性词汇，并根据相关分类领域作出选择(×××表示二级水平的领域数)。对可以使用校正值或其他标准测量的大范围的实例量化其损伤、能力受限、活动表现问题或障碍。例如，当“没有问题”或“完全问题”被确定时，编码有直到5%的误差范围，而“中度问题”被确定时，编码的误差范围可达到有完全问题者的半

笔记

倍或一半程度。不同领域中的百分率要参照相应的人口百分率标准进行校正。

×××　0 没有问题(无、缺乏、微不足道……)　0%~4%

×××　1 轻度问题(略有一点儿,很低……)　5%~24%

×××　2 中度问题(中等程度,一般……)　25%~49%

×××　3 重度问题(很高,非常……)　50%~95%

×××　4 完全问题(全部……)　96%~100%

×××　8 未特指

×××　9 不适用

四、ICF 的特点

ICF 在其理论架构上以及类目术语上建立了完备的术语系统,用于功能与残疾的分类。其特点如下:

1. 广泛性　该分类系统可以应用于所有处于不同健康状态的人,而不同于以往将残疾人作为一个特殊群体加以分离的分类法。

2. 平等性　强调促进残疾人充分参与社会生活,不同健康状态(身体和心理)均无活动或者参与的限制。

3. 准确定义　在 4 个分类维度中,各个具体的类目均有操作性定义,并且给出了各类的基本属性、分界(使用包括与不包括术语)、测量方法以及具体的实例。

4. 类目使用中性词语　许多类别以及项目均使用中性词来说明每个维度的积极与消极方面,避免了过去使用的对残疾人带有贬义的消极词汇。

5. 结构与功能分离　将身体结构与功能缺损分开处理,以反映身体所有缺损状态。

6. 用活动替代残疾　活动是一个中性词,用活动取代残疾反映了目前残疾人对自己状态的新认识。该分类还使用严重程度指标,对限制活动的情况进行描述。

7. 用参与代替残障　该分类系统用参与(participation)代替残障(handicap),并列举了一系列环境因素以确定参与社会生活的程度。

第四节　ICF 的应用

一、《国际功能、残疾和健康分类》检查表的应用

WHO 及有关机构为了推动 ICF 在临床和研究项目中的应用和发展,开发设计了《国际功能、残疾和健康分类》检查表(简称检查表)供临床使用。最新版本的检查表(临床版)包括 152 项类目,代表了 ICF 一、二级分类中最相关的维度。在所有 152 个编码中,列出了 38 项"身体功能"项目、20 项"身体结构"项目、57 项"活动和参与"项目以及 37 项"环境"项目。如果用户发现确定项目不在 152 项项目范围内,可以为每个成分最多追加 2 个编码,每个编码都可以加上相应的限定值加以限定。

ICF 检查表作为一种综合性的以及包括环境因素的检查表,有着不同于其他检查表的特点。检查表运用了多种信息来源,如自我报告、医学检查、临床记录、家庭成员的报告等。检查者要根据这些不同来源的信息作出临床判断。在填写调查表时要应用访谈程序。检查者希望使用一套从现象定义开始的标准描述语言,以相同的方式提

笔记

出最初的问题,而后则由临床医师自由应用相关的技术进行评估和记录,检查者能评估多种来源的信息以作出判断。由于临床判断和自我报告都是调查表的完整组成部分,检查表并不是为受训练的受试者专门设计的。

与以往的检查表相比,ICF 检查表可以确定功能障碍程度[病损、能力和(或)参与受限]以及环境因素的促进或阻碍范围。严重程度限定值区分为无、轻度、中度、重度、完全、未特指、不适用。对限定值的每一等级都给出了解释或同义词以及百分比范围。例如,"中度"一词通常用来表示中等的、平均程度的问题,意思是这一问题在特定时间内出现率在50%以上,在强度上影响了人们的日常生活,在最近 30 日内频繁发生。值得注意的是,为限定值划分的百分等级范围是各维度把人群的平均水平用一个百分等级作参照计算。这里要注意的是百分等级是一个统计学概念,不是百分率的概念。

ICF 检查表不同于其他临床专业领域所应用的量表或检查表。各专业领域的检查表所检查的内容是与各领域或专业密切相关的,而 ICF 检查表由于涵盖了不同的领域,包括身体结构与功能、活动和参与以及环境因素等,它综合了不同领域的检查表的内容,同时又能在一个综合的理论基础上以一种综合的方法收集不同领域所涉及的信息内容,这样就达到了不同领域针对同一测评对象的数据进行交换的目的。

为了保障 ICF 在临床中应用的信度与效度,并且不至于被误用或滥用,WHO 提出了 ICF 临床应用的伦理道德原则,主要有以下两个方面:①临床医师应该尽可能向个体或个体的支持者解释使用 ICF 的目的,欢迎提出有关使用它对人的功能进行分类的适当性的问题。②对于其功能被分类的个体(或其支持者)应该有机会参与,特别是提出关于使用类目和评估适当性的意见并进行确认。

脑卒中康复评定的示例:评定时按照 ICF 检查表进行评定,即身体结构和身体功能、活动和参与,以及背景性因素(包括环境因素和个人因素)。应评定的内容,如表 2-2 所示。

表 2-2 脑卒中患者 ICF 检查项目列表

项目	评定水平	评定内容
身体结构	身体水平	主要是脑卒中的病变部位和大小 脑的部位,如大脑、小脑、脑干等 脑血管,如大脑中动脉、大脑前动脉等 病变大小,如头颅 CT、MRI 测量的结果等
身体功能		主要涉及 ICF 所描述的精神功能、感觉功能、发声和言语功能、神经肌肉功能和运动相关功能等多方面的损伤
活动	个体水平	主要是评测日常生活活动能力(ADL) 移动:床上的运动(如移动位置、翻身、坐起等)、转移、坐、站立、步行、与劳动有关的运动(如弯腰、跪、蹲、推拉、够物等) 生活自理:进食、修饰、洗澡、穿衣、上厕所、交流等 家务:做饭、家庭卫生、理财、购物、使用电话、药品使用、洗衣服、时间安排和交通等

笔记

续表

项目	评定水平	评定内容
参与	社会水平	工作、学习、社会生活等方面
背景性因素	环境因素	家庭和护理人员的特点,如是否可以从家庭成员中获得有力的支持 居住的环境和社区的特点,如家庭的居住条件、社区的便利程度等
	个人因素	本人方面的特点,如流行病学的一般特点(年龄、性别、教育水平等)、病前的功能水平、生活习惯、爱好、并发症等

二、ICF 核心分类组合应用

核心组合(core set)是指在特定疾病和特定环境下,选出尽可能少的与功能、残疾和健康相关的 ICF 条目,由世界卫生组织(WHO)与德国世界卫生组织国际分类家族合作中心 ICF 研究分中心开发。核心组合是 ICF 进入实际应用的关键措施,可以用于多种卫生保健情境(急性期、亚急性期和慢性期)和多种健康状况人群。目前,已经开发了 31 种 ICF 核心分类组合,如表 2-3 所示。

表 2-3 已开发的核心分类组合

急性期	亚急性期	慢性期
神经系统疾病	神经系统疾病	多发性硬化症 脑卒中(同时作为心肺系统疾病) 创伤性脑损伤
	脊髓损伤	脊髓损伤
心肺系统疾病	心肺系统疾病	慢性缺血性心脏病 糖尿病 肥胖症 阻塞性肺疾病
肌肉骨骼系统疾病	肌肉骨骼系统疾病	强直性脊柱炎 慢性广泛性疼痛 腰痛 骨关节炎 骨质疏松症 风湿性关节炎
急性炎性关节炎	老年患者	双相型障碍 抑郁症 乳腺癌 头颈部癌症 手部疾病 炎性肠道疾病 睡眠
	职业康复	

笔记

（一）ICF 核心分类组合的类型

1. 综合版 ICF 核心分类组合　包括了处于某种健康状况或特定卫生保健情境下，可能面临的典型问题的 ICF 类目。可以作为检查表指导进行功能评定，防止使用者遗漏某些重要的功能问题，提供了完整的跨学科功能评估。

2. 简明版 ICF 核心分类组合　来源于综合版 ICF 核心分类组合，适用于所有罹患某种健康状况的患者或患者所处的任何医疗情境，同时也考虑了患者的功能和残疾状况。因此，其仅适用于需要进行简单功能评估的情况（例如初级卫生保健或单一学科环境），提供与疾病或某种医疗情境相关的临床资料。此外，该分类组合也是临床和流行病学研究中有效描述功能和残疾的最低标准。

3. 通用版 ICF 核心分类组合　该组合使用了心理测量学研究的方法，组合中包括的 7 个 ICF 类目很好地区别所有卫生保健情境中任一健康状况的不同功能水平。它对卫生统计与公共卫生意义重大，仅使用少量关键的 ICF 类目，就可以比较不同健康状况、环境、情境、国家及人群的功能和健康状况。它实现了不同健康状况即患有不同疾病患者间功能的可比性。因此，在应用其他任何一种 ICF 核心分类组合时，都要联合使用通用版。

（二）ICF 核心分类组合的应用举例

在康复治疗中，应首先对患者进行评定，这既是确立康复目标、甄别治疗目的的基础，也是成功实施社区回归和融入计划所采取治疗措施的基础。在评估过程中，无论采取何种 ICF 核心分类组合，对患者功能的完整描述都有赖于全面整合其功能与所处环境的有关信息，在此基础上，治疗小组才有可能帮助患者实现其躯体和心理功能的最大恢复。ICF 核心分类组合也将作为通用语言，为参与治疗的不同专业人员提供和分享有关患者功能水平的信息。

以本章开篇的案例分析为例，该患者因车祸导致脊髓损伤，目前正在 SCI 专业康复中心接受康复训练。

1. 选择适当的 ICF 核心组合　适当的 ICF 核心分类组合的选择取决于具体的医疗环境和核心组合的类型。

案例患者因诊断为脊髓损伤，故选择脊髓损伤的 ICF 核心分类组合描述患者的身体功能水平。目前关于脊髓损伤，有适用于亚急性期以及长期医疗保健的 ICF 核心分类组合。脊髓损伤是神经系统疾病中唯一一个在亚急性期早期康复治疗阶段有专门的 ICF 核心分类组合的病种。

亚急性期 ICF 核心分类组合涵盖康复治疗的早期阶段，此时患者既有住院治疗的需求，也处于急性损伤后早期综合康复治疗阶段。因此，ICF 核心分类组合是专门为医生、护士、治疗师、其他医护人员以及参与此阶段康复治疗的专业人员而设立。此阶段康复治疗在患者完成急性期医疗后开始，旨在恢复和维持患者的身体功能、提升患者的自主能力，以及通过有针对性的预防措施减少和避免患者日后对长期看护或治疗的需求。此外，社区融入和回归是康复的主要目标，但该目标的实现不仅取决于患者的基本躯体功能，也有赖于很多相互影响的社会和物理环境中的有利或障碍因素。因此，康复治疗小组成员为患者制定社区回归计划时也要考虑就业、移动能力和交通工具、家庭支持以及社区无障碍设施完备性等诸多因素的影响。

针对该患者，选用综合版 ICF 核心分类组合，以保证在评估或治疗过程中身体功能和个人环境中任何一方面因作为潜在治疗目标而不被忽视。同时，还需要增加那些

笔记

包含在通用版ICF核心分类组合中、但未出现在综合版ICF核心分类组合汇总的类目。对于该患者来说，SCI患者专用的综合版ICF核心分类组合已经包含了所有类目，但通用版ICF核心分类组合中的一级类目b280（痛觉），却以三级和四级类目的形式出现于综合版ICF核心分类组合中。

2. 采用表格形式描述身体功能　通过患者的病史、临床检查以及医技检查结果等，由康复治疗小组成员分头采集并汇总后，由其中一位团队成员根据ICF限定值进行量化。形成如下简要版（表2-4）。

表2-4　简要版SCI亚急性期ICF核心分类组合

身体功能			无损伤	轻度损伤	中度损伤	重度损伤	完全损伤	未特指	不通用
b130	能量和驱力		0	1	2	3	4	8	9
b152	情感功能		0	1	2	3	4	8	9
b280	痛觉		0	1	2	3	4	8	9
b440	呼吸功能		0	1	2	3	4	8	9
b525	排便功能		0	1	2	3	4	8	9
b620	排尿功能		0	1	2	3	4	8	9
b730	肌肉力量功能		0	1	2	3	4	8	9
b735	肌张力功能		0	1	2	3	4	8	9
b810	皮肤的保护功能		0	1	2	3	4	8	9
身体结构			无损伤	轻度损伤	中度损伤	重度损伤	完全损伤	未特指	不通用
s120	脊髓和有关结构	程度	0	1	2	3	4	8	9
		性质	0	1　2	3　4	5　6	7	8	9
		部位	0	1　2	3　4	5　6	7	8	9
s430	呼吸系统的结构	程度	0	1	2	3	4	8	9
		性质	0	1　2	3　4	5　6	7	8	9
		部位	0	1　2	3　4	5　6	7	8	9
s610	泌尿系统的结构	程度	0	1	2	3	4	8	9
		性质	0	1　2	3　4	5	6　7	8	9
		部位	0	1　2	3　4	5	6　7	8	9
活动和参与			没有困难	轻度困难	中度困难	重度困难	完全困难	未特指	不适用
d230	进行日常事务	P	0	1	2	3	4	8	9
		C	0	1	2	3	4	8	9
d410	改变身体的基本姿势	P	0	1	2	3	4	8	9
		C	0	1	2	3	4	8	9

笔记

续表

活动和参与			没有困难	轻度困难	中度困难	重度困难	完全困难	未特指	不适用
d420	移动自身	P	0	1	2	3	4	8	9
		C	0	1	2	3	4	8	9
d445	手和手臂的使用	P	0	1	2	3	4	8	9
		C	0	1	2	3	4	8	9
d450	步行	P	0	1	2	3	4	8	9
		C	0	1	2	3	4	8	9
d455	到处移动	P	0	1	2	3	4	8	9
		C	0	1	2	3	4	8	9
d510	盥洗自身	P	0	1	2	3	4	8	9
		C	0	1	2	3	4	8	9
d530	如厕	P	0	1	2	3	4	8	9
		C	0	1	2	3	4	8	9
d540	穿着	P	0	1	2	3	4	8	9
		C	0	1	2	3	4	8	9
d550	吃	P	0	1	2	3	4	8	9
		C	0	1	2	3	4	8	9
d560	喝	P	0	1	2	3	4	8	9
		C	0	1	2	3	4	8	9
d850	有报酬的工作	P	0	1	2	3	4	8	9
		C	0	1	2	3	4	8	9

环境因素		完全有利	充分有利	中度有利	轻度有利	无有利/障碍	轻度障碍	中度障碍	重度障碍	完全障碍	未特指	不适用
e115	个人日常生活中的用品和技术	+4	+3	+2	+1	0	1	2	3	4	8	9
e120	个人室内外移动和运输用的物品和技术	+4	+3	+2	+1	0	1	2	3	4	8	9
e310	直系亲属家庭	+4	+3	+2	+1	0	1	2	3	4	8	9
e340	个人护理提供者和个人助手	+4	+3	+2	+1	0	1	2	3	4	8	9
e355	卫生专业人员	+4	+3	+2	+1	0	1	2	3	4	8	9

注：以灰色标记的ICF类目属于通用版的内容，因此任何ICF记录文件都需含有这部分。

其中，用于身体结构损伤性质的描述和分级：0=结构上无变化；1=完全缺失；2=部分缺失；3=附加部分；4=异常维度；5=不连贯；6=差异位置；7=结构定性改变，包括积液；8=未特指；9=不适用。

用于身体结构异常部位的描述和分级：0=不止一个区域；1=右侧；2=左侧；3=双侧；4=前端；5=后端；6=近端；7=远端；8=未特指；9=不适用。

P=活动表现；C=活动能力。

笔记

ICF核心分类组合作为多维度工具，通过整合包括身体功能与结构、活动和参与以及环境因素在内的所有ICF分类来描述身体的功能状态。

知识链接

世界卫生组织国际分类家族（WHO Family International Classifications，WHO-FIC）是WHO制订颁布的一系列国际分类工具，这些分类工具主要用于卫生信息的编码、检索、分析和解释。通过运用标准化的分类工具，可以对在同一时间内国际间种群的卫生数据进行比较研究。经过一个多世纪的发展，WHO已经建立了国际分类家族体系，其中的3个分类构建了WHO分类家族的基础，因此也称为核心分类（core classification）或参考分类（reference classification）。这3个分类主要是：《国际疾病伤害及死因分类标准》（The International Statistical Classification of Diseases and Related Health Problem，ICD）、《国际功能、残疾和健康分类》（International Classification of Functioning，Disability and Health，ICF）和《国际健康干预分类》（International Classification of Health Intervention，ICHI）。

学习小结

1. 学习内容

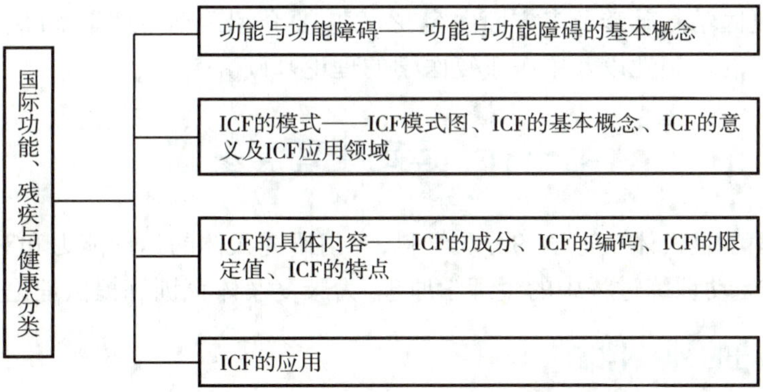

2. 学习方法

主要明确对《国际功能、残疾和健康分类》（ICF）的全面认识，加强对ICF模式、成分的理解，将ICF的分类方法和相关内容应用到实践中，前后知识融会贯通。

（阎丽娟）

复习思考题

1. ICF的成分包含哪些？
2. ICF的特点及应用领域是什么？

笔记

第三章

康复医学基础理论

学习目的

本章主要学习运动生理学基础、运动与制动对人体生理功能的影响、中枢神经系统的可塑性，以及中医康复医学的理论基础等与康复医学相关的基础知识，为后续学习运动学、康复评定与康复治疗技术奠定基础。

学习要点

运动控制功能的整合、长期制动的不良生理效应、中枢神经系统的可塑性、中医康复医学的基本观点。

康复医学基础是康复医学学科体系的重要组成部分。随着康复医学基础理论研究的不断深入，康复医学的方法、技术得以不断发展与创新，从而推动了康复医学的整体进步。康复医学基础涉及多方面内容，本章主要介绍运动生理学基础、运动与制动、中枢神经系统的可塑性以及中医康复医学的理论基础。

第一节　运动生理学基础

运动生理学是人体生理学的分支学科，专门研究人体的运动能力和对运动的反应与适应，揭示运动训练过程中的生理学原理，为康复及体育训练提供理论支持。

一、运动的神经控制

运动是人体维持生命、适应和改造客观世界的基础。人体的各种运动都是在神经系统的调控下进行的，神经系统对各种姿势及随意运动的调节皆为复杂的神经反射活动。全身的肌肉，尤其是骨骼肌，一旦失去神经系统的调节，就会发生运动功能障碍。

（一）运动控制的基本过程

人体运动系统是由骨、骨连接和骨骼肌组成。在运动过程中，骨起杠杆作用，骨连接是运动的枢纽，而骨骼肌则是动力器官。因此，骨与骨连接是运动系统的被动部分，受神经支配的骨骼肌则是运动系统的主动部分。

人体正常姿势的维持以及各种动作的完成，都是在神经系统的精细调控下，由肌肉的收缩和舒张带动骨与关节的运动而共同完成的。人体的运动功能，从简单的膝跳反射到复杂的随意运动，都是在中枢神经系统不同水平的调节下进行的。简单的反射

笔记

仅需低位中枢参与,复杂的反射则需要高位中枢的参与。躯体运动除受脊髓和脑干内的运动神经元(又称“下运动神经元”)直接支配和各种局部神经环路控制外,还接受来自大脑皮质运动区及脑干中许多“上运动神经元”的支配和协调。大脑额叶、丘脑、纹状体、小脑等都与运动有关,各自分工合作,共同完成运动的意向、计划、指挥、控制和执行。大脑根据视听等传入信息分析产出样本,这个样本是关于我们应该进行什么样的运动,是完成任务、达到目的的运动意向;丘脑主要合成发放丘觉产生各种运动意识;纹状体、小脑分析产生的运动样本是控制运动的程序、指令,纹状体、小脑是运动的具体控制者和指挥者。大脑运动区通过锥体束联系低级运动神经元,运动样本通过锥体束发放到运动神经元,控制、指挥运动的进行。运动的执行是由肢体(如头、手、脚)或效应器来完成的。基底神经节和小脑则向那些上运动神经元提供某些感觉与知觉信息,使运动更加精确和协调。

人体的运动行为主要有以下 3 种方式:反射性运动(reflex movement)、随意运动(voluntary movement)和模式化运动(patterned movement)。

1. 反射性运动　是最简单和最基本的运动形式,通常由特定的感觉刺激引起,产生的运动具有固定的运行轨迹。该运动反应迅速、形式固定、不受意识控制,主要在脊髓水平控制完成。

2. 随意运动　是为了达到某种目的而指向一定目标、有意识地执行某个动作,这种动作可以是对感觉刺激的反应(如觅食行为、防御行为等),也可以由主观意愿而发生(如意识行为等)。随意运动形式较为复杂,一般需要后天的学习才能获得。学习和实践可以提高随意运动的精确度,使得运动逐步熟练和完善。经训练后随意运动也可变为下意识即可完成的动作(如习得性行为)。

3. 模式化运动(如呼吸、行走和跑步等)　可随意开始和终止,但运动一旦发起就不再需要意识的参与,可以自行重复。此类运动形式固定,具有节律性与连续性。在模式化运动的进行过程中仅受感觉传入信息的调制,即具有随意运动和反射运动两方面的特征。

(二)脊髓对躯体运动的调控

1. 脊髓运动神经元　在人的脊髓前角内存在大量的运动神经元,但直接与骨骼肌相连的运动神经元大概不超过 300 万个。运动中枢的各种下行运动命令和脊髓内部的输入最后均进入脊髓前角运动细胞,前角运动细胞分为大型的 α 运动神经元和小型的 γ 运动神经元(图 3-1)。

一个典型的 α 运动神经元可能在其表面有多达 1 万个突触位点,约 2000 个突触位点在其胞体上,约 8000 个在树突上。这些神经元具有如此庞大的突触位点,表明它们能汇聚大量的传入信息。它们既接受来自皮肤、肌肉和关节等外周传入的信息,同时也接受从脑干到大脑皮质等各级中枢下达的调控运动功能的不同指令。接受消息后,该运动神经元发出适当的传出冲动,引起所支配的肌肉收缩,从而实现各种反射运动和随意运动。正是因为具备上述功能,这类大型的 α 运动神经元被称为到肌肉去的“最后通路”。这类神经元传导速度快,其发出的神经纤维经前根和脊神经支配梭外肌的肌纤维,引起骨骼肌的收缩。

另一类胞体直径较小的是 γ 运动神经元,γ 运动神经元的胞体分散在 α 运动神经元之间,其胞体较 α 运动神经元为小。γ 运动神经元的轴突也经前根离开脊髓,支配

笔记

骨骼肌的梭内肌纤维，参与肌张力的维持。一般情况下，当 α 运动神经元活动增加时，γ 运动神经元也相应增加，促进肌梭对牵拉刺激的敏感性增强。

2. 运动单位　运动单位（图 3-2）是指一个 α 运动神经元和它全部神经末梢所支配的梭外肌纤维，这些肌纤维都有相同的生化和生理特征，完成相同的功能活动，构成神经肌肉活动的基本功能单位。

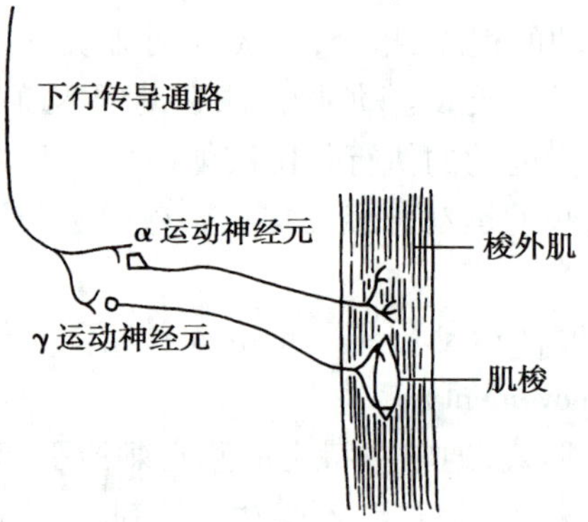

图 3-1　α 和 γ 运动神经元

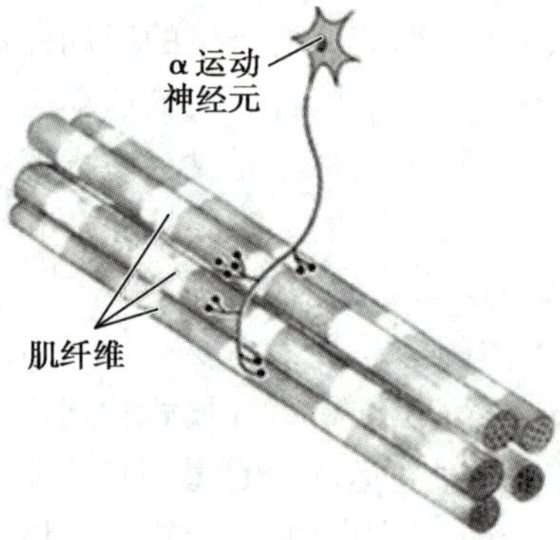

图 3-2　运动单位示意图

一个运动单位包括的肌纤维数量范围很大（几条到数千条），所有的肌纤维都至少受一个运动神经元的支配。运动单位的大小取决于神经元轴突分支数目的多少，一般是肌肉越大，运动单位也越大。例如，一个眼外肌运动神经元只支配 6~12 根肌纤维，而一个四肢肌（如三角肌）的运动神经元所支配的肌纤维数目可达 2000 根。前者有利于肌肉进行精细的运动，后者有利于产生较大的肌张力。运动神经元的动作电位通过其神经纤维末端的运动终板传至所有与它相关的肌纤维，引起肌纤维兴奋收缩。一个运动单位激活而产生的肌张力大小，取决于该运动单位内所包含的肌纤维的数目。肌肉运动单位募集越多，肌肉的收缩力越强。一个运动单位的肌纤维可以和其他运动单位的肌纤维交叉分布，从而使其占有的空间范围比该单位肌纤维实际横截面积的总和增大了 10~30 倍。因此，即使只有少数运动神经元活动，在肌肉中产生的张力也是相对均匀的。

运动神经元和肌纤维之间是一对一的，整个肌肉收缩的基本单位不是单个肌纤维的收缩，而是运动单位内的全部肌细胞的收缩。神经系统通过两种方式控制肌肉的收缩强度：首先是激活的运动单位的数目和正在收缩的运动单位的数目；其次是一个运动单位的动作电位频率。激活的运动单位数量越多，收缩的强度越大。同样，在一定限度内，一个运动单位动作电位的频率越高，收缩强度越大。

3. 脊髓的反射调节　反射（reflex）是神经系统活动的最基本方式，反射弧（reflex arc）是由神经元组成的连锁环路。最简单的是仅有感觉和运动两个神经元直接连接组成的反射弧，如膝反射，称为直接反射或单突触反射；更多见的是由多个神经元连锁形成的间接联系反射环路，称为间接反射或多突触反射。许多保证生命活动的本能活动，如呼吸、血压、心率的调节及新生儿的吮乳活动都是受神经控制的反射活动。

人体的动作是在肌群的协调工作下完成的。根据肌肉在运动中所起的作用，可分为原动肌、拮抗肌、固定肌及中和肌等。躯体运动最基本的反射中枢在脊髓，脊髓前角

笔记

灰质有大量运动神经元，其中α、γ运动神经元既接受来自皮肤、关节、肌肉等外周传入的感觉信息，同时还接受从脑干到大脑皮质各级中枢下传的信息，参与反射活动过程。

（1）肌梭（muscle spindle）的调节：分布在肌腱上或与梭外肌肌纤维并行排列，可感受梭外肌长度的变化。肌梭（图3-3）是一种高度特化的感受器，呈梭形，其末端附着在骨骼肌（梭外肌）的结缔组织中（肌内膜），与梭外肌平行。当肌肉被拉长时，分布在其上的肌梭感受到牵拉刺激，可发放牵拉长度和速率变化的信号，因此肌梭是中枢神经系统感知肢体或体段相关位置和实现牵张反射的结构。肌梭几乎存在于所有的骨骼肌内，特别集中在那些执行精细运动的肌肉，如手部的小肌肉中。

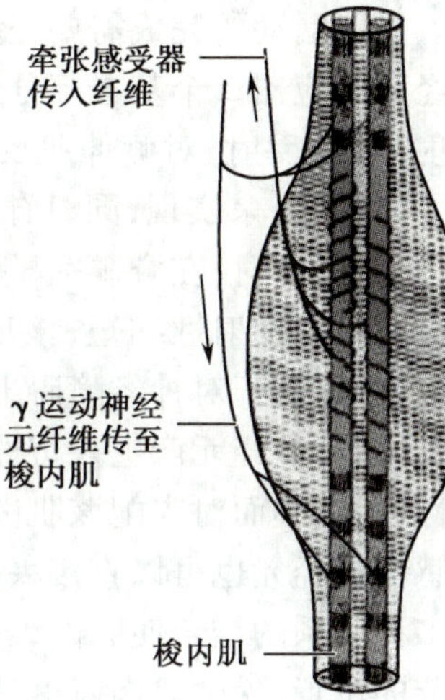

图3-3　肌梭示意图

肌梭是由一个结缔组织囊构成，内含细的梭内肌纤维，根据其细胞核在纤维内的分布不同可分为两类：一类是比较粗大的核袋纤维（nuclear bag fiber），它的许多细胞核都聚集在纤维的中央部；另一类是细而短的核链纤维（nuclear chain fiber），它的许多核呈链状排列，分散于整个纤维。梭内肌收缩时，肌梭对牵拉刺激的敏感性增高；当梭外肌收缩时，肌梭对牵拉刺激的敏感性降低。

肌梭感受器既能被牵拉肌肉的刺激所兴奋，又可以为γ运动神经元的传出冲动增加所兴奋。肌梭牵张的增加或减少都会改变感觉纤维的活动，这种改变又会校正γ运动神经元的活动，使得肌肉回到期望的长度。

（2）腱器官（腱梭）的调节：腱器官呈串联形式分布在肌肉与腱的结合部，称为肌紧张感受器的反馈系统。当肌肉收缩时，肌梭的兴奋性降低，而腱器官对肌肉主动收缩则十分敏感，其兴奋性增加，冲动通过Ⅰb类纤维传入，抑制α和γ运动神经元，调整肌张力不至过高。

Golgi腱器官（tendon organ）位于肌纤维和肌腱的连接部位，与骨骼肌（梭外肌）呈串联式排列，腱器官的感觉末梢属Ⅰb类传入纤维，它的感觉末梢进入囊膜后脱去髓鞘成分，并形成许多分支，每个分支均缠绕在辫状的胶原蛋白束中。腱器官受到牵拉，使胶原纤维变直，压迫Ⅰb纤维的末梢，从而引起末梢放电。肌肉牵拉或收缩均能激活它们，且肌肉主动收缩是更有效的刺激；由于腱器官的胶原纤维比梭外肌的弹性差，当肌肉被牵拉时，腱器官的胶原纤维不易随牵拉而机械变形，所以它们对被动牵拉刺激不敏感；腱器官主要是检测肌肉的张力变化。

（3）γ环路的调节：γ运动神经元分散在α运动神经元之间，其兴奋性较高，常以较高频率持续放电，使肌梭感受器经常处于敏感状态。γ运动神经元、γ传出纤维、肌梭、Ⅰ类和Ⅱ类传入纤维等构成了γ环路。γ运动神经元的兴奋性阈值比α运动神经元低，易被来自脊髓上水平复杂的多突触通路所易化或抑制。当γ传出纤维活动加强时，梭内肌纤维收缩，提高肌梭内感受器的敏感性，所产生的冲动由Ⅰa、Ⅱ类传入神经纤维返回脊髓，Ⅰ类传入神经单突触引起支配同一块肌肉的α运动神经元兴奋，引起

笔记

肌肉收缩。因此，γ环路持续性冲动释放的高低决定了肌梭内感受器的敏感性，对肌肉的紧张性（肌张力）起调控作用。所以，γ环路在脊髓反射中起重要作用。

（4）脊髓反射：反射是指在中枢神经系统参与下的机体对内外环境刺激的规律性应答。反射活动的完成需要完整的反射弧，它由外周感受器、传入神经、神经中枢、传出神经和效应器5个基本部分组成，在脊髓平面有自己的反射中枢，称脊髓反射，如牵张反射、屈肌反射、对侧伸肌反射等，主要通过肌梭、高尔基腱器官等本体感受器（又称张力感受器）来实现，同时脊髓反射受高位中枢的调控。

1）牵张反射：在脊髓完整的情况下，一块骨骼肌如受到外力牵拉使其伸长时，引起受牵拉肌肉反射性缩短，该反射称为牵张反射。在人体的许多肌肉中都存在此反射，并且常规用于对神经障碍患者的临床体格检查。被动牵张反射由感觉神经元发出信号，同运动神经元产生兴奋性联系，共同兴奋同一块肌肉；同时与中间神经元也产生兴奋性联系，继而对支配该肌肉的拮抗肌的运动神经元产生抑制作用。此外，牵张-激活的感觉神经元也可以直接兴奋支配同一关节协同肌肉的运动神经元。从功能上看，这样多种联系的结合使肌肉维持在恒定的长度，固定关节的位置。通过刺激肌肉可恢复关节的位置，松弛肌肉就得到相反的动作。这种类型的反射几乎存在于所有的骨骼肌中，因此被称为肌牵张反射。

牵张反射分为动态牵张反射和静态牵张反射两种。动态牵张反射（dynamic stretch reflex）又称为腱反射，也称位相性牵张反射。由肌梭初级神经终末传递的强力动态信号诱导，即肌肉突然受到牵张时，一强有力的信号传至脊髓，引起即刻的非常强的同一肌肉收缩。其特点是时程较短和产生较大的肌力，并发生一次位相性收缩。如叩击膝关节的肌腱时引起的膝跳反射就是一个典型的例子。

当肌肉被牵张到新长度以后不到1秒，动态牵张反射即已消失，但此后接续有静态牵张反射（static stretch reflex），即肌紧张，也称紧张性牵张反射。肌紧张由肌梭的初级（Ⅰa）和次级（Ⅱ）神经末梢共同传递连续而微弱的静态感受器信号产生，使肌肉保持拉长状态。此反射由缓慢牵拉肌肉的动作引起，主要调节肌肉的紧张度，对维持姿势非常重要。静态牵张反射的意义在于，只要肌肉仍处在过度延长的状态，此反射就会继续使肌肉缩短，亦即此肌收缩与引起肌肉过度牵张的力相对抗。如果肌肉已被拉紧，突然解除此拉紧的负荷，将会使肌肉缩短，引起负性（抑制性）牵张反射，对抗肌肉长度的缩短。当一个人站立时，他的腿部关节必须维持在特殊的位置以阻止弯曲，任何轻微的伸长或弯曲都将引起静态的牵张反射，使肌肉持续收缩而帮助人体笔挺地站着。由此可见，牵张反射是维持肌肉长度处于恒定的状态，保持肌丝节的恒定长度有利于肌丝收缩在适度范围进行，即保持正常的肌张力。

2）屈肌反射与对侧伸肌反射：当肢体的皮肤或肌肉受刺激时，引起肢体关节屈肌快速收缩及伸肌松弛，称为屈肌反射（flexor reflex）。屈肌反射的重要特点是有中间神经元的介入，有两个以上突触参与，因此它属于一种多突触反射，其反射弧传出部分可通向许多关节的肌肉。屈肌反射的强度与刺激强度有关，例如足部较弱的刺激只引起踝关节的屈曲。刺激强度加大时，则膝关节和髋关节也可发生屈曲。如刺激强度更大，则可在同侧肢体发生屈肌反射的基础上出现对侧肢体伸展的反射，这称为交叉伸展反射或对侧伸肌反射。屈肌反射的空间范围和肌肉收缩力是与刺激的强度密切相关的，其作用是保护肢体、避免伤害性刺激对它的损害。对侧伸肌反射是姿势反射中

笔记

的一种,在行走、跑步时有支撑体重的作用。一侧肢体屈曲、对侧肢体伸直,以利于支持体重,维持姿势。屈肌反射与对侧伸肌反射的中枢均在脊髓。

(三)脑干对人体运动的调控

脑干包括中脑、脑桥和延髓。在脑干中轴部位有许多形状和大小各异的神经元组成的脑区,其间穿行着各类走向不同的神经纤维,呈网状,故称为脑干网状结构(reticular formation)。脑干网状结构内有许多神经核团,它既获得来自高位中枢和脊髓各节段的传入信息,同时也发出下行纤维组成传导束,调节和控制脊髓神经元的活动。

1. 脑干对姿势反射的调节　躯体姿势的维持需要全身骨骼肌相互协调,并保持一定程度的张力。一旦常态姿势受到破坏后,身体肌肉张力立即发生重新调整,以维持身体的平衡或恢复正常姿势,这种保持或调整身体在空间位置的反射总称为姿势反射(postural reflex)。脑干水平反射是静止的姿势反射,它是肌肉张力的调整反应,而不是能用肉眼观察到的运动反应。全身肌肉张力随着头部与身体的位置关系变化以及体位变化而发生变化。事实上,脑干水平的反射几乎不产生运动,主要是通过调整肌肉张力对姿势产生影响,又称调整反射(tuning reflex)。此外,大脑的平衡反应也参与姿势反射的调节。

2. 脑干网状结构对肌紧张的调节　网状结构上行系统形成非特异性传入系统,接受来自全身各部位的传入冲动,通过许多突触由丘脑的非特异投射系统传至大脑皮质。网状结构下行系统形成网状脊髓束,是锥体外系的重要组成部分。其中脑干网状结构下行易化系统,对肌紧张起易化作用;脑干网状结构下行抑制系统,对肌紧张起抑制作用。从活动的强度来看,易化区的活动比较强,抑制区的活动比较弱;因此在肌紧张的平衡调节中,易化区略占优势。脑干网状结构还接受来自小脑、基底神经节、丘脑和大脑皮质传入纤维的会聚。总之,脑干网状结构是脊髓低位中枢和大脑高位中枢的中间联络枢纽。

(四)小脑和基底神经节在运动控制中的作用

小脑和基底神经节都是同躯体运动协调有关的脑的较高级部分。由大脑皮质下行控制躯体运动的锥体外系包括两大途径:一个是经小脑下行,另一个是经基底神经节下行。这两条途径最后都通过脑干某些核团而作用于脊髓运动神经元。

1. 小脑在运动控制中的作用　小脑是重要的运动控制调节中枢,其本身不引发动作,但对动作起共济协调作用,可以调节肌紧张、控制躯体姿势和平衡,协调感觉运动和参与运动学习。小脑的绒球小结与前庭核由往返纤维联系,小脑前叶的蚓部主要接受脊髓及少部分大脑皮质发来的信息。小脑传出信息经前庭脊髓束及网状脊髓束影响肌张力。刺激小脑前叶,动物的伸肌张力受到抑制、屈肌张力增强,损伤之后则出现肌张力亢进。小脑中间部主要与控制姿势反射有关,而外侧部则与随意运动有关。小脑对精细运动的影响可能是通过大脑皮质的活动而表现出来的。小脑损伤常见的症状为随意运动出现障碍,出现运动过度或不足、乏力、方向偏移,失去运动的稳定性,特别是在运动开始、停止和改变方向时,表现所谓共济失调性震颤症状。在学习精细运动过程中,大脑皮质和小脑之间不断进行环路联系,同时小脑不断接受感觉传入冲动信息,逐步纠正运动中的偏差,达到精细运动的协调。

2. 基底神经节在运动控制中的作用　基底神经节位于大脑皮质下,紧靠丘脑背外侧,由尾状核、壳核、苍白球、丘脑底核、中脑黑质和红核组成。尾状核、壳核和苍白

笔记

球合称为纹状体。纹状体具有控制肌肉运动的功能,并与丘脑、下丘脑联合成为本能反射的调节中枢,例如完成行走等本能反射活动。在人与猿猴中,单有纹状体及其以下的神经结构并不能保持运动功能的协调,还必须有大脑皮质的参与。基底神经节在肌肉活动控制中具有重要的调节功能,它与肌紧张的控制、随意活动的稳定和运动程序有关。尾状核和壳核直接接受大脑皮质下行纤维支配,但一般认为纹状体没有直接返回大脑皮质的投射纤维,只有间接通过丘脑外侧腹核等核团换元后才能返回大脑皮质。纹状体的传出纤维可以直接与脑干网状结构联系,也可通过黑质和红核转而与脑干网状结构发生联系。

基底神经节接受来自感觉运动皮质的信号,并将信号加工后传送到脑干网状结构,再下行到脊髓。它是调节运动的主要皮质下结构,有调节运动功能的重要作用,它与随意运动的稳定性、肌紧张的控制、运动程序和本体感觉传入冲动信息的处理有关。它为一切运动提供必要的"配合活动"。

(五)大脑皮质在运动控制中的作用

机体的随意运动只有在神经系统对骨骼肌的支配保持完整的条件下才能发生,而且必须受大脑皮质的控制。大脑皮质控制躯体运动的部位称为皮质运动区。20 世纪 40 年代,彭菲尔德(Penfeld)等在前人动物研究的基础上,利用脑外科手术的机会,使用局部刺激大脑皮质的方法首次在人体上证明:刺激中央前回及其附近区域可以引起对侧肢体不同部位的简单动作,也就是说,躯体不同部位在大脑皮质各自具有代表区。各代表区之间有不同程度的重叠,手和面部的代表区面积最大,诱发运动的阈值也最低。根据反复的实验结果,他们形象地绘出了位于中央前回的运动代表区图。这一区域(相当于 Brodmann 4 区和 6 区)称为运动区。

1. 皮质运动区的功能特征

(1) 有精细的运动功能定位,刺激大脑运动皮质相应的区域,可引起身体相应的运动。

(2) 对躯体运动的调节呈现交叉支配,即同侧皮质运动区支配对侧肢体的运动功能,但对头面部的支配主要是双侧性的。

(3) 皮质代表区的大小与运动的精细复杂程度有关,动作越精细、复杂,该动作运动代表区的面积就越大。

(4) 皮质细胞的代偿能力很强,部分皮质运动神经元坏死后,其周围神经元,甚至不同系统、不同部位的神经元可以代偿它的功能,这是脑功能重塑的基础。

(5) 运动区定位从上到下的排列是倒置的,即下肢肌肉的代表区在皮质顶部,膝关节以下肌肉的代表区在内侧面,上肢肌肉的代表区在中间部,而头面部肌肉的代表区在底部。

2. 锥体系的功能 它是由皮质运动区锥体细胞发出的神经,经内囊处汇聚成束下行,止于脑干神经核运动神经元(皮质脑干束)和脊髓运动神经元及中间神经元(皮质脊髓束),在锥体系下行过程中一部分交叉至对侧。锥体系的主要功能是调节脊髓前角运动神经元和中间神经元的兴奋性,易化或抑制由其他途径引起的活动,特别是在快速随意控制肌肉的精细运动中起基本作用。锥体系可分别控制 α 运动神经元和 γ 运动神经元的活动,前者在于发动肌肉运动,后者在于调整肌梭的敏感性以配合运动,两者协同控制肌肉的收缩。此外,锥体系下行纤维与脊髓中间神经元也有突触联

笔记

系,从而改变脊髓拮抗肌运动神经元之间的对抗平衡,使肢体运动具有合适的强度,保持运动的协调性。锥体系损害可造成随意运动功能丧失、肌张力低下、手的精细运动功能丧失。

3. 皮质起源的锥体外系功能　皮质起源的锥体外系是大脑皮质控制躯体运动的另一下行传导通路,是指除锥体束以外主管控制躯体运动功能的所有运动纤维通路。锥体外系起源于大脑皮质,下行终止于皮质下纹状体、小脑、丘脑、脑桥和网状结构等部位,由这些部位分别发出的红核脊髓束、顶盖脊髓束、前庭脊髓束和网状脊髓束下至脊髓,支配脊髓的运动神经元。锥体外系的特点是不经过延髓锥体,作用不能直接迅速抵达下运动神经元,不能引起肌肉的随意收缩,只是影响运动的协调性、准确性。此外,锥体外系还通过影响肌张力来维持人体的正常姿势。锥体外系具有对大脑皮质呈反馈作用的环路联系。锥体外系在功能上参与调节肌肉紧张度,协调肌肉的联合活动以维持身体的姿势,进行节律动作等。锥体外系是在锥体束的管理下活动的,并支持锥体束的随意运动。只有在锥体外系使肌肉保持适宜的紧张度和协调的情况下,锥体束才能完成肌肉的精细活动。但有些活动,开始时由锥体束发动起来,当活动成为习惯的自律性运动时,便处于锥体外系的管理之下。大脑皮质的运动冲动沿着上述两条通路下行,两者互相协调,完成有机体整体性的复杂随意运动。

4. 大脑皮质活动调节的整体性　随意运动是后天学会而不是与生俱来的,是建立在暂时神经联系的机制之上的。大脑皮质的整体性活动不像先天生成的非条件反射那样,在刺激与反应之间有固定的联系。暂时联系的机制赋予随意运动以高度灵活性和可塑性。随意运动是一个由感受和效应系统组成的复杂功能系统,在皮质上并没有单一的定位。观察表明,即使像竖起一个手指这样简单的随意动作,中枢发生的冲动发放效应都遍及整个大脑,只是在有关细胞上特别集中而已。研究表明,大脑皮质不同部位在随意运动的调节上分别起着不同的作用。皮质中央前回运动区直接发出运动冲动;皮质额叶对于随意运动的组织有重要意义;皮质顶枕部(包括视觉、前庭、皮肤和动觉分析器中枢)则起到保证运动的空间组织的作用。大脑皮质整体性的整合功能把皮质各部分联系起来,对来自动觉传入系统以及其他感受系统的信息进行分析、综合,并通过多次的返回传导,最终实现随意运动。

大脑皮质对躯体运动的控制命令是经由锥体系和锥体外系两条途径把信息传递到脊髓,再由脊髓中的运动神经元引起肌肉运动。在锥体系是直接通路,而皮质锥体外系沿途与基底神经节、小脑、脑干进行联系换元,同时,基底神经节与丘脑之间,小脑与丘脑、脑干之间也相互有神经联系,组成一个复杂的控制整合系统。

大脑是神经系统的高位中枢,小脑、脑干、脊髓是神经系统的低位中枢,正常情况下,低位中枢受高位中枢的控制。高位中枢通过消除抑制或抑制脊髓上抑制或兴奋脊髓上兴奋,使脊髓反射活动易化,产生运动;另一方面,通过抑制脊髓上兴奋或兴奋脊髓上抑制,减弱脊髓反射活动而使运动减弱,实现对低位中枢的调节。在中枢神经系统中,基底神经节和脑干核团在运动整合和调节中起到重要作用,而小脑神经核则对外周活动信息进行处理、修饰与记忆,计算和整合运动信息。

(六)运动控制功能的整合

以上内容介绍了各级中枢在肌肉活动中的调控作用。大脑皮质联络区、基底神经节、小脑等也都参与了运动的规划,并把某种运动的意识转变为特定皮质运动区的活

笔记

动。通过记录单个神经元的电活动可以看到，小脑和基底神经节在肌肉收缩前已经开始活动。小脑神经核中存在"记忆贮存器"，它与先天特有的以及后天学习获得的动作有关。在机体采取代偿措施时，小脑起着关键作用，它具有计算和整合全部运动信息的能力，并能进行不断校正；在神经系统各段内存在许多"发动器"，它们能启动和调节动作，交互神经支配就是这种动作的基本特征。呼吸、吞咽、眨眼、咳嗽等的肌肉运动，一般都是受脑干内的"发动器"所控制和调节的，但皮质也可随意地干预这些正常的下意识的肌肉活动；脊髓可支配产生基本的步伐节奏，同时也可调节步态，从一种步法转换为另一种步法；肌梭和其他本体感受器具有检查执行运动命令的部分功能。肌梭可起到误差快速检测器的作用，众多不同类型的感受器能提供外周情况的反馈机制，在很有效、熟练地完成动作中起着重要作用。

根据传统观点，大脑皮质是运动控制系统的高级部位，支配着脑的运动功能。然而近来学者研究认为，大脑皮质运动区在运动控制系统中处于较低的功能部位，而小脑和基底神经节在发动和调节动作的整个神经链内处于较高的功能部位。大脑皮质运动区的主要功能可能不是随意的，而是一种受到相对控制的活动。

另外，感觉和运动是不可分割的整体，感觉信息的传入在运动功能的实现中具有重要作用。人体在运动中会接受各种感觉信息，如本体感觉（关节位置觉、运动觉、前庭感觉）、视觉、皮肤痛温觉等，各种形式的感觉信息传至高级中枢进行整合处理，对圆满地完成活动十分重要。个体在不同程度上都依靠不同的感觉传入信息，完成相同的运动技能。多种信息从不同感觉通路传入，可促进高级中枢的应答，促进大脑学习、运动功能的开发与提高。

总之，运动系统是神经系统支配下的一个完整体系，神经系统各部分对运动进行逐级调控。脊髓低位中枢的牵张反射闭环环路是随意运动的基础；脑干和网状结构通过易化或抑制作用对脊髓反射进行调节；大脑高级中枢通过激活脑干、脊髓及锥体外系所传导的抑制和易化活动来调节低级中枢的活动，并通过锥体束直接控制低级中枢，最终达到统辖随意、协调、精细、稳定的肌肉运动，以完成人体各种复杂、高难度的功能活动。

二、运动与能量代谢

能量代谢是人体内物质代谢时发生的能量释放、转移、贮存和利用的过程。人体在运动时消耗的能量主要来自碳水化合物、脂肪和蛋白质三大营养物质所蕴含的化学能量。运动强度越大，消耗能量越大，同时伴随着耗氧量的增加。

（一）运动中的营养物质代谢

人体运动时，碳水化合物、脂肪和蛋白质等营养物质在分解代谢过程中，碳和氢分别被氧化为二氧化碳（CO_2）和水，在碳氢键断裂时释放能量。一般情况下，碳水化合物是主要的供能物质，它提供人体所需能量的70%。其余的能量由脂肪提供，脂肪是体内能源物质主要的储存形式。在碳水化合物和脂肪供能不足时，蛋白质才分解供给生命活动所必需的能量。

能量的产生有无氧代谢过程和有氧代谢过程两种机制。无氧代谢亦有两个途径，一个是分解肌肉内储存的高能化合物三磷酸腺苷（ATP）和磷酸肌酸（CP），另一个是无氧糖酵解。肌肉必须利用ATP水解时释放出的能量才能产生收缩活动，因此，ATP

是肌肉活动的直接能量来源。在酶的催化下，ATP 迅速分解为二磷酸腺苷（ADP）和无机磷酸，并释放出能量，每摩尔 ATP 可释放 29.26～50.16kJ（7～12kcal）的能量。ATP 的来源有两个，一是在肌肉内由肌细胞通过有氧或无氧代谢合成；二是在肌肉外通过碳水化合物、脂肪和蛋白质的有氧代谢产生。ATP 一旦被分解，便迅速补充。这一直接补充过程由肌肉中的高能磷酸化合物 CP 完成。CP 释放能量用以将 ADP 再合成 ATP。肌肉中的 CP 再合成则要靠三大能源物质的分解。

碳水化合物与脂肪分解均能产生 ATP，但各有其特点。一方面，碳水化合物氧化产能比脂肪有效，在同样利用 1L 氧的条件下，由碳水化合物产生的热量较由脂肪产生的热量多 7%；但每产生同等数量的热量，碳水化合物生成的 CO_2量比脂肪多 24%，这对肺疾患不易排出 CO_2的患者有不利影响。另一方面，相同质量下，脂肪产能量更高，每克碳水化合物、脂肪、蛋白质的产能比为 4.1∶9.3∶4.2。同时，脂肪储存能量的功能也更强大，脂肪与碳水化合物的储能比为 50∶1。

在一般运动中，主要由碳水化合物和脂肪按一定比例供应能量，蛋白质提供能量很少。若在临床上患者出现蛋白质分解供应能量，则多意味着碳水化合物和脂肪的能源已耗竭。人体在安静状态下以有氧代谢为主，短时间激烈运动可促进肌细胞内的糖酵解，而缓慢和持久的运动则以肌细胞外碳水化合物的有氧代谢供能为主。大强度运动中，整体以有氧代谢为主、局部为无氧代谢。长时间运动时一般先利用肌肉内的能源，随着时间的延长，血中的碳水化合物和脂肪相继被利用。在用接近最大耗氧量 50% 的强度进行持续运动时，75% 左右的能量来自脂肪，短期间歇运动时主要耗能亦是脂肪。

在运动中，能量物质的代谢遵循超量恢复的规律。人体运动时，身体承受一定的运动负荷，能量储备逐渐下降，但经过休息，消耗的能量物质又逐渐恢复，且不仅能恢复到运动前的原有水平，而且在一段时间内可恢复至超过原有水平，即“超量恢复”。在进行运动健身与康复训练时，正确运用超量恢复原理，可增强锻炼与训练的效果。

（二）运动中的氧气代谢

在运动中，除了需要能量供给外，还需要大量的氧气供应。运动中气体交换的两个重要指标如下。

1. 最大摄氧量（VO_2max）　在运动过程中，机体摄氧量随运动强度的增大而不断增加，当达到一定程度时，即使运动强度再进一步增大，摄氧量也不再增加，表明吸氧能力已达极限，该条件下的摄氧量就是 VO_2max。VO_2max 的大小反映了机体有氧代谢能力的大小，同时也反映了人体心肺器官对运动强度的耐受能力，故临床上常把这个指标用作评价心功能状态的指标之一。健康人的 VO_2max 值可通过正确的训练方式得以升高。

2. 无氧阈（AT）　在运动过程中，随着运动强度的增高，机体的摄氧量不断增大，当达到一定水平时，血液供氧能力不能满足肌肉收缩有氧代谢的需要，这时开始利用无氧代谢来补充供给能量。无氧代谢时产生的乳酸较多，利用相同质量的碳水化合物时，无氧代谢比有氧代谢多产生 19 倍左右的乳酸，故临床常用乳酸值来说明 AT 值。因此，AT 是指以无氧代谢补充有氧代谢供能时机体的工作水平（耗氧水平），也即无氧代谢即将开始前血液中的乳酸值。当运动中机体达到最高耗氧量时，继续增大运动量即会造成血液中的乳酸含量明显增高。

AT 具有较高的特异性，可有效反映机体有氧代谢的能力。AT 一般为 VO_2max 的

笔记

50%~60%，耐力运动员可达60%~70%，优秀长跑运动员可达70%~80%。AT值随人的年龄增长而降低，健康老人的AT值约为40%VO_2max，运动训练可以提高AT值。AT值在临床中常用以评价患者的心肺功能，也可作为康复治疗效果的评价指标。

（三）运动训练中的代谢反应

1. 训练时间与代谢方式　短时间（6分钟以内）大强度的训练时以无氧代谢为主，当训练时间延长时，将被有氧代谢所取代。

2. 训练时间与营养物质利用　当训练时间<30分钟时，由碳水化合物代谢供能为主；当时间>30分钟时，则改由脂肪供能为主。因此，如训练的目的是要消耗脂肪，则亚极量运动的时间应>30分钟。

3. 训练方式的影响　从休息状态过渡到轻度训练时，O_2吸收的状态一般在1~4分钟内达到稳定。随着训练的持续，在亚极量连续训练时心率（次/分）达到"预期最大心率的85%"或"195-年龄"时，吸氧或摄氧量（VO_2）的稳定态常出现在10~30分钟时。递增训练时，摄氧量与训练强度增加呈正比上升，一直达到VO_2max为止。继续增加训练强度，可出现无氧阈，无氧阈的出现表示无氧代谢的加入，说明训练强度已从中度过渡到重度。训练后摄氧量仍高于安静时水平，持续数分钟后方可恢复。高强度或长时间训练后，摄氧量升高的程度和持续的时间都相应提高和延长。

第二节　运动与制动

案例分析

患者，女性，75岁，年轻时曾有吸烟史、饮酒史三十余年，既往有高血压、高脂血症病史8年。患者主因"右侧肢体活动不利1天"由急诊收住神经内科。入院时行头颅CT示：左侧基底节区腔隙性梗死。查体：血压160/90mmHg，神清，四肢皮肤可见散在瘀斑，内科查体（-）。神经专科：高级神经功能正常，脑神经（-）。辅助检查：肝功、血糖均正常，出凝血时间正常。颈部血管彩超提示双侧颈动脉粥样硬化伴软、硬斑块形成。头颅TCD示脑动脉硬化。确诊为：脑梗死。此外，神经内科还给予患者相应的抗凝、溶栓、降压等药物综合治疗，并嘱患者绝对卧床休息，直到与本病相关的实验室指标稳定。14天后，患者病情稳定，心律正常。此时，医生同意患者可下床活动。但当患者从卧位向坐位转换，并下地行走时，出现了明显的心慌、气短、头晕、乏力等症状，同时出现食欲不振、纳谷不香、腹胀、便秘等症状，行走时感觉双下肢关节发硬，支撑无力，如踩棉花。患者随即复卧床休息，并怀疑病情是否有复发。经神经内科医生复查MRI，未见新发病灶。

病情至此，很多的患者及家属会询问医生：患者在手术后病情曾明显好转，但为什么会在绝对卧床十余天后再次出现一系列不舒服的症状？我们该如何进一步防治？

要回答这些问题，我们就必须了解长期制动所导致的一系列不良生理效应，以及该如何防治。

一、运动对机体生理功能的影响

运动是人类生存的基础，也是人类最基本的生活要素。不仅表现为局部或整体活动范围的变化，而且也表现为生物体内部结构的动态变化。它是人类最常见的生理性功能刺激，能够调节 DNA 转录、蛋白质的翻译、酶和激素诱导因子的形成，可以调整和重塑组织功能，对多个系统和器官的功能具有明显的调节作用，最终使机体适应运动的需要。

（一）运动对心血管系统的影响

1. 血压变化　运动开始时，由于迷走神经张力的下降，心率迅速增快，心排血量显著增加，血压反应性升高。运动过程中，由于骨骼肌血管床的扩张，总外周血管阻力明显下降，这样有利于增加心排血量。由于代谢增加，运动肌肉中的动脉扩张，不运动的组织中的血管收缩，阻力增加，其总的净效应使全身血管的阻力降低。一般情况下，运动时收缩压增高，而舒张压不变。在无氧、等长收缩及仅有小肌群参与的大强度运动时，虽可明显增加心排血量，但由于此时局部血管扩张机制的作用较少，外周血管阻力并无相应下降，所以舒张压升高明显。对于收缩压，通常与所达到的最大运动水平有关。极限运动后收缩压往往下降，一般在 6 分钟内达到基础水平，然后保持在比运动前稍低的水平数小时。突然停止运动后，由于静脉池的作用，收缩压会出现明显下降。

2. 循环调节　循环系统对运动的生理反应因运动形式的不同而表现不同。等张运动时主要表现为心率加快、回心血量增多、外周阻力下降、收缩压增高、舒张压不变和心肌摄氧量增加；等长抗阻运动时表现为血压升高、心肌摄氧量增加、心率加快、心排血量中度增加、每搏量和外周阻力变化不大，血压的升高是收缩肌群的神经冲动传入大脑高级中枢，降低迷走神经张力、兴奋交感神经，促进儿茶酚胺分泌的结果。

3. 神经体液调节　运动时肾上腺素和去甲肾上腺素分泌增加，作用于心血管系统，去甲肾上腺素促进末梢血管的收缩，肾上腺素的少量分泌可以扩张血管。肾素—血管紧张素可以引起动静脉血管的收缩，参与运动时的血压调节，同时抑制肾脏水和钠的排出，增加循环血量。运动可提高机体的心血管系统功能，表现为台阶指数升高和机体的自主神经系统的调节能力增强，其中，对迷走神经调节能力的影响更为显著。

4. 静脉血回流　运动时骨骼肌血管床扩张，血流灌注增加，肌肉收缩时，静脉受挤压，使血液流向心脏。下次肌肉舒张时，静脉重新充盈，如此循环，防止血液的瘀滞。运动时的呼吸动作也促使肢体的静脉血回流入胸腹腔。另外，交感神经可使容量血管收缩，使静脉系统中血流量减少，保证回心血量的增加。

5. 心率反应　运动时心血管系统第一个可测的反应是心率增加。心脏每分钟排出的血量，心率因素占 60%~70%，而前负荷和后负荷的改变占 30%~40%，因此心率增加是心排血量增加的主要原因。运动时心脏做功负荷、心率与氧摄入量呈线性增加关系，在低强度运动和恒定的做功负荷中，心率将在数分钟内达到一个稳定的平台状态，而在高负荷状态下，心率需较长时间才能达到一个更高的平台。随年龄增加，最大心率将下降，这种负相关是心脏功能退变造成的，并非神经因素引起。具有良好心血管适应能力的人，随年龄的增长，最大心率的下降是缓慢的。此外，心率的变化还与肌肉运动的方式有关，动态运动所增加的心率要比恒定运动增加得多；卧床后心率增加

笔记

可能与重力对压力感受器的刺激减少有关；轻度至中度运动时，心率的改变与运动强度一致。

6. 维持和增强心血管的功能　运动能够改善心血管功能，降低心率，增加每搏输出量，改善心肌微观结构，延缓循环系统的衰老，毛细血管数量增加，血管增粗，改善血管平滑肌和内皮细胞功能和形态结构。运动可改善心血管内皮功能，通过自主神经和血管内皮细胞衍生舒缓因子的双重调节使冠状动脉扩张，又由于心脏舒张期的延长，使冠状动脉得到更充分的灌注，改善冠状动脉的血液循环。适宜的有氧运动可有效提高血管和心脏胰岛素敏感性，有效改善心血管功能。另外，运动能增加纤溶系统的活性，降低血小板的黏滞性，防止血栓形成。仅持续运动数秒，心血管系统就会出现复杂的适应性变化，其程度取决于运动的种类和强度。由于运动时心排血量增加，可以引起系统动脉压增加，其中不参与运动的组织外周血管阻力增加，而参加运动的肌肉外周血管阻力则下降。因此，机体运动时产生一系列复杂的心血管调节反应，既保证了运动的肌肉有足够的血液供应和热量，同时又保证了重要脏器如心、脑的血液供应。随着运动时间的延长，发生β-肾上腺素能刺激，通过正性收缩能效应提高心肌收缩力。

运动时，心脏心肌收缩力增强是心搏出量增加的重要代偿机制。长期运动的人，安静时心率较慢，而心搏出量则因左心室收缩期末容量缩小而增加，故心脏的每分输出量并不减少。这就为心脏提供了较多的功能储备，使其在亚极量负荷下仍以较低的心率来完成工作，极量负荷下用提高心率来满足机体的需要。

（二）运动对呼吸系统的影响

肺的功能在于进行气体交换、调节血容量和分泌部分激素。运动时主要表现为呼吸加深加快、肺通气量增加，增加 O_2 的摄入和 CO_2 的排出。

1. 基本概念

（1）稳定状态：在摄氧量能满足需氧量的小或中等强度的运动中，只要运动强度不变，即能量消耗恒定时，摄氧量能保持在一定水平，该水平称为稳定状态。稳定状态是完全的供能过程。

（2）非稳态期：在运动起始阶段，因呼吸、循环的调节较为迟缓，氧在体内的运输滞后，致使摄氧量水平不能立即到位，而是呈指数函数曲线样逐渐上升，称为工作的非稳态期。

（3）氧亏：非稳态期阶段的摄氧量与根据稳定状态推断的需氧量相比，其不足部分，即无氧供能部分称为氧亏。

（4）氧债：当运动结束进入恢复期时，摄氧量也并非从高水平立即降至安静时的水平，而是通过快、慢两个下降曲线逐渐移行到安静水平。这一超过安静状态水平多消耗的氧量即“氧债”。一般来说，氧债与总的氧亏是等量的。

（5）最大摄氧量：人体在进行有大量肌肉群参加的长时间剧烈运动中，当心肺功能和肌肉利用氧的能力达到本人极限水平时，单位时间内（通常以每分钟为计算单位）所能摄取的氧量称为最大摄氧量（VO_2max）。它反映了机体吸入氧、运输氧和利用氧的能力。

2. 运动中的摄氧量　肺富含弹性纤维，肺泡具有一定的张力，因而可以被动地扩大和缩小，主动运动可改善肺组织的弹性和顺应性。摄氧量与肺通气量的多少有直接

笔记

关系，在小或中等强度的运动中，肺通气量的变化取决于呼吸的深度，剧烈运动时，肺通气量的增加主要靠呼吸频率的增多来实现。运动开始后，通气量立刻迅速上升。运动时消耗的能量随运动强度加大而增加，以中等强度的负荷运动时在到达稳定状态后持续运动期间的每分摄氧量来反映该运动的能量消耗和强度水平。最大摄氧量（VO_2max）的表达方法有绝对值和相对值两种。VO_2max 的绝对值以 L/min 为单位，相对值以 ml/（kg · min）为单位。相对值消除了体重的影响，在进行个体比较时更有实际意义。

有研究表明，太极拳运动可增大肺活量，相对地增加了各器官的供氧，长时间练习可以提高心肺功能；可使四肢的静脉血更快地回流心脏，从而加快了血液循环，促进新陈代谢。另外，深长的呼吸增强了肋间肌、胸肌、膈肌、肺泡的呼吸代偿功能，扩大了肺活量，提高呼吸效率，对于防止慢性肺气肿有一定的作用，有利于呼吸功能的恢复。

（三）运动对消化系统的影响

运动有利于脂肪代谢及胆汁合成和排出，运动可降低肌肉中胆固醇含量，增加粪便排出胆固醇，而且运动可减少胆石症的发生。低强度运动对胃酸分泌或胃排空仅有轻微的影响。随着运动强度的增加，胃酸分泌明显减少。在慢性十二指肠球部溃疡患者，即使按照 50%最大强度，无论在运动中或静息期均出现高酸性反应，这一反应只能用自主神经功能异常反应来解释。中等强度运动时可延缓胃的排空。1982 年，Cammack 等应用非创伤性放射性核素标记法测定胃排空速度时发现，进行长时间、间歇的蹬脚运动可以加速胃排空。以往认为运动时由于胃肠道循环血量减少，从而降低胃肠道吸收功能，但在实际的观察中未能证实。运动时肝血流量可减低 80%以上，故长距离运动可使血清谷丙转氨酶、胆红素、碱性磷酸酶增高，不要误诊为肝病。

运动对消化器官的功能有着十分良好的作用。它可使胃肠的蠕动力增强，消化液的分泌加多，促进消化和吸收的能力提高。使人的食欲增加，精力旺盛，有利于促进人体生长、发育和增强体质，提高人的健康水平。大量证据表明运动可降低发生消化道肿瘤的危险，经常参加运动的男性和女性，大肠癌的发病率要低 50%。

（四）运动对肌肉和关节的影响

肌纤维是肌肉的基本结构和功能单位。人类骨骼肌存在三种不同功能的肌纤维：Ⅰ型慢缩纤维，又称红肌，即缓慢—氧化型肌纤维；Ⅱa 型和Ⅱb 型快缩纤维，又称白肌，即快速—糖原分解型肌纤维。肌肉的运动是保持其功能的主要因素，耐力运动时，在相对低强度下的反复收缩可增加线粒体的量和质、能量释放酶（三羧酸循环酶和长链脂肪酸氧化酶）和提高电子传送能力，肌纤维稍有增粗，以红肌纤维改变为主，肌肉的耐力增加。力量运动时，每一肌纤维横断面积范围内增加力的负荷，即募集增多和频率增加，肌纤维横截面积增大，以白肌纤维为主，蛋白合成能力增强，分解降低，线粒体数量相对减少，无氧代谢能力增强，肌力增加，单位时间内肌肉的爆发力增大，相应肌群中协调能力改善。

骨关节的代谢主要依赖于日常活动时关节骨承受的加压和肌腱的牵伸力，站立位的重力使关节骨受压，肌腱的作用在于牵伸，以上两力直接影响关节骨的形态和密度。关节附近的骨折、关节置换术后，应及时正确地应用运动疗法以刺激软骨细胞，增加胶原和氨基已糖的合成，防止滑膜粘连和血管翳的形成，从而增加关节活动范围，恢复关节功能。任何关节活动都可对软骨产生“挤压”效应，从而使软骨获得足够的营养，同

笔记

时运动还可保持关节液的营养成分。如果长期制动，则容易引起关节囊挛缩、关节液变稀，再加上缺乏“挤压”效应，使软骨变薄、破坏。运动在维护关节的形态和功能上起重要作用。

另外，做功肌对氧吸收量的增加可通过增加血流量和从血液中摄取氧来完成。安静状态下，血液流经每克肌肉的流量极低，这是因为骨骼肌中血管平滑肌具有较高张力（迷走神经兴奋），血管收缩。在运动中，这种肌张力很快减弱，血管舒张，在开始运动后的数秒就会出现。这种作用，自主神经无疑起着主导作用。这种局部作用要比持续运动达到稳定状态时的调节更重要。局部作用还有：局部氧张力降低、二氧化碳张力增高、乳酸堆积、ATP 水解导致细胞内释放 K^+ 以及组胺和嘌呤类复合物等。以上因素中组织氧张力降低和二氧化碳张力增高作用最快、最强。在肌肉系统中血管的总量极大，若完全扩张，则可超过全身总血容量，运动中，做功肌肉血管舒张，其他脏器的血管相应收缩，使血液重新分配。在运动中通过交感神经兴奋，α 肾上腺素能受体，使内脏的血流量均减少，这样可以使做功肌获得较多的血流，摄氧高达安静时的 50～75 倍。皮肤血管则先收缩后扩张，便于散热。由于活动肌肉的氧耗增加，使组织中的氧张力降低，扩大了血液和组织间的氧梯度，并因二氧化碳增多和乳酸的堆积，血液中血红蛋白氧分离曲线右移，即使组织中的氧张力不变，仍可使肌细胞获得更多的氧。一般来讲，中等运动强度可使心搏出量增加 3 倍，其综合的结果使做功肌获得氧的能力提高 90 倍。血液是人体内环境运输物质的主要载体，包括氧、营养物质、各种酶、激素、无机盐等，对全身有显著的调节作用。

（五）运动对骨代谢的影响

骨的生长、成熟和衰退是成骨细胞与破骨细胞等共同作用的结果，以保持骨形成和骨吸收的代谢动态平衡。骨的代谢主要为骨应力对其的影响，表现为骨所承受的重力以及肌肉对骨的牵张力。骨对应力的适应是按 Wolf 定律进行的，即骨的密度与形态取决于施加在骨上的力。

1. 运动对骨密度的影响　骨骼的密度与形态取决于施加在骨上的力，运动可增加力，对骨形成有明显影响，骨受力增加可刺激其生长、骨量增加；反之，骨受力降低可抑制其生长，骨量减少。体力劳动者骨密度高于脑力劳动者。卧床的患者，腰椎骨矿物质平均每周减少 0.9%，且卧床时间越长，骨质疏松越严重。

研究表明有氧运动能够促进血钙增加，不同强度的运动训练对血钙影响不一，大强度的运动效果显著。激素、钙和维生素 D 在骨强度和骨量上仅仅起到 3%～10%的作用，而力学的应力则达到 40%以上，这说明骨生物力性能的稳定性相当重要。在骨应力不足的情况下补充钙剂徒劳无益。运动的同时补充足够的钙剂和活性维生素 D 能增大肌肉力量和身体的平衡协调能力，对于改善老年性骨质疏松将产生积极的促进作用，从而降低骨折发生率。

冲击性运动（如踏步、跳跃）对髋部骨骼有良好的刺激作用。观察表明，排球与体操运动员的骨密度明显高于游泳运动员和正常人，且具有部位特异性。承重训练有利于腰椎骨密度的增加。快速行走时，腰椎承受的载荷比直立位增加 1 倍；慢跑时，载荷增加 1.75 倍；直立位举重物，腰椎的承载则更大。中等强度的承重训练（如慢跑、爬楼梯）能维持骨量和保持骨的弹性。等长抗阻训练在训练时不产生骨关节的运动，可实现疼痛最小化和靶骨骼受力的最大化，该训练对合并骨性关节病的骨质疏松症患者较

笔记

为适合。

运动使绝经后妇女雌激素水平轻度增加,从而增加骨钙含量。雌激素是稳定骨钙的重要因素,女性在绝经后,由于雌激素水平的下降,骨量丢失速度加快。研究表明,全身运动加局部专项锻炼6个月后,老年女性跟骨骨密度升高、骨强度增强和骨质疏松率下降。参加舞蹈和长跑的女性血清总碱性磷酸酶以及游泳者的雌二醇含量均显著高于对照组。此外,太极拳运动也可使妇女雌激素分泌增加,有效地减少骨矿物质的自然丢失,改善骨骼的钙磷代谢。

2. 应力与骨重建　骨组织对机械性的骨重建表现出两种应力范围,机械性的骨重建需要很高强度的水平应力刺激,当应力高于某一值时,才可引起皮质骨钙的沉积,使骨量增加。相反,水平应力过低或过高,则抑制骨重建。一般认为,机械应力对骨组织是有效的刺激。骨骼的力学特性是由其物质组成、骨量和几何结构决定的,当面临机械性应力刺激时,常常出现适应性的变化,否则,将会发生骨折。负重对维持骨小梁的连续性、提高交叉区面积起重要作用,施加于骨组织上的机械应力可引起骨骼的变形,这种变形导致成骨细胞活性增加,破骨细胞活性抑制。动物实验结果表明运动可抑制去卵巢大鼠引起的骨吸收加速和骨重建高转换,同时还具有促进骨矿化和促进成骨的作用。可见运动对去卵巢大鼠可促进其骨的矿化和成骨细胞的成骨作用,抑制雌激素缺乏引起的骨吸收和骨重建高转换,增加骨密度值和骨量。

(六)运动对代偿功能的影响

1. 人体代偿的类型　人体产生的代偿有几种类型:①无须特殊的训练或适应而自发形成:如一侧肾切除,对侧肾即自动担负全身的排泄功能;②需要训练才能形成的代偿功能:如肌肉、神经移植术后,由于改变了原先的功能状态,需要加以训练,才能产生需要的功能;③需要刻苦训练才能形成的代偿功能:如肢体残缺或偏瘫、截瘫后必须通过系统训练,减低突触传导的阻力,才有可能在病灶周围、网状神经联系中形成新的传导通路,或者用健侧肢体代替患侧肢体的功能,如用下肢代替丧失的上肢功能等。这些功能只有通过反复强化,才能使条件反射建立得更加牢固,动作日臻完善。形成这些代偿功能的机制主要是来源于中枢神经,特别是大脑皮质的可塑性。脑的可塑性是指大脑在结构和功能上有修改自身以适应改变了的环境的能力。在康复训练过程中,通过功能性磁共振(functional magnetic resonance imaging,fMRI)可以观察到大脑可塑性的连续变化,说明运动对大脑的功能重组和代偿起着重要作用。

2. 中枢神经功能代偿　中枢神经对全身器官的功能起调控作用,同时又需要周围器官不断传入信息以保持其紧张度和兴奋性。运动是中枢神经最有效的刺激形式,所有的运动都可向中枢神经提供感觉、运动和反射性传入。运动由一系列条件反射组成,正常动作通过不断训练形成和强化,长期制动可使复杂的条件反射消退,从而使动作生疏甚至遗忘。当各种伤病导致肢体或功能丧失时,人类为了生存,必须要产生各种代偿功能,建立新的条件反射来弥补丧失。多次重复训练是条件反射的综合,随着运动复杂性的增加,大脑皮质将建立暂时性的联系和条件反射,神经活动的兴奋性、灵活性和反应性都得以提高。

中枢神经系统功能能否代偿尚有争议。据报道,有人用蝾螈进行试验,将其臂丛神经和迷走神经切断并进行交叉吻合,即将臂丛神经的远端和迷走神经的近端、迷走神经的远端和臂丛神经的近端吻合。经过神经纤维的再生,使臂丛神经和迷走神经愈

笔记

合满意。此时，当刺激原臂丛神经的远端时所产生的不是肢体的活动而是迷走神经的反应，刺激原迷走神经远端时所产生的却是臂丛神经的肢体活动。这种手术是成功的，但功能不是满意的。经过反复的训练，主要采取条件反射刺激，最终恢复了满意的所需要的功能，即当刺激蝾螈的前肢时，并不产生迷走内脏反应而是肢体活动，刺激内脏时产生相应的迷走神经反应。也就是说，中枢神经系统有重建的可能性。据最近PET、FMRI和超微单细胞针电极EEG检查等，在损伤脑组织周围确实存在一定程度的功能代偿，这些说明代偿功能产生的潜力可能是极大的，只要在指导下进行艰苦运动，常可产生超出预想的效果。

（七）运动对内分泌系统的影响

内分泌系统由经典的内分泌腺与能产生激素的功能器官及组织共同构成，是人体的一个重要调节系统。内分泌系统可以调节人体器官系统的多种功能，维持正常的生命活动，以适应体外环境的变化。激素是化学信使，它对人体所有功能几乎均有影响，可以调节生长、发育、代谢和生育，维护着内环境的稳定，调节电解质和酸碱平衡等。分泌这些激素的器官即称为内分泌腺。内分泌腺在人体有松果体、下丘脑、脑垂体、甲状腺、甲状旁腺、胸腺、胰腺、肾上腺和性腺，它们体积较小，其重量加起来大概仅0.5kg，但效应极大。这些激素主要对靶细胞起作用，以改变其特殊的细胞反应或改变细胞内蛋白质的合成率，或改变酶的活性，或改变细胞膜的通透性，或促进分泌等来实现其功能。靶细胞应答能力依赖其特有的受体。例如促肾上腺皮质激素的受体只存在于肾上腺皮质的某些细胞中，而甲状腺素的受体则几乎在体内所有细胞中存在。在靶细胞和内分泌之间又存在着上调和下调的动态关系。上调是靶细胞可在激素水平下具有较多受体应答，下调则是指在长期受到高激素水平刺激下可使靶细胞反应不敏感，从而在激素刺激下反应降低，此可能包含了受体的减少，从而防止过度反应。运动可引起激素分泌改变，这些改变有利于物质和能量代谢，以适应运动的需要。近年来的大量研究发现，运动对人体主要的内分泌腺分泌的激素产生影响，影响的效果与运动形式和运动负荷有关。运动对内分泌腺的影响见表3-1。

表3-1 运动对内分泌腺的影响

垂体前叶		垂体后叶		肾		肾上腺皮质		肾上腺髓质	
生长激素	↑	加压素	↑	肾素	↑	皮质醇	↑	去甲肾上腺素	↑
促甲状腺激素	↑	催产素	↑			醛固酮	↑	肾上腺素	↑
促肾上腺皮质激素	不明								
促性腺激素	无改变								
泌乳素	↑								
内啡肽	↑								
甲状腺		甲状旁腺		胰腺		卵巢		睾丸	
甲状腺素	↑	甲状旁腺激素	↑	胰岛素	↓	雌激素	↑	睾丸素	↑
三碘甲状腺胺素	↑			高血糖素	↑	雄激素	↑		

笔记

（八）运动对脂代谢的影响

脂代谢异常是缺血性心脑血管疾病发生的重要危险性因素。肌肉运动时脂肪酸是最重要的脂质能源，并且是安静时和轻至中等强度运动中有氧 ATP 形成的主要能源，长链脂肪酸是脂肪氧化的重要能源。在 40% VO_2max 强度运动时，脂肪酸的氧化约占肌肉能量来源的 60%。脂肪酸的来源有血浆脂质、细胞内甘油三酯和磷脂池和肌纤维间脂肪组织中的甘油三酯池。运动可提高血清蛋白指标，甘油三酯、血胆固醇含量和低密度脂蛋白的指标数有明显下降，可以有效预防心血管疾病的发生。还可提高脂蛋白酯酶的活性，加速富含甘油三酯的乳糜微粒和极低密度脂蛋白的分解，降低血浆甘油三酯、胆固醇、低密度脂蛋白和极低密度脂蛋白水平，而增加高密度脂蛋白和载脂蛋白 A1 水平。任何强度的持续运动（包括马拉松、越野、滑雪甚至休闲性慢跑）都有降血脂、高密度脂蛋白胆固醇升高的效应。研究表明，坚持长跑运动的老年人血浆胆固醇、甘油三酯、低密度脂蛋白显著低于非运动组，并且锻炼改善脂代谢的程度还与锻炼年限呈正相关。

运动可促进组织，特别是骨骼肌中脂蛋白脂肪酶的基因表达，而脂肪组织中的脂蛋白脂肪酶表达无变化。脂蛋白脂肪酶对于组织摄取血浆中富含甘油三酯的脂蛋白是必需的，可见脂蛋白脂肪酶活性的变化与血浆甘油三酯水平呈负相关。研究结果表明，运动促进内源性激素如儿茶酚胺和胰岛素转移至骨骼肌，增加脂蛋白脂肪酶活性，有研究表明，运动和胰岛素均能促使葡萄糖转载体移位至细胞膜，增加细胞膜的转运和糖原合成，提高机体葡萄糖的利用度，改善脂质代谢。

（九）运动对糖代谢的影响

糖类在人体中易被消化吸收、运输，也容易被动员，是运动时的主要供能物质。人体中的糖类主要以血糖（葡萄糖）和糖原（肝糖原和肌糖原）两种形式存在，前者是糖类的运输形式，后者是糖类的储存形式。因此，运动对糖代谢的影响主要涉及肝糖原、肌糖原以及血糖三个方面的影响。

1. 对肝糖原的影响　肝脏是葡萄糖异生和输出的重要场所，肝糖原的合成及其分解释放与运动强度和运动时间有关，对耐力运动中维持血糖稳定，保证中枢神经系统和骨骼肌的能量供应起重要的作用。长时间低强度运动时，肝脏释放葡萄糖的速率呈现先快后慢的过程。运动前阶段，肝糖原储量充足，是葡萄糖的主要来源，随着肝糖原逐渐消耗，糖异生过程的基质浓度逐渐上升，后者成为血糖的主要来源。运动后期，肝葡萄糖的输出速率下降，糖异生激活和增强，但并不能缓解肝糖原分解的减弱，致使血糖水平下降。耐力运动后肝糖原储量增加，并且耐力训练降低了运动时肝糖原的分解速率，其机制与激素的应答改变有关，有实验研究发现，经常参加耐力运动者血浆胰高血糖素和儿茶酚胺增幅降低，细胞内 cAMP 生成量减少。

2. 对肌糖原的影响　肌糖原是运动的主要能源物质，运动时在耗氧量等同的情况下，利用糖的氧化功能可以产生更多的能量。每克肌糖原在储存时伴有约 2.7g 的结合水，耐力运动时由于肌糖原大量排空，可释放出结合水 1000~1600ml，这对维持运动过程中水的代谢、满足体内某些生化过程进行和防止脱水有积极意义。运动中肌糖原的利用受多种因素的影响，其中包括运动强度、持续时间、运动类型、训练水平、饮食和环境因素等。

3. 对血糖的影响　运动时，骨骼肌吸收和利用血糖增多，其数量与运动强度、持

笔记

续时间和运动前肌糖原储量有关。运动对血糖的调节是由神经系统、激素和组织器官的协同作用完成的。交感神经的作用是促进肝糖原分解和糖异生增强，具有升高血糖的作用，副交感神经除了对肝脏直接调控外，还可通过激素的分泌间接调节血糖浓度。运动中交感神经兴奋，升高血糖类激素分泌增多，胰岛素分泌减少，对于维持血糖稳定，保持运动能力有非常重要的意义。

（十）运动对精神和心理因素的影响

运动对精神、心理有较大的影响。对患者来说，由于对疾病的不正确理解和对治疗丧失信心，极易产生精神抑郁、悲观失望等，这些“负性”情绪常可进一步削弱人的生理功能。患者参加运动，积极主动的训练，可以扭转上述的消极影响，同时引起相应的体液调节改变。这是因为运动可反射性引起大脑皮质和丘脑、下丘脑部位兴奋性提高，而下丘脑是调节内脏、内分泌活动的次高级中枢，对躯体活动有调节作用。运动可提高机体的反应能力，因而能较好地适应各种因素给机体造成的应激状态。在适量运动应激反应中，垂体前叶-肾上腺皮质功能系统起着极为重要的作用。在丘脑有“愉快中枢”，运动时常表现为良好、愉快的情绪，再加上交感神经的营养性作用，可改变体内物质代谢过程。特别是当患者看到自己参加运动而从中获益时，常常对治疗恢复信心，有利于疾病的恢复。

研究表明，不同的运动项目和不同强度的运动量对心理健康的影响作用是不一样的，10 分钟中等强度的有氧运动，如慢跑、骑自行车、登高等，能降低肌肉的紧张性，这种作用可持续近 1 个小时。在较强烈的运动后，能导致中枢神经的松弛反应，可降低焦虑反应。中等或大强度的运动锻炼，能治疗非精神病患者的抑郁症状，并且在锻炼期间，抑郁症的减轻与躯体的康复过程相一致。中等运动量的运动最能有效地促进心理健康，且明显好于小运动量的运动。

二、长期制动的不良效应

制动指人体局部或者全身保持固定或者限制活动，是最常用的临床医学和康复医学的保护性治疗措施，以减少体力消耗或器官功能损害，稳定病情，帮助疾病恢复。老年人、体弱或久病之人，会因各种原因长期卧床制动。制动有三种类型：①卧床休息；②局部固定（如石膏或夹板）；③肢体和躯体神经麻痹或瘫痪。

长期卧床或制动常引起制动或失用综合征，它见于急性病或外伤需要长期卧床者，以及因瘫痪而不能离床者及其他情况。对于严重疾病和损伤患者，卧床是保证度过伤病危重期的必要措施。但是临床和研究均表明，长期卧床不活动本身是导致功能障碍的普遍原因，它加重残疾，有时其后果较原发病和外伤的影响更加严重，甚至累及多系统的功能。因此针对制动要提倡运动，针对卧床要提倡起床、站立、活动。长期制动和卧床对机体的功能会产生下述不良影响。

（一）心血管系统

制动对心血管系统有多方面的影响。短期制动可使血液循环功能迅速减弱，长期制动则导致心血管系统功能衰退。其影响机制可能有体液转移、血容量减少、血流减慢、心率增加等。常导致有氧运动能力降低，易发生直立性低血压、血栓形成等不良结果。

1. 心率变化　严格卧床者，基础心率增加。由于躯体情况的变化，交感肾上腺素

笔记

系统较副交感胆碱能系统占优势，基础心率增加，心脏储备减少。卧床开始2个月内，基础心率每日增加半搏；严格卧床10日者，基础心率每分钟增加12~23搏。基础心率保持一定水平对冠状动脉血流极为重要，因为冠状动脉的灌注在于心搏的舒张期。基础心率加快，舒张期缩短，将减少冠状动脉血流灌注。所以，长期卧床者，即使从事轻微的体力活动也可能导致心动过速。卧床后最大摄氧量（VO_2max）下降。VO_2max 是衡量心血管功能的常用指标，它既反映心排血量，又反映氧的分配和利用。VO_2max 下降，肌肉功能容量减退，肌力和耐力下降。

2. 体液的重新分配　直立位时约700ml血液流向下肢，这是血管内血液静压的结果，卧位时此静压解除。这500~700ml的血液约为全身血量的11%，流向肺和右心，使中心血容量增加，导致右心负荷增加，心脏压力感受器膨胀，利尿激素释放增加，尿量增加，卧床数日即有明显的多尿。研究结果表明，卧床2周内血浆容积减少8%~10%，卧床2~4周后血浆容积减少15%~20%。长期卧床患者，心脏对于体液重新分布的反应在早期和后期有所不同。早期中心血容量的增加导致基础心率增加。

3. 直立性低血压　直立性低血压指患者由卧位转化为直立位时，因血压显著下降而出现面色苍白、出汗、头晕、收缩压下降、心率加快、脉压下降，重者产生晕厥。这是长期卧床后最普通的心血管不适应症状之一。直立时血液大量流向下肢，心排血量减少，心搏出量减少，心率代偿性增加。血液流向下肢主要进入肌肉和肌间静脉系统，使静脉压增加，下肢细胞外间隙的血浆容积增加，更加重了体液分配的作用。其发生机制有：①由于重力的作用，血容量从中心转到外周，即血液由肺和右心转向下肢；②交感肾上腺系统反应不良，不能维持正常血压；③卧床时β-肾上腺素交感神经活动增加也是直立性低血压的原因之一。

4. 静脉血栓形成　长期卧床容易产生深静脉血栓和血栓性脉管炎等，卧床时间越久，则发生率越高。卧床使小腿骨骼肌的泵作用显著减少，因而使下肢血流瘀滞；血浆容积的减少和脱水，使血流处于高度可凝状态；此外还有血管壁损害的因素。深静脉血栓形成的表现：局部水肿、发红、疼痛、触痛等。继发性肺栓塞是静脉血栓形成的危险并发症。

（二）呼吸系统

呼吸系统并发症也是长期卧床后可能的致命并发症之一。主要表现有二：

1. 肺通气功能减退　通气功能减退的原因首先是肌无力。卧床数周后，患者全身肌力减退，呼吸肌肌力下降，加之卧位时胸廓外部阻力加大，弹性阻力增加，不利于胸部扩张，肺的顺应性变小，肺活量明显下降。另外，卧位时膈肌、肋间肌、腹肌的运动部分受阻，使呼吸运动减小。侧卧位时下侧肺通气不良而血流灌注过度，造成动静脉短路，导致通气/血流比失调，减少动脉血氧合程度。

2. 坠积性肺炎　长期卧床使横膈上移，胸腔容积减少，体液容积相对增加，从而导致肺的咳嗽反射减弱，易形成坠积性肺炎。卧床使气管纤毛的功能下降，分泌物黏附于支气管壁，排出困难。侧卧位时下部支气管壁附着的分泌物较上部为多，而由于咳嗽无力和卧位不便咳嗽，分泌物沉积于下部支气管中，容易诱发呼吸道感染。

（三）骨骼肌系统

1. 肌肉失用性萎缩　全身或局部制动均可造成肌肉失用性萎缩。关节固定2周以上可造成肌萎缩，石膏固定后肌肉萎缩比卧床休息要明显得多。正常人卧床时使用

笔记

背肌和下肢肌肉翻身，则可以减少肌肉萎缩。瘫痪和老年患者则会出现更多的肌肉萎缩。承担体重和维持步行的肌肉制动后萎缩最明显，伸肌萎缩多较屈肌更明显。卧床15天后下肢肌肉大腿和小腿的体积及横截面积均有不同程度减小，比目鱼肌最大横截面积减小最为显著，腓肠肌体积减小最为显著，明显高于其他骨骼肌的变化。

绝对卧床2个月，肌容积将减少一半，电镜下可见肌纤维变性，脂肪和纤维组织增加，残存肌纤维的横截面积减少42%，主要是Ⅰ型肌纤维萎缩。组织化学发现有琥珀酸脱氢酶和肌酸磷酸激酶等氧化酶减少，肌酸与糖原等储备减少，最大耗氧量降低，细胞内水含量减少而细胞外水含量增加。这些导致运动时对氧债的耐受力减低，乳酸堆积较早。同时，肌组织本身分解代谢占优势，肌蛋白降解增加而收缩蛋白的合成减少，内膜上出现钙催化的蛋白分解酶。此外，成纤维细胞生长因子和表皮生长因子的变化或肌膜结合部位的减少，均可导致肌肉萎缩。健康人石膏固定肘关节4周后前臂周径减少5%。制动后的5~7日肌肉重量下降最明显。组织学观察显示，制动7日肌纤维间结缔组织增生，肌纤维变细，排列紊乱。电镜下可见线粒体肿胀明显，有结晶体形成。

2. 肌力下降　制动对骨骼肌肌力和耐力均有明显影响，肌肉体积减小，肌纤维间的结缔组织增生，非收缩成分增加，导致肌肉单位面积的张力下降，肌力下降。另外，肌力的下降还与制动引起的肌肉运动神经的兴奋性下降有关。制动后肌肉耐力下降的原因：①肌糖原和ATP储存减少，做功使肌糖原和ATP迅速消耗，乳酸含量增加，脂肪酸抗氧化能力下降致使肌肉迅速疲劳；②肌肉的血流量及呼吸效率下降。健康人绝对卧床1周亦将使肌力减少20%。有研究认为肌力下降程度，大约每日减少1%~3%，每周减少10%~15%，3~5周后可降至50%。在主要肌群中，腓肠肌肌力下降最为明显，其次为胫前肌、肩带肌和肱二头肌。

3. 肌肉代谢障碍　由于肌肉局部血流量的减少及其运氧能力的降低，造成肌肉相对缺血缺氧，直接影响糖代谢过程，使氧化活动减弱，无氧酵解活动加强。肌肉蛋白质代谢的变化表现为蛋白质合成减少而分解增加，导致蛋白总量下降。在卧床的早期，骨骼肌 Ca^{2+} 的变化主要是肌质网对 Ca^{2+} 的摄取和释放增加，将直接影响骨骼肌的收缩功能。临床上诊断肌肉损伤的一个重要指征就是血清肌酸激酶的活性增高，有研究表明，在制动2小时后，血清肌酸激酶活性开始上升，并在12~24小时达到峰值，以后维持在此水平。

4. 肌肉改变的可逆性　制动后的肌肉功能减退可以通过渐进康复训练使之迅速恢复，但恢复肌力的肌肉质量所需的时间以及超微结构的改变是否能完全恢复，目前尚无研究证实。对于骨关节固定的患者，最好在固定期间一直坚持等长收缩运动，可减轻肌肉萎缩，促进骨折愈合。

（四）骨关节系统

1. 骨质疏松　骨代谢主要依赖于日常的加压和牵伸，站立位的重力使骨受压，肌腱的作用在于牵伸，以上两力直接影响到骨的形态和密度。长期制动，骨骼将发生一些变化：开始骨吸收加快，特别是骨小梁的吸收增加，骨皮质吸收也很显著。稍后则吸收减慢，但持续时间很长。骨质丢失最明显的为抗重力的下肢和躯干姿势肌及相关的骨骼，承担体重最大的跟骨骨钙丢失最明显。常规X线摄片不能观察到早期的骨质疏松，骨密度下降40%时方有阳性发现。骨扫描则较敏感，由于骺端的血流增加而使

笔记

该部位骨质疏松的检出率明显增加。骨质疏松的原因不完全是由于肌肉活动减少，也由于复杂的内分泌和代谢的异常。太空飞行相关的研究证明，沿长骨纵轴压力的减小是骨质疏松的主要原因。如自肩至足固定，若在足底通过弹簧加以等于体重的压力，可以消除过度的尿钙排出。在太空中进行抗弹簧的跳跃运动也可达到同样的效果。

2. 退行性关节病　长期制动可产生严重的关节退变。首先是关节本身的改变，包括软骨和关节囊的变化，伴以疼痛和活动受限。动物实验研究表明膝关节制动7~14天，关节软骨即出现早期退变，28天后中度退变，42天后严重退变。

长期制动也会引起关节囊收缩，关节挛缩。关节周围韧带的刚度降低，强度下降，能量吸收减少，弹性组织减少，肌腱附着点处变得脆弱，韧带易于断裂。关节囊壁的血管、滑膜增生，纤维结缔组织和软骨面之间发生粘连，出现疼痛。继而关节囊收缩，关节挛缩，活动范围减小。关节囊的缩短和关节制动于一定位置，使关节软骨接触处受压，关节软骨含水量下降，透明质酸盐和硫酸软骨素减少，从而降低了软骨的营养，使软骨变薄，关节面损伤，造成关节功能障碍。慢性关节挛缩时，关节囊内和关节周围结缔组织重构，软骨变薄，血管增生，骨小梁吸收。

（五）神经系统

长期制动所致环境、身体、神经和社会刺激的缺乏可以造成广泛的中枢神经系统障碍，包括感觉减退、感知认知障碍、心理障碍和智力减退。

1. 姿势、运动调节功能下降　长期卧床者因为对姿势、运动调节中枢的刺激减少，失用性肌萎缩等，使姿势、运动调节功能下降。

2. 自主神经功能失调　长期卧床可使自主神经系统异常，引起直立性低血压等。

3. 感觉异常　长期制动以后，由于感觉输入减少，可以产生感觉异常和痛阈下降。

4. 情感障碍　由于感觉输入减少与社会隔离，加之原发疾病和外伤的痛苦，产生焦虑、抑郁、情绪不稳和神经质，或出现感情淡漠、退缩、易怒、攻击行为，严重者有异样触觉、运动觉、幻视与幻听。

5. 智力障碍　躯体不活动而又与社会隔离的患者易于有认知能力下降，判断力、解决问题能力、学习能力、记忆力、协调力、精神运动能力、警觉性等均有障碍。

（六）消化系统

长期卧床常导致消化道的消化腺分泌减少而影响消化功能，胃内食物排空速率减慢，食欲减退，尤其是厌食富含蛋白质的食物，从而导致营养性低蛋白血症。由于卧床使交感神经肾上腺素占优势，胃肠蠕动减慢，因而营养的吸收减缓，特别是蛋白质和碳水化合物吸收减少，产生一定程度的低蛋白血症。胃肠蠕动减弱，食物残渣在肠道内停留时间过长，水分吸收过多而变得干结，引起排便困难，导致便秘。另外，卧床使用便盆困难和排便习惯的改变也是造成便秘的原因。

（七）泌尿系统

卧床时由于重力作用减小，使尿引流困难。卧位时腹压减小，不利于膀胱排空。腹肌无力和膈肌活动受限、盆底肌松弛、神经损伤患者神经支配异常而导致括约肌与逼尿肌活动不协调，这些都是促成尿潴留的因素。尿潴留使产生尿素酶的细菌高度繁殖，分解尿液产生胺，使尿液pH升高，促进钙和磷的析出和沉淀，形成结石。结石形成以后，成为细菌生长的核心。形成感染-结石-感染的循环过程。结石必然给肾盂和

笔记

膀胱黏膜造成微细创伤，增加细菌感染的机会。瘫痪患者往往需要留置尿管，是感染的常见因素。结石也降低了抗菌药物的治疗效果，使尿路感染反复发作。

长期卧床使抗利尿激素分泌减少，排尿增加，随尿排出的钾离子、钠离子、氮离子均增加。长期卧床，钙离子自骨组织中转移至血液，易产生高钙血症。血中多余的钙离子又经肾排出，产生高钙尿症。卧床后1~2日尿钙即开始增高，5~10日内增高显著，24日即达卧床前的2倍，此后可以略有减低，但只有恢复直立位方能完全正常。高钙尿症还与皮质醇的释放有关。尿排出的钙磷增加、尿潴留、尿路感染是尿石症形成的三大因素。尿结石分为两类，一类为草酸钙结石，一类为磷酸镁铵结石。高钙尿症和高磷尿症为结石形成提供了物质基础。

（八）皮肤系统

长期制动可使肌肤萎缩和出现压疮。皮下组织和皮肤的坚固性下降。食欲不佳和营养不良加速了皮下脂肪的减少和皮肤的角化。皮肤卫生不良导致细菌和真菌感染，以及甲沟炎与嵌甲。大面积压疮使血清蛋白质，尤其是白蛋白减少。血清蛋白质减少使组织渗透压下降，加速了液体向细胞间渗出，引起下肢皮肤水肿。

（九）代谢与内分泌

长期卧床患者常出现代谢和内分泌的障碍，其通常较肌肉骨骼和心血管系统并发症为晚，恢复也较迟。往往在心血管功能开始恢复时，代谢和内分泌变化方表现出来。

1. 负氮平衡　制动期间抗利尿激素分泌减少，产生多尿，尿氮排出明显增加，加上制动引起的食欲减退所造成的蛋白质摄入减少，可出现低蛋白血症、水肿和体重下降。氮排出增加开始于制动的第4~5日，在第2周达到高峰，并一直持续下去。3周卧床所造成的负氮平衡可以在1周左右恢复，但7周卧床造成的负氮平衡则需要7周才能恢复。

2. 内分泌功能障碍　抗利尿激素在卧床后的第2~3日分泌开始下降，肾上腺皮质激素分泌增高，尿考的松的排出也增加，是机体应激反应的表现。雄激素水平降低，醛甾酮降低。糖耐量降低，血清胰岛素和前胰岛素C肽同时增高，在制动后1个月达到高峰，这种情况不是胰岛素分泌减少，而是胰岛素利用下降。血清甲状腺素和甲状旁腺素增高或不稳是造成高钙血症的原因之一。但血清降钙素和催乳素保持不变。卧床制动14日，去甲肾上腺素分泌增加35%，不伴有肾多巴胺产物增加，与血浆容量降低有关。

3. 水、电解质紊乱

（1）血钠、血钾、血镁、血磷酸盐和硫酸盐、血钙、尿钙、血胆固醇增高，高密度脂蛋白胆固醇降低。有运动训练者制动后血清碳水化合物和电解质水平的改变比无训练者大。

（2）制动性高钙血症：高钙血症是制动后常见而又容易忽视的水、电解质异常，在骨折固定或牵引而长期卧床的儿童中，高钙血症的发生率可达50%。卧床休息4周左右可以发生症状性高钙血症。早期症状包括食欲减退、腹痛、便秘、恶心和呕吐，进行性神经体征为无力、低张力、情绪不稳、反应迟钝，最后发生昏迷。严重高血压也很常见。

笔记

第三节　中枢神经系统的可塑性

案例分析

男性患者，患癫痫病长达16年，导致其智力低下、脾气暴躁，左侧肢体痉挛性偏瘫，频繁四肢抽搐，严重时每天发作高达20次。后到某医院治疗，院方会诊认为，患者右侧大脑功能已严重受损，且功能逐渐转移到了左脑，如不切除的话，还可能对左侧大脑造成干扰，病情进一步恶化。于是为其实施了大脑右侧半球切除术。术后经过进一步治疗、康复，患者的癫痫症状消失并恢复肢体活动能力，脾气暴躁也有所改善，病情稳定下来。

这一案例让我们思考：人体大脑的康复潜力到底有多大？康复训练在其中起了什么样的作用？

中枢神经系统的可塑性(plasticity of the central nervous system)是指在受到损伤或内外环境发生变化的情况下，中枢神经具有使其结构和功能随之发生变化的能力，包括后天的差异、损伤、环境及经验对神经系统的影响，它是脑组织的基本特征。神经系统的可塑性决定机体对内外环境刺激发生行为改变的能力，可塑性高意味着神经细胞功能的易变性和神经系统损伤后更容易恢复功能。

多年来，人们曾认为中枢神经系统损伤后可导致永久性的功能丧失，其他部位也不能取代。然而近年神经生物学的发展和实践表明：在适当的条件和正确的康复治疗下，可以使大脑相应功能得到不同程度的恢复，周围神经系统的恢复则相对容易得多。大脑受到损伤后，虽然神经组织恢复再生很困难，但是受损的神经功能仍然能够恢复。其机制可归纳为两方面：一方面是脑损伤后早期的自发恢复，通常在发病后3～6个月，包括局部水肿的消除，局部毒素吸收，改善局部循环及缺血，神经元损害的修复；另一方面是发生在损伤的早期或后期，新的突触连接的侧支出芽及潜伏通路和突触的启用，可能是支持可塑性最有说服力的两种形式。另外，还包括功能重组、失神经敏感的消退及神经功能联系不能的解除等学说。

中枢神经可塑的过程或形式是多种多样的，如儿童在生长发育期间，在运动能力和学习能力上获得的正常生理性可塑性。脑损伤功能障碍发生后，通过药物、康复功能训练达到自身功能代偿的病理性可塑性。可塑性可以通过不同的途径实现。

一、脑的可塑性

大脑是一个复杂的系统，也是一个动态的系统，其结构和功能是在发展的过程中形成的。但是受学习、训练以及经验等因素的影响，大脑皮质会出现结构的改变以及功能的重组。这种结构的改变既有宏观层面的，也有微观层面的。从宏观层面上讲，因可塑性而引起的大脑结构的改变包括脑重量的变化、皮质厚度的变化、不同脑区沟回面积的改变等；从微观层面上讲，因可塑性而引起的大脑结构的改变，包括树突长度的增加、树突棘密度的改变、神经元数量的改变以及大脑皮质新陈代谢的变化等。

笔记

认知神经科学的研究结果表明，即使在大脑发育成熟以后，经验仍然可以改变大脑的结构。不仅非正常人的大脑具有可塑性，正常人的大脑也具有可塑性。可塑性是中枢神经系统的基本属性，不管对于脑损伤患者还是对于正常人，可塑性都是其大脑发展的一个基本而又必要的属性。通过对动物的研究发现，不仅一般的经验可以引起大脑可塑性的变化，而且特异性的训练也可以引起动物大脑可塑性的变化；不仅幼年动物的大脑皮质存在可塑性，而且成年甚至老年动物的大脑皮质也存在可塑性；不仅视觉、听觉以及嗅觉皮质存在可塑性，而且躯体感觉和运动皮质等大脑皮质也存在可塑性。有学者针对视觉中枢的可塑性做了代表性的研究，生理状态下鼠类视网膜投射到对侧的视觉中枢如上丘、外侧膝状体等，同侧投射相对地非常少（在大鼠只占1%）。但是研究表明在初生期切除一侧上丘，则本该投射到对侧上丘的视投射会转而越过顶盖中缝而投射到同侧的上丘；如果在初生期摘除一侧眼球，则单眼投射除了到对侧外，还会扩张到同侧脑的投射。提示发育过程中视神经投射具有高度可塑性。摘除新生大鼠一只眼球后，发现另一只眼球的视神经除正常投射到对侧视觉中枢外，还会发出侧支投射到去视神经支配的同侧视觉中枢。这说明了去除某些区域的支配中枢后，离这种去神经支配区域较远或邻近的相同性质的神经纤维（轴突）会长出侧支（同型出芽），优先延伸到去神经支配的靶区。

动物实验已经说明，中枢神经系统损伤后可以得到不同程度的恢复，根据目前的研究，脑可塑性的主要表现可以概括地描述为以下几个方面：中枢神经系统在发育阶段如受到外来干预（如外周神经或中枢通路的损伤），相关部位的神经联系会发生明显的异常改变。中枢神经系统的损伤如发生在发育期或幼年，功能恢复情况比同样的损伤发生在成年时要好。在发育成熟的神经系统内，神经回路和突触结构也会发生适应性变化，如突触更新和突触重排。在神经损伤反应中，既有现存突触的脱失现象，又有神经发芽形成新的突触连接。神经损伤反应还可以跨突触地出现在远离损伤的部位，例如一侧神经损伤也可以引起对侧相应部位突触的重排或增减。Bethe 等认为人和高等脊椎动物之所以具有高度的可塑性，不是由于神经再生，而是由于动态的功能重组或适应的结果。

（一）脑损伤后功能重组（functional reorganization）

脑功能的重组分为系统内重组与系统间重组。

1. 系统内重组　是指在功能相近的系统内，通过重新组织原来的系统或损伤部分以外的系统，以承担因病损而丧失了的功能，其方式大致有：

（1）轴突侧支长芽和突触更新：①轴突长芽。神经轴突长芽是神经系统适应性变化、再生的表现，有两种形式，一为再生长芽，是从损伤轴突的断端向损伤区生长，由于速度慢、距离长，往往尚未长到损伤区而该区已被生长迅速的神经胶质包围而形成胶质瘢痕，以致无法进入损伤区，结果无法恢复神经支配。另一为侧支长芽，是从最靠近损伤区的正常轴突向侧方伸出分支去支配损伤的区域，由于轴突本身正常，再加上距离近，因此能够迅速达到而恢复支配的目的。已证实在单侧视皮质损伤后，在外侧膝状体和顶盖前核中出现侧支长芽，并使相应的功能得到恢复。突触长芽的现象在生理和病理情况下都可发生，如学习和记忆的过程就是新的突触链形成的过程。研究已经证明，可塑性变化不仅在皮质存在，在皮质下结构，包括丘脑和脑干同样存在。②突触更新，一般包括突触溃变及变性产物的清除，轴突长芽及新的突触前端的分化、建立新的突触连接、新突触的成熟,出现突触小泡及突触前后膜密度增加。突触更新是通过突触后的致密部(postsynaptic densities,PSD)进行的,常见形式是由呈小扁盘状、无孔的 PSD 直径逐步增大,达到阈值时穿孔、成沟、分裂而形成新的轴突。由于上述两者的存在,常可使损伤区恢复神经支配。

(2)轴突上离子通道的改变:在有髓鞘轴突中,神经冲动的传导是通过 Ranvier 结中 Na^+通道集中的无髓鞘膜部跳跃前进的。在多发性硬化症中髓鞘丧失,神经冲动的这种跳跃式前进消失,表现为临床上的异常。目前电镜证明:在多发性硬化症的缓解期,脱髓鞘的轴突上中枢神经的可塑性,表现在病变的轴突上每隔 100~200μm 即形成一种称为 Φ 结的 Na^+通道密集的部分,后者在某种程度上起到与正常的 Ranvier 结膜部相似的作用,使动作电流的传导有所恢复,在临床上表现为暂时的缓解。目前认为这种可塑性的形成与星形细胞有关。

2. 突触效率的改变 中枢神经可塑性一种重要的表现为改变突触的效率,其方式有:①侧支长芽时使突触的前端扩大,增加信息传输的面积和效率;②侧支长芽时使单突触变为双突触,使原有的效率增加一倍;③使新生的突触更靠近细胞体;④增加突触间隙的宽度;⑤增加神经递质的数量,并使之出现在以前不可能有的区域上;⑥使破坏和灭活神经递质的机制失效;⑦改变细胞膜的通透性,从而改变细胞的兴奋性;⑧改变突触间隙内神经递质的浓度和回吸收的速度;⑨改变突触后膜的敏感性;⑩改变树突膜的通透性等。

中枢神经可塑性中,与突触效率改变有关的现象有:①失神经过敏(denervated supersensitivity,DS)。这是失神经后,经过一定时间,局部兴奋性反而增高的现象。这种现象在周围神经中很易证实,在中枢神经中可以在一侧黑质损伤的旋转鼠中证实:正常时黑质两侧对称,当一侧的兴奋性大于对侧时,动物向对侧旋转。应用苯丙胺时,由于苯丙胺兴奋了健侧完好的黑质,因而加剧了鼠向损伤侧的旋转。但损伤后一段时间再应用苯丙胺时,由于损伤侧出现了失神经致敏/过敏,结果动物转向健侧旋转。目前认为 DS 的作用有:使失神经后的组织保持一定的兴奋性;使局部对将来的神经再支配易于发生反应;引起组织的自发活动,减少失神经组织的变性和萎缩。DS 现象的产生与上述的突触效率改变有关。②潜伏通路和(或)突触的启用。中枢神经中可以通过头-眼协调控制试验证明,头-眼协调控制是由迷路和颈本体感受器控制的。在灵长类动物中,若在其头的前右方放一食物,动物的眼睛先转向它,然后头随之转动。但当头转到正对食物前,眼睛应当回转少许,否则当头正对食物时,眼睛将向右超出。这种协调即头-眼协调。当破坏动物的迷路时,头-眼协调丧失,意味着此协调仅由迷路控制。但经过数周后此协调恢复,亦即在迷路功能丧失的情况下恢复,其原因是以前潜伏的、没有生效的颈本体感受器通路发生作用而取代迷路的作用。潜伏通路和(或)突触的启用是中枢神经可塑性的重要成分,其机制目前认为与上述的突触效率改变中的大多数因素有关。③病灶周围组织的代偿。病灶周围组织通过突触效率的提高可以代偿损伤的局部。后者可在猴的实验中证明:开颅后用诱发电位的方法找出负责屈拇运动的皮质并加以切除,猴的屈拇能力立即丧失。术后通过大约 10 天训练,猴的屈拇能力可恢复到以前的 90%左右。开颅证实,此时负责屈拇的皮质出现在以前的区域周围;再次切除,重复以上的实验,结果发现损伤的局部仍由其周围的组织代偿。其机制,目前认为是在局部损伤后,通过中枢神经可塑性使周围组织的突触效率

笔记

增高而最终代偿了局部的损伤。

（二）系统间的功能重组

由在功能上不完全相同的另一系统来承担损伤系统的功能。其形式有：

1. 古、旧脑的代偿 哺乳类动物的脑部在发育上可分为古、旧和新3个部分。新的部分在人脑的最外层，占人脑的大部，位置外露，由终末血管支配，难于形成侧支循环，容易受到损伤，而且不易修复；但古、旧部分在内层，血运丰富，双侧支配明显，因此在新脑的部分损伤以后，其较粗糙和较低级的功能即可由这些部分承担。

2. 对侧半球的代偿 一侧半球损伤后，其功能常可由对侧半球代偿的事实已有许多例证。一些患者因癫痫严重发作，于成年后进行了大脑半球切除术，但仍能大学毕业，从事管理工作。在我国亦有半球切除后康复成功的例子。因此，对侧半球的代偿已成为众所周知的中枢神经可塑性的例子。

3. 由在功能上几乎完全不相干的系统代偿 在这方面，美国研究成功的触觉取代视觉的触视取代系统（tactile vision substitution system，TVSS）是很有说服力的。在先天盲的患者身上将微型摄像机装在眼镜框上接受视觉刺激，然后将这些刺激的电信号通过连线放大并传输到胸前的皮肤刺激板上，后者为有1000余个点的点阵刺激器，因此可在其上形成患者由摄像机取得的图像，经过足够的训练后，患者能够掌握特有的视觉分析法，不但能够自由行走，而且可以从事用类似于注射器针头的细管向试管内注入溶液的工作。这充分证明利用中枢神经的可塑性，通过充分训练，可令正常情况下完全不相干的系统承担某种功能。

二、内外部的其他因素

（一）内部因素

1. 神经生物学方面 ①神经生长因子（nerve growth factor，NGF）：神经生长因子等物质的作用大致有：促进神经元生长发育、增加伤后神经元的存活、对抗神经毒、抑制自身免疫、保护神经元、促进神经元生长和轴突长芽、促进神经移植后移植物的生长和促进中枢神经伤后动物行为的恢复等。②热休克和早期反应基因：热休克基因（heat shock gene）多为72kD的蛋白，故又称热休克蛋白72（heat shock protein，72HSP），其一部分存在于正常细胞中由应激导出。另一部分不存在于正常细胞中，亦由应激导出。在脑卒中、颅脑外伤或癫病发作时72HSP均增多。目前认为72HSP对中枢神经有保护和修复的作用；早期反应基因（early response gene or immediate early gene，IEG）包括C-fos等原癌基因，与癌的发生有关，亦与细胞的生长调节有关。细胞除极、大脑皮质受刺激或损伤、疼痛、应激、脱水等均可诱导出C-fos，后者在细胞的生长和分化方面进行调节，有利于中枢神经损伤后的恢复。

2. 神经免疫学方面 ①巨噬细胞：目前发现在中枢神经可塑性方面，巨噬细胞通过释放细胞素促进小胶质细胞和星形细胞表达NGF的能力增高，释放少突胶质细胞抑制物——细胞毒因子，抑制少突胶质细胞的成熟，从而间接促进中枢神经的再生。此外，巨噬细胞还能促进细胞黏附分子（CAMS）和细胞外基质成分（ECM）增加，有助于神经系统的修复。②小胶质细胞：近来发现小胶质细胞的存在直接影响中枢神经的免疫功能和损伤后修复。脑损伤后病灶周围的小胶质细胞受到刺激，数量增多，形态改变，成为活性小胶质细胞。后者在发育中和损伤后的脑组织中均能发现。小胶质细胞能分泌多种细胞素，能合成 NGF 和碱性成纤维细胞生长因子，能分泌白细胞介素 1 和 6（IL-1、IL-6），前者能够诱导 NGF 促进发育中的中枢神经细胞的分化和生长，后者能增加受伤神经元的存活。

（二）外部因素

1. 投入体内的 NGF　如在侧脑室内或脑内多点注入 NGF，能促进脑瘫和痴呆患者的脑功能恢复等。

2. 促进脑功能恢复的药物　目前在临床上已有一些对脑功能恢复有良好影响的药物可供应用。

3. 神经移植和基因治疗　目前已有应用神经移植治疗脊髓损伤的报道。在帕金森病方面，酪氨酸羟化酶（tyrosine hydroxylase，TH）基因异常是原因之一，一些学者报道将有 THcDNA 基因的重组病毒导入鼠的成纤维细胞中，再将之移植到病鼠的大脑内，可使病鼠症状改善。

4. 恒定电场（steady electric field，SEF）的影响　在哺乳类和非哺乳类动物都可证实恒定电场对中枢神经的恢复有作用。在 30～100mV/mm 的梯度时即有上述作用，在≥70mV/mm 时阴极侧轴突生长迅速，而阳极侧轴突则受抑制。有些学者曾在七腮鳗中研究了 SEF 对中枢神经再生的效应，应用电池为 30V，刺激电极为 AgCl，电流 10μA，作用在动物横断的脊髓上，阳极在头端，阴极在尾端，术后 1 周通电；假治疗组的设备和治疗组同，唯独不通电流。术后 50 天 2 组动物均培养在良好的水中，结果治疗组大多数被离断的轴突均长入瘢中或越过横断面，而假治疗组中则无此现象。为了证实 SEF 对哺乳类动物也有这种效果，在豚鼠身上也做了类似的实验，结果相仿，因此证实无论是在非哺乳类，还是哺乳类动物中 SEF 都能促进损伤的中枢神经再生。

5. 环境的影响　以往人们并不重视环境在中枢神经损伤后恢复过程中的作用。后来一些学者观察了不同环境对脑损伤大鼠行为的影响，将脑损伤后大鼠放在不同环境中 3 个月后进行 Hebb-Williams 迷宫试验，结果在优良环境中的脑损伤大鼠的平均错误次数比在标准环境中的要少很多（95 次∶205 次）；脑未损伤大鼠在优良环境中的平均错误数也比在标准环境中少（65 次∶125 次），因而证实了环境在中枢神经损伤后恢复中的作用。其后，另一些学者在这方面也做了大量的工作，他们详细地比较了处于优良环境（EC）、群居环境（GC）、标准环境（SC）和不良环境（IC）下，健康和脑损伤动物在迷宫试验中的总错误数。EC 是 10～12 个同性鼠放在 76cm×76cm×45cm 的宽大笼中，每日从备用箱的 25 件鼠类感兴趣的物品中取出 6 件（如木杆、金属、灯泡、有木刨花的浅盆等）放入笼中，笼子放在光线充足的地方；BC 与 EC 类似，但不放入上述物品；SC 是 3 只鼠放在一个 21cm×24cm×20cm 较小的笼中；IC 是将鼠单独地放在一个四壁如硬墙的小笼中，并放在无声音和光线阴暗的地方。20～105 天之后即发现有明显的差别，脑受伤鼠中 EC 组的总错误数比 SC 组的明显少（$P<0.01$）；EC 组亦比 IC 组的明显少（$P<0.05$），由此证明 EC 组的成功恢复确实比 GC、SC 组和 IC 组的均佳。关于上述改变的形态学基础问题，学者们比较了 EC、SC、IC 组鼠脑皮质的重量，结果 EC 和 IC 相比，总皮质和各部分皮质的重量均以 EC 为重，差异达到显著水平；SC 组的各种重量亦比 IC 的显著为大，至于 EC 和 SC 相比，枕叶皮质和总皮质重量亦以 EC 为大，这表明优良环境对皮质的发育是有优良作用的，这可能是变化的形态学基础之一。有些学者的电镜研究证明：EC 和康复训练结合，80 天后突触密度比对

笔记

照组的多 1 倍。上述发现无论是从功能上还是形态学上，均证明 EC 对中枢神经功能恢复有肯定的良好影响。

6. 功能恢复训练　在中枢神经可塑性中最后一个，也是极重要的一个外界因素应当是功能恢复训练。后者无论是在中枢神经损伤的早期、后期和晚期都有极其重要的意义。功能恢复训练，是通过重新学习恢复原有功能的过程，或是通过与他人和环境的相互作用，练习在接受刺激时及时和适当地作出反应，以及练习适应环境、重新学习生活、工作所需技能的过程。1917 年，Ogden 和 Franz 就证明，中央回损伤的恒河猴功能恢复训练的重要性；著名的 Luria 功能重组理论也正因为强调功能恢复训练而被称为再训练理论（retraining theory）；1987—1991 年，Feeney 和 Sutton 研究 D-Amphetamine 对感觉运动皮质损伤动物的功能恢复时，再度证明功能恢复训练的必要性。功能恢复训练之所以重要，其原因大致有：①为提高过去相对无效或新形成的通路和（或）突触的效率，重复的训练是必不可少的，即突触的效率取决于使用的频率，运用越多，效率越高。②要求原先不承担某种功能的结构去承担新的、不熟悉的任务，没有反复多次的训练是不可能的。③外周刺激和感觉反馈在促进功能恢复和帮助个体适应环境和生存中有重要的意义。1990 年 Jenkin 等证实，反复刷拂指尖的皮肤数月，可使皮质中代表该区的范围明显扩大。这种改变周围刺激可以改变中枢神经中感受野的事实表明，在功能恢复训练中，可以从周围应用不同刺激以达到影响中枢的目的。在人的各种行为和人与他人及环境的相互作用中，感觉反馈有重要的意义。无论何时机体和现实世界之间总有相互作用，例如要指向一个物体或光源，必须依靠感觉反馈才能准确地到达，没有这些反馈，机体将不能完成众多的任务，最终将难以生存。因此机体必须通过反复地学习和训练，以学会如何善于接受和利用各种感觉反馈。反复的功能恢复训练，即可达到上述的两种目的。总之，除非病情极轻，否则损伤后中枢神经的恢复是有限的，为促进中枢神经有更大程度的恢复，功能恢复训练是必不可少的。

尽管中枢神经损伤后有多种恢复的途径，但绝不意味着中枢神经中的任何损伤都能够恢复。至于能否恢复尚与许多的已知和未知的因素有关。

三、脊髓的可塑性

脊髓具有可塑性，并贯穿于人的整个生命过程。在出生后的一段时间内，脊髓可塑性表现最为明显，其作用是帮助个体掌握规范的行为和回避疼痛等伤害性刺激。成年后，脊髓可塑性主要在获得和维持新的运动技能中发挥作用，以及补偿因衰老、疾病和创伤所引起的外周和中枢神经系统的变化。

当高级中枢的功能出现缺损后，最容易出现的代偿就是低级中枢活动增强，这首先表现在最早恢复的“运动”是脊髓控制的联合反应和共同运动，它是以一些固定的异常运动模式出现的，以异常姿势反射和痉挛为基础的，主要是由于高级中枢对下位中枢的调控能力丧失而下位中枢的活动被释放出来。有关中枢神经可塑性研究，早期多以脊髓损害作为研究对象，脊髓是中枢神经最容易受到损伤的部分，受损后会使机体出现瘫痪，对脊髓损伤的可塑性研究具有现实意义。

脊髓可塑性表现为自发性可塑性和活动依赖性可塑性两种类型。在正常人，脊髓自发性可塑性主要存在于发育过程中，与神经细胞轴突的生长和数量的增加有关；在轴突找到了合适的生长方向和形成突触后，则主要表现为活动依赖性可塑性。活动依

笔记

赖性可塑性强化那些常用的与行为和运动反应等有关的神经联系,其他不常用的则受到抑制,使机体的神经网络变得更有组织和规律。脊髓损伤后,脊髓可塑性由损伤和特殊形式的训练启动,表现为自发性可塑性(损伤诱导的可塑性)和训练任务依赖性可塑性两种类型。轴突芽生、潜伏通路重启、突触效率改变、脊髓神经元回路重组等多种形式,是脊髓损伤患者功能恢复的基础。

自发性可塑性是指脊髓损伤模型动物在伤后不接受任何干预的情况下可出现运动功能恢复。自发性可塑性由损伤诱发,并有多种表现形式,主要包括损伤部位周围正常轴突芽生、损伤轴突再生性出芽和突触数量增加。虽然损伤后脊髓可表现出自发性可塑性,但这种可塑性存在时间和程度的限制。一般来说,自发性可塑性在伤后几分钟到几小时便可出现,可持续到伤后 1 年,1 年以后,脊髓运动神经元便出现蜕变。同时,由于损伤后不同时期脊髓内环境的变化使这种自发性可塑性受到限制,如急性期的继发性损伤、炎性反应因子、髓磷脂释放的轴突生长抑制因子、瘢痕形成等,因此,在合适的时间内采取有效的治疗策略增强脊髓的自发性可塑性,有助于功能恢复。

训练任务依赖性可塑性是中枢神经系统的独特表现。这种可塑性依赖于特殊的训练方式启动,并需要持续不断的刺激维持。节律性交互刺激、减重步行训练(body weight support training,BWST)、机器人驱动的减重步行训练、功能性电刺激等均显示出启动任务依赖性可塑性的作用。训练任务依赖性可塑性主要表现为中枢模式发生器(central pattern generators,CPG)重新激活和(或)脊髓神经元回路广泛重组。

CPG 重新激活是指脊髓内特殊的中间神经元回路,具有独立于脊髓上输入和感觉传入,而自我维持运动样神经活动的特性。这些中间神经元与特殊的感觉信息互相作用,激活运动神经元,并接受脊髓上输入的控制和反射的调节,产生运动输出。BWST 对脊髓损伤患者步行功能的改善作用间接证实了人类可能存在 CPG,也说明 BWST 改善脊髓损伤患者步行功能的机制可能是重新激活 CPG。

研究表明,在进行 BWST 过程中,ASIA C 级和 D 级患者主要通过肩、臂、躯干的代偿重新获得运动功能,损伤越严重,需要的代偿越多;ASIA A 级和 B 级患者也表现出此种代偿机制。进一步的研究发现,在进行 BWST 时,患者足的空间运动轨迹与正常人一致,但不同的下肢关节活动时相关和记录的大部分肌肉的活动模式与正常人不同,说明患者是通过脊髓内广泛神经元重组,依靠不同肢体和身体节段活动的生物力学耦联机制获得理想的足运动学特征。与此一致的是,在步行过程中,不同程度脊髓损伤患者,其脊髓运动池激活模式不同。在正常人的一个步态周期中,腰骶膨大的头侧和尾侧分别在站立相和摆动相被激活,而在时相转换时,活动从一处转移至另一处。在不完全性脊髓损伤患者中也可见到与正常人一样的特征,不同的是,在站立相腰骶膨大的头侧和尾侧共同激活,其波幅较正常人低。完全性脊髓损伤患者则明显与正常人不同,出现更广泛的电静息或低波幅区域。无论是完全性还是不完全性脊髓损伤患者,时相转换时出现包括颈、胸和腰段脊髓的轻快激活。正常人的 CPG 可能位于腰骶膨大周围,BWST 可使脊髓损伤患者脊髓神经元回路发生重组,表现为激活方式和涉及范围的改变,以新的方式参与步行能力的控制。这种重组几乎从脊髓的颈段到骶髓段均有存在,重组后形成的新的脊髓神经元回路可产生节律性活动,非重新激活损伤前的 CPG 所致。

因此,脊髓内广泛神经元重组(或 CPG 重新激活)是脊髓训练任务依赖性可塑性

笔记

的表现，是脊髓损伤患者步行功能恢复的核心。CPG 或脊髓内神经元回路与脊髓下行传导束、节段性感觉输入的内在联系可能是其重组的解剖基础。更重要的是，特殊的刺激如 BWST 能通过调节脊髓内的轴突导向分子、神经递质和神经营养因子表达、分泌促进其重组。通过增强自发性可塑性最大限度地促进神经细胞轴突再生；通过启发任务依赖性可塑性促进再生的轴突与脊髓神经元回路重组。所以，应该将不同的策略有机结合，不断促进脊髓功能的恢复。

中枢神经的可塑性是中枢神经损伤后功能恢复的重要理论依据，也是近 30 年来神经生物学最重要的研究成果之一，为神经系统疾病的康复奠定了科学基础。实验也证明：影响可塑性的因素除了自身性功能重组外，还会受到外部条件的影响而改变，如药物、功能训练、电刺激等物理因子疗法、环境和心理因素等。中枢神经的可塑性理论为脑和脊髓损伤后的康复提供了巨大的可能。功能训练是其中一个非常重要的影响可塑性的因素。功能训练是通过重新学习以恢复原有功能的过程，中枢神经系统的恢复和功能训练密不可分，无论在中枢神经损伤的早期、中期，还是晚期，都有着极其重要的意义。机体必须通过反复的学习和训练，学会如何接受和利用各种感觉反馈，才能更好地促进人体功能的恢复。

第四节　中医康复学的理论基础及原则

案例分析

患者王某，男性，61 岁，既往有慢性支气管炎病史 10 余年。2005 年 12 月 20 日，以“咳喘反复发作十余年，加重伴双下肢水肿 2 天”为主诉收住呼吸内科。入院诊断较为明确：COPD 伴感染，肺心病（心功能Ⅲ级）。患者入院后予以系统抗菌消炎、解痉平喘、化痰止咳、利水消肿等临床药物综合治疗。患者咳、痰、喘症状明显减轻，双下肢水肿消失，病情好转出院。回顾其病史，患者慢性支气管炎病史十余年，每年病情要发作一两次，且逐渐出现右心功能不全的临床症状。发作时，均是临床对症治疗和病因治疗，以缓解症状。平素缓解期，咳嗽、咳痰症状间歇发作，机体抵抗力较弱。患者因心肺功能下降，日常生活能力明显下降，爬一两层楼便出现胸闷、气喘。另一方面，因其长期受疾病的困扰，心情抑郁，对生活信心不足，生活质量明显下降。对于这些问题，中医康复医学针对这类病残患者有着丰富的、疗效确凿的康复方法，能有效改善患者的心肺功能，提高日常生活运动能力和生存质量。

结合该病例请思考：如何理解掌握并灵活运用中医康复医学的基本观点和康复方法？

中医康复学作为中医学的重要组成部分，以中医学理论为指导，在我国疾病临床康复中发挥核心作用。中医康复学理论与临床都贯穿着三个基本观点：①整体康复观；②辨证康复观；③功能康复观。这三个基本观点是前人经过长期的康复医疗实践，在朴素的唯物论和辩证法的思想指导下逐步总结出来的，对中医康复的临床实践具有

笔记

重要的指导作用。“正气为本”“杂合而治”则是三个基本观点在方法论上的进一步体现。

一、整体康复观

整体康复观是中医康复医学理论体系的重要内容，是中医整体观念在中医康复医学的具体体现。中医学从整体观念出发，认为人体是一个有机的整体，人体与自然环境及社会因素有着密切的关系，因而人体康复的主要途径是指导或帮助康复对象顺应自然，适应社会，使构成人体的各个组成部分之间协调统一，形体与精神协调统一。这种通过顺应自然，适应社会，整体调治，达到人体形神统一、整体康复的思想，称为整体康复观。

整体康复观主要包括人体各部分以及形体与精神康复相统一、人体康复与自然环境相统一、人体康复与社会环境相统一等内容。

（一）人体各部分以及形体与精神康复相统一

人体是由脏腑、经络、肢体等组织器官所构成的，任何一种组织器官都不是孤立存在的，脏腑之间、经络之间、脏腑经络与肢体之间都存在着生理功能或结构上的多种联系，这就使人体各部分形成一个完整统一的有机体，以维持正常而协调的生理活动。其实人体是以五脏为中心，配合六腑，联系五体、五官九窍等组织器官的各部分协调统一的整体。人体各部分之间在病理上也往往相互影响，人体某一部分的病理变化，都与身体其他部分，甚至全身脏腑、气血、阴阳的盛衰有关。正是由于人体各部分之间在生理、病理上的相互联系，决定了康复医疗时对局部的问题也必须从整体出发，采取适当的康复医疗措施。

此外，中医康复医学强调形体与精神的密切统一。形体与精神之间是相互联系、相互依存的，健全的形体是精力充沛的物质保证，乐观舒畅的精神状态又是形体强健的根本条件，形体与精神之间的这种相互统一的关系是生命存在的重要保证。这种关系若被破坏，就会导致疾病，甚则危及性命。康复医疗当然也离不开从形体与精神两方面进行调理，一切病证所导致的残疾，不外乎或重在伤形体，或重在伤精神，或由形体伤及精神，或由精神伤及形体。其康复医疗的原则就是恢复形体与精神的协调统一关系，只有形体康复与精神康复相统一，才能使形体与精神协调平衡，促使人体恢复健康，益寿延年。正如《素问·上古天真论》所说：“形与神俱，而尽终其天年。”中医康复医学有极其丰富的内容，众多的康复医疗措施，均不外乎调整形体与精神之间的关系，使形体健壮以促进精神康复，精神健旺以有利于形体康复，两者相辅相成，相得益彰，从而使患者能重返社会，达到形体、精神、职业全面的整体康复目的。因此，人体各部分以及形体、精神康复相统一是康复医疗必须遵循的一个原则。

（二）人体康复与自然环境相统一

中医康复医学的整体观念强调人的生理活动、病理变化均受自然环境的影响，如《灵枢·岁露》篇指出：“人与天地相参也，与日月相应也。”因此，促使患者康复的重要途径则是要顺应自然环境的变化，包括顺应季节气候的变化及地理条件的差异等。

自然界气候变化对人体康复有较大影响，康复医疗必须注意顺应季节气候的变化。人体功能与自然界气候变化相适应，随四时阴阳之气的升降、寒热温凉的变化，脏腑功能、气血运行、精神活动等都随之作出适应性的调节。五脏的功能活动与四时阴

笔记

阳相适应，如《素问·金匮真言论》说："五脏应四时，各有收受。"气血的运行，随季节气候的变化而有异，天气炎热则气血易于畅通运行，天气寒冷则气血易于瘀滞、凝涩。精神活动也与四时气候的影响有关，故《素问·阴阳应象大论》指出："天有四时五行，以生长收藏，以生寒暑燥湿风，人有五脏化五气，以生喜怒悲忧恐。"人体的康复也与自然界气候的变化影响密切有关，在康复医疗过程中，因时制宜是一个重要的原则。要顺从四时气候的变化规律来调理脏腑，调畅气血，调摄精神，以适应自然界的生、长、收、藏的变化，保持人体内外阴阳的相对平衡，从而达到康复的目的。

具体地说，人体康复与自然环境相统一，要求医师在认识康复对象时注意其所处的自然环境，包括季节气候及地理条件对其病理变化的影响，康复医疗时确定顺应自然的康复医疗原则。顺应自然有两层含义：①适应自然，做到四时制宜，因地制宜，从而尽可能地避免、预防疾病发生与发展，即康复预防，这亦是中医"治未病"思想的重要体现，突出了"天人合一，以人为本"的整体观念。如《内经》中就强调"顺四时而适寒暑"（《灵枢·本神》）。"治未病"是中医康复技术重要特色之一，主要原则是中医康复的临床与实践中，强调"未病先防""见微知著""有病早治""既病防变""病后防复"。②人们在认识自然的基础上，能动地利用自然条件与方法为康复医疗服务。例如，春季精神疾患复发率较高，在临床康复医疗中就应特别注重春季的精神调摄和心理康复；再如近代名医秦伯未擅长利用四时气候的正常转变来调养和治疗疾病，主张利用夏季阳气旺盛的时期以温阳药调养脾胃阳虚、痰饮凝聚之咳喘，利用冬季阴盛之时以滋补之品调养血虚肝旺之眩晕，临证每多良效，这些都是中医"治未病"思想在中医临床康复实践中方法论的重要体现。又如，在临床康复实践中可利用自然界的泥土、香花、泉水、日光、空气等自然条件，形成多种康复方法以促进人体身心康复。

（三）人体康复与社会环境相统一

社会环境常给人们心理方面以不同的刺激，影响着人体的生理功能及病理变化，良好的社会环境，有利于身心健康，不良的社会环境，则可成为致病因素。如《素问·疏五过论》所说："暴乐暴苦，始乐后苦，皆伤精气，精气竭绝，形体毁沮"，即为其例。从临床实际来看，高血压、心肌梗死、脑卒中、溃疡病、支气管哮喘等疾病的发生，都与社会心理紧张因素有关。因此，康复医疗必须注意社会环境影响，使患者主动适应社会环境的变化，从而促进人体的康复。

社会环境包括人在社会中的地位、职业、经济状况、文化程度、语言行为、与亲友或同事等的人际关系，以及整个社会能为康复医疗提供的条件和帮助等方面。个人地位的高下、经济状况贫富的变化、个人欲望的满足与否，以及人际之间的关系，都直接影响着人体的精神活动，产生喜怒哀乐等情志变化，进而影响脏腑气血的生理功能及病理变化。因而，康复医疗时必须注意这些因素的影响，要求患者淡泊名利，知足常乐，搞好人际关系，以便使其能有一个良好的精神状态，促进气血调畅，脏腑功能恢复，进而使机体渐趋康复。《素问·疏五过论》指出："圣人之治病也……从容人事，以明经道，贵贱贫富，各异品理"，《素问·著至教论》强调："而道上知天文，下知地理，中知人事"，都是要求医师在诊治患者时要注意观察其地位高下、家境贫富、人际关系变化等社会因素对人体的影响，在康复医疗中综合考虑，并采取综合的康复医疗方法促进患者回归家庭和社会。此外，社会能为康复医疗提供条件的好差和帮助的多少，往往直

笔记

接影响着患者是否可以顺利回归家庭，回归社会。

二、辨证康复观

辨证康复观是中医学辨证论治特点在中医康复医学中的具体体现。强调辨证与康复之间有着密切的关系，辨证是决定康复的前提和依据，康复则是根据辨证的结果，确定相应的康复原则和方法，辨证与康复是中医康复临床过程中相互联系、不可分割的两个方面。这种根据临床辨证结果确定相应的康复医疗原则，并选择适当的康复方法促使患者康复的思想，称为辨证康复观。

辨证康复观主要包括病同证异，康复亦异，病异证同，康复亦同，辨证与辨病相结合指导康复医疗等内容。

（一）体质异同，辨质康复

辨证是从整体观出发，对病变本质的揭示。同一疾病，由于患者体质的差别，致病因素、季节、地区的不同，以及疾病的不同阶段等因素，可产生不同的病机变化，从而出现不同的证候。临床就要辨别不同的证候，进而确定适当的康复原则，选择有效的康复方法。例如，同为偏瘫，有的表现为肝肾亏虚证，伴有腰酸腿软、耳鸣眩晕、舌红苔少、脉弦细等症；有的则表现为脾虚痰湿证，伴有形体肥胖、胸闷腹胀、食欲缺乏、倦怠乏力、大便溏薄、舌淡、苔白腻、脉弦滑等症。在康复医疗中，前者应以补养肝肾、疏通经络为原则，当选用具有补肝肾、通经络功用的康复方法。后者则宜取健脾化痰、疏通经络的原则，选用具有健脾胃、化痰湿、通经络功用的康复方法，这就是病同证异，康复亦异。又有异病可以同证者，病虽不同，而病机变化则一，临床往往可出现相似的证候。例如，偏瘫和腰痛是两种不同的疾病，但都可以出现肝肾亏虚证，至康复阶段只要证候表现一致，则可采用基本相同的中医康复原则和方法，这就是病异证同，康复亦同。

（二）病证结合，辨证康复

中医临床康复不仅重视辨证，也很重视辨病，主张辨证与辨病相结合，从而不仅从横向分清不同的证候类型，还从纵向辨别疾病不同阶段的病机变化及其临床表现。辨病不仅要辨中医的病，也要辨西医的病，同时应结合辨别病史、病程及现代的理化检查。在康复阶段，往往辨病已较明确，临床应在辨病明确的基础上进行辨证，从而正确把握患者内在的病机变化，选择正确的康复原则与康复方法。这对康复阶段临床症状多数已减轻或消失，单以辨证尚不能正确把握其内在本质的情况尤为重要。大多数疾病都有其特定的发生原因、发病机制、发展过程及转归。因此在辨病明确的基础上进行辨证，更能做到心中有数，使疾病康复阶段的辨证不致出现失误。

中医辨证康复观认为，在康复过程中既要辨证，又要辨病，而辨证更为重要。辨病的目的主要是为了更好地辨证，也只有建立在辨病基础上的辨证才能对病证病机的认识更准确，故而要特别注意掌握好病与证的关系。中医康复主要不是着眼于病的异同，而是着眼于证的异同，实质是着眼于内在病理机制的异同。相同的证候往往有相同的病机，则可采用基本相同的康复原则和方法，不同的证候有不同的病机，就必须选用不同的康复原则和方法。所谓“病同证异，康复亦异”，“病异证同，康复亦同”，实质上是由于“证”的概念中包含着病机在内的缘故。中医康复要取得预期的效果，辨证是个前提，只有辨证准确，则选用康复原则与方法才不致出现偏差，从而促使患者早日

笔记

康复。若只知患什么病用什么康复医疗方法，而不讲究辨证，则往往难以收到预期的康复效果。这就是中医辨证康复观的重要意义，也正是中医康复医学的特色所在。

三、功能康复观

功能康复观是建立在中医学恒动观基础之上的、中医康复医学重要的理论基础。中医恒动观认为，精气是构成生命的物质基础，人的四肢、五官、九窍、内脏活动以及精神意识、思维活动，都是以精气为源泉和动力的。中医认为精气流通是生命活动的基本特征，人体精气有规律地流通畅行，正常地升降出入，生命活动才能得以正常。人体新陈代谢的过程，实际上是精气流通，升降出入的过程。若精气流通一旦停止，新陈代谢的生理活动亦即停止，人体的生命活动也就中断。正如《素问·六微旨大论》所说："出入废则神机化灭，升降息则气立孤危。故非出入，则无以生、长、壮、老、已，非升降，则无以生、长、化、收、藏。"因而人体康复当注重功能训练，运动形体，促使精气流通，不仅使脏腑组织的生理功能得以协调正常，而且使患者最大限度地恢复适应个人生活、家庭和社会生活以及职业工作的能力。这种注重功能训练，运动形体，促使精气流通，不仅便于患者具体的脏腑组织恢复生理功能，更重视促使患者恢复日常生活、社会生活和职业工作能力的思想，称为功能康复观。功能康复观要求康复医务工作者不单着眼于某一器官和组织具体的生理功能，更重要的是从总体上重视患者日常生活和职业工作能力的恢复。

功能康复观主要包括恢复脏腑组织生理功能，和恢复生活及职业工作能力等内容。

（一）促进患者脏腑组织生理功能的康复

疾病过程中，机体阴阳失去平衡，脏腑组织功能失调。经过临床治疗，扶助正气，祛除邪气，机体阴阳基本恢复平衡，脏腑组织功能失调的状况也初步得以改变。但在康复医疗阶段的患者，大多仍存在病后余邪未尽，正气尚虚，脏腑组织功能尚未完全恢复正常的情况。这就要求在康复医疗中，重视针对患者气血衰少、津液亏虚、脾肾不足、血瘀痰阻的病理特点，采取综合措施，促进脏腑组织功能尽快恢复正常。例如，冠心病（心肌梗死）的急性期，患者常表现为痰瘀痹阻心脉的症状，以标实为先，治疗以活血化痰，芳香开窍为主；但在冠心病康复期，患者往往表现为气阴两虚，痰瘀痹阻的病机特征，本虚标实，虚实夹杂，而且常以本虚为主，所以康复医疗当以补气养阴，扶正为主，兼以活血化瘀，健脾化痰，从而调整心脏及血脉的生理功能。古今众多临床医家都十分重视病后调理，强调祛其余邪，复其正气，就是这个道理。如清代医家黄凯钧就主张"治病虽愈，善后不可缺"，"大病久病愈后，必当随时调理，方为无弊"。

（二）促进患者生活及职业工作能力的康复

从康复学的角度来看，所谓功能，除上述脏腑组织的生理功能之外，更重要的是指患者在日常生活和职业工作中，为了达到一定目标而可以调控的行为或行动，也就是患者的日常生活能力和职业工作能力。由此可见，在康复医学范畴内的功能活动，并不是单指某一脏腑器官的具体生理功能，更主要的是从总体上看，综合生理、心理、智能的因素，看适应个人生活、家庭和社会生活以及职业劳动的能力如何。也就是说，康复医学不单是从器官和组织的水平评价功能活动，更主要的是从个体生活、家庭生活、社会生活、职业劳动的水平评价机体的功能活动。恢复日常生活活动能力，主要是指

笔记

通过多种功能训练恢复日常生活活动所必需的衣、食、住、行及个人卫生等基本动作和技巧,恢复职业劳动能力则主要是指通过功能训练,恢复职业工作所必需的体力、技能、智能及心理等方面的条件。

功能康复观的意义在于,不仅重视脏腑的功能康复,更强调患者日常生活能力和职业能力的最大限度的提高,以助其回归家庭和社会。为了促使患者尽可能恢复日常生活能力和职业工作能力,在采取综合调理的康复医疗措施中,尤其要重视采取多种方式进行功能训练,保存和恢复其身体运动、感知、言语交流、生活和职业等方面的功能。历代医学家都十分重视功能训练的康复医疗作用,认为人体在正常生理情况下,精气应是周流不息的,但在患者康复期,不同程度地存在精气壅滞的情况。通过功能训练,运动形体,使精气流畅,不仅脏腑组织的生理功能得以逐步恢复,而且其日常生活及职业工作能力也能得到最大限度的恢复。例如,传统体育康复法中的五禽戏、洗髓易筋经、八段锦、太极拳等广泛被采用,实际也包含了日常生活及工作能力训练的一些内容。

进行功能训练时,应注意综合考虑患者年龄、职业以及身体条件等具体情况。例如,对中青年患者应重视多训练其参加社会生活和工作、学习的能力;对幼年患者则应重视对其发育、学习和将来就业有利的训练。对于脑力劳动者要注意肢体功能的锻炼,特别是肌力、肌耐力及关节活动功能的训练;而对体力劳动者则当重视智能方面的训练。通过适当有效的功能训练,促使患者取得不同程度的功能恢复和重建,以便重新参加社会生活,履行社会职责,并分享社会应有的权利。

四、正气为本

现代中医学认为,维持健康的功能状态,已经不再仅仅强调补充机体所需的营养物质。真正的健康状态,应该是正气充沛,人体脏腑各项功能的正常运转。《内经》就认为"正气存内,邪不可干",所以要增进健康,最大可能地促进伤病患者脏腑功能康复,就必须强调以"正气为本"。正气为本,从中医的观念分析,就是保障脏腑气血充盈、阴阳平衡,充分发挥、调动和强固脏腑气化功能,使精微生生不息,废物排泄有序,人体功能协调统一。

(一)培补正气,脾肾为要

中医康复针对的是脏腑功能的虚损和损伤,无论虚损还是损伤,都会导致脏腑生命活动的减弱,功能的低下或迟缓。在临床上,应该根据阴阳气血津液等状态分别辨证论治,确立主次,并根据各脏腑功能特征,有针对性地培补机体的正气,并使之顺应脏腑的功能特性,尽最大可能地发挥人体各脏腑功能特点,促使机体康复。

"先天之本在肾,后天之本在脾",脾、肾两脏产生的营养精微,是全身脏腑功能活动的动力,因此,正气为本的观念在中医康复医学领域中,则主要是强调脾、肾两脏的精气培补和功能协调。培补精气是补肾的关键,增强运化是健脾的关键,两者还有相互促进、相互补充的作用。在所有的中医康复活动中,脾肾功能的维护和促进是切不可忽视的重要内容。

(二)顺性补虚,平衡为度

脏腑的功能特点有别,要想充分发挥其功能特点,就必须顺应各脏腑的特性,所以在康复实践中,在强调正气为本的时候,不可忘记"顺性补虚"。所谓"顺性补虚",顺

笔记

的是脏腑特性，而脏腑的特性也就是脏腑能动性的表现，即根据脏腑的能动表现，调补阴阳、调畅气机。顺性补虚的目的就是要充分调动和发挥脏腑自身的调节功能和抗病功能，故顺性补虚的同时，要重视平衡，即阴阳平衡、脏腑平衡、动静平衡和功能平衡。

顺性补虚、平衡为度，主要表现在以下几个方面：①在补充精微物质的同时，加强虚损或病损脏腑功能的发挥，可在治疗期间使病变脏腑与未病变脏腑功能趋于一致，并可防止外邪、病理产物的传变；②补充精微物质吸收的动力，要使精微物质与脏腑功能相辅相成，把握清补、润补、温补等方法的力度和选择；③脏腑间的相互关系要求每一脏腑的物质和功能必须与其他脏腑进行交换，“顺性补虚”需要加强脏腑“升降出入”的气机运化，要符合中医的整体运动观；④在补充精微物质的基础上，需要充分调动相应脏腑功能的发挥，但要避免功能过用而反耗精微的弊病，要动静结合，加强“阳化气，阴成形”的物质生化过程。

总之，“顺性补虚”是一种正确体现脏腑动态平衡特性的康复理念，是一种积极、能动地体现“正气为本”思想的中医康复原则。

五、杂合而治

“杂合而治”，要求康复的措施要以辨证论治为基础，针对不同的体质和病情，采取综合性的康复医疗手段。

当前，人的平均寿命不断延长，年老体衰，易患慢性病、老年病，老年人的功能障碍会逐年加重，整个社会的发病状况也日渐趋于慢性化、老年化，病情趋于多样化、复杂化，常常表现为多因素致病、多病理改变、多层次受累、多功能改变，因而大多需要康复与疗养兼顾，这就越来越显示出中医学“杂合而治”的优势。“杂合而治”的优势主要体现在以下几个方面：

（一）“杂合而治”有利于整体康复

人是一个有机的整体，康复的对象不应该是局部器官和肢体，而应是体现阴阳平衡的整个人体。生理功能减退、慢性病残、老年病残多属疑难杂证，且该类患者往往同时患有多种疾病，辨证常属阴阳失衡、脏腑失调、虚实夹杂等复合病机。因此，单一的康复方法多难以奏效。“杂合而治”从整体观念出发，充分注意病残者的整体状态及病机特点，运用综合性康复治疗手段，可形神兼顾，标本同治。

（二）“杂合而治”更切合个体实际状态

中医辨证论治原则非常注重个体差异，要求因人、因时、因病制宜。康复的对象往往个体差异较大，如体质的强弱、肥瘦，生活经历的变迁，精神状态等，均有不同。因此，固定而单一的方法多难以奏效。“杂合而治”可充分注意因地理环境、气候条件、风俗、饮食习惯等所形成的个体差异，集“五方之法”，分别选用药物、针砭、艾灸、导引、按摩疗法，“杂”中选优，针对性强，最能切合病残者的实际。

（三）“杂合而治”最便于疗与养的结合

中医康复的对象大多以精气神不足、脏气衰弱、阴阳俱虚、功能衰退为其特征。调理、康复的周期长，获效慢。因此，必须注意练养相兼，疗防结合。“杂合而治”可集疗与养于一体，许多方法都具有“有病治病，无病健身”的综合功效，如健身药物、药膳、太极拳、保健气功等，都能发挥人体自我调节能力和自我修复能力，将自疗与医疗有机

笔记

地结合起来，是家庭化、社区化中医康复的理想手段。

总之，中医康复医学必须以辨证论治为基础，从整体观念出发，疗养兼顾，“杂合而治”，使得丰富的中医康复方法“各得其所”。

（孙东云　陈朝晖　张洪兵）

学习小结

1. 学习内容

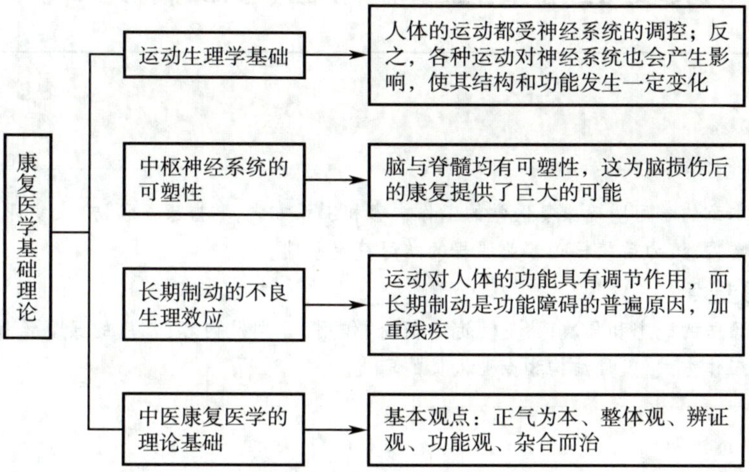

2. 学习方法

本章要结合生理学中有关神经系统的内容，重点理解中枢神经系统对人体运动的控制及其可塑性，还要理解制动对人体，特别是运动系统的影响。对“正气为本”“杂合而治”的康复原则也要有一定了解。

复习思考题

1. 什么是静态牵张反射？它的意义有哪些？
2. 制动对骨骼肌的影响有哪些？
3. 功能恢复训练在中枢神经可塑性之所以非常重要的原因是什么？
4. 中医康复学的功能康复观主要包括哪些内容？

第四章

康复医学的工作内容与工作方式

学习目的

通过本章的学习明确康复医学的工作内容和工作方式，掌握康复预防、康复评定和康复治疗的主要内容，为后续核心专业课程的学习奠定基础。

学习要点

康复预防的概念和层次；康复评定的概念、作用、分期及内容；常用的康复治疗方法；康复医学的工作方式、人员结构和专业人员的职责。

案例分析

患儿施某，男性，2周岁，2004年8月主因"发现不能站立行走、言语不清一年余"求治于康复科。患儿入院时表现：不能独立坐站、翻身、爬行和持物行走。四肢肌张力异常，上肢屈肌张力、下肢及躯干伸肌张力高，且双下肢为甚。双上肢屈曲、伸展不协调，双手抓握不够灵活，手眼协调性较差；双下肢内旋并拢，在扶持下可脚尖站立；流涎，言语不清，构音困难。足抓握反射、非对称性紧张性颈反射、对称性紧张性颈反射、足底反射(Babinski)等均为阳性，坐位平衡反应、倾斜反应、立位平衡反应等异常。根据其症状及体征，结合相关实验室检查及量表评估结果，患儿初步诊断：小儿脑瘫(痉挛型、双侧瘫)。

结合该病例请思考：针对该患儿应如何开展康复治疗工作？康复医疗专业人员在该患儿的康复过程中应发挥什么样的作用和承担什么职责？

第一节　康复医学的工作内容

康复医学的工作内容包括：康复预防、康复评定与康复治疗三方面。

一、康复预防

康复预防是指基于康复医学理论，采取有效措施，避免个人心理、生理、人体结构上某种组织、功能的异常或者丧失，防止部分或者全部丧失正常参与社会活动的能力。

笔记

几乎每个人在生命的某一阶段都有暂时或永久的损伤，而步入老年的人和越来越多的慢性病患者将经历不断增加的功能障碍。康复治疗面对的这些功能障碍，即使经过系统科学的康复医学干预，通常也难以恢复到理想水平。因此，防范身体结构和身体功能损伤、活动受限和参与局限性的出现，以及在损伤的早期通过积极有效的干预阻止其发展成永久性功能障碍是康复医学工作的重要内容。

从预防角度看，人类的残疾具有可预防性。即在很多情况下，残疾并不是注定要发生的。世界卫生组织指出，利用现有的技术手段可使至少50%的残疾得到控制或延迟发生。1981年，世界性残疾预防会议拟定的《里茨堡宣言》指出："大多数残疾的损害是可预防的。"因此，康复预防对于减少和降低残疾的发生率十分重要。

残疾的预防工作涉及广泛，在责任与操作层面，预防工作涉及政府与社会、卫生机构、家庭个人三个层面。包括：政府与社会组织的预防服务与保障（如改善交通、减少暴力、公共安全制度与设施等）、卫生机构提供的预防服务（如预防性卫生咨询与指导、预防性筛查、围生期保健、免疫接种、早期干预、康复服务等）、家庭与个人的预防措施（安全防护、安全习惯、健康合理的生活方式等）。

社区康复是康复预防的重要平台。社区康复使功能障碍者（残疾人）得以在距离最近的区域能够得到有效、经济、方便、综合、连续的康复服务，因此在康复预防中起到重要的作用。

2017年7月1日，我国关于残疾预防和残疾人康复的首部综合性法规《残疾预防和残疾人康复条例》正式实施。该条例明确指出残疾预防工作应当覆盖全人群和全生命周期，要以社区和家庭为基础，坚持普遍预防和重点防控相结合，以预防残疾的发生、减轻残疾程度，帮助残疾人恢复或者补偿功能，促进残疾人平等、充分地参与社会生活。

在工作层面上，康复预防可分为三个层次。

（一）一级预防

一级预防是预防致残性伤病的发生，是防范伤残最有效的措施。康复医学措施在一级预防中发挥了重要作用。如老年人跌倒极易造成骨折，一旦发生髋部骨折，15%~20%的患者死亡，5%的患者终身需他人护理，而通过肌力训练、太极拳练习，能够提高老年人的协调性、敏感性及平衡能力，可有效预防老年人的跌倒，从而预防骨折的发生。生活环境是老年人跌倒的首位原因，康复医学对环境的评估和改造，可增加环境的安全性，如为老年人生活和活动的空间设置充足的照明，可以降低老年人跌倒的发生率。

（二）二级预防

二级预防是在致残性伤病发生后，通过早期积极合理的治疗干预，限制或逆转由伤病造成的残疾（失能）。康复治疗可以减轻和防止疾病带来的继发性问题，如骨关节疾患手术后，尽早开始康复治疗，可防止关节功能障碍的发生；冠心病患者在发病住院后即开始进行院内康复，出院后还坚持院外康复或门诊康复，可以减慢或逆转动脉粥样硬化过程，减少心肌梗死或心血管病死亡的危险，帮助患者回归家庭、回归社会。

（三）三级预防

在残疾已经出现时，通过综合康复措施（医学康复、教育康复、职业康复、社会康复等），减轻残疾给伤残者个人、家庭与社会造成的影响，防止残疾加重并发展成残

笔记

障。在此阶段康复治疗的重点在于：提高患者的社会适应能力，减轻残疾的影响，如提供拐杖、轮椅、义肢、矫形器等器具，提高患者的生活和适应能力。

残疾不是个人问题，致残性伤病及其危险因素是对全人类健康和生活的共同威胁，预防残疾是一项全球性的普遍任务。

二、康复评定

和其他医学专业一样，康复医学是建立在科学严谨的检查评估之上的，康复治疗以准确的评估和对功能障碍的正确描述为基础。康复评定贯穿康复治疗工作的全过程，因此，可以说，康复治疗工作“起于康复评定，止于康复评定”。

（一）康复评定的概念

康复评定（rehabilitation evaluation and assessment）是对病伤残患者的功能状况进行定性描述和（或）定量测量的过程。通过收集病史与相关信息，通过观察、检查与测量，对功能障碍的种类、性质、部位、范围、程度、预后等进行描述与解释，为制订康复治疗计划和评估康复疗效提供依据。康复评定类似于临床检查过程，但又具有更加注重功能、有更强的综合性与跨学科性等特点。

（二）康复评定的作用

康复评定贯穿于康复工作的始终，康复评定的作用也体现在康复医学服务的各个方面。

1. 有助于客观准确地描述与判断功能障碍的性质、部位、范围、程度等，确定尚存在的功能与代偿能力。
2. 提出合理的康复目标，为制订康复方案提供依据。
3. 判断与评价康复治疗的效果。
4. 有助于判断预后。
5. 有助于分析评估卫生资源的使用效率。

（三）康复评定的分期与流程

在临床康复工作中，常常需要进行多次康复评定，这些评定可分为初期评定、中期评定及末期评定。

1. 初期评定　是开始康复治疗前的第一次评定。初期评定的目的在于掌握功能障碍的情况，发现存在的问题，了解康复潜力与预后，为制订康复目标与康复方案提供依据。

2. 中期评定　是在经过一段时间的康复治疗后对患者进行评定。中期评定的目的在于通过比较治疗前后患者的功能水平，了解康复治疗的效果，为制订新的康复目标与治疗方案提供依据。

3. 末期评定　是患者康复治疗结束时或出院前的评定。末期评定的目的在于为康复治疗提供最终的疗效评估，为进一步康复处理、回家后的锻炼或重返社会提供依据。随着社区康复、家庭远程监控康复的发展，越来越多的伤残患者可以在社区或家庭获得长期甚至是“终生”的康复服务与照料，对于这部分患者来说也就不存在绝对意义上的末期评定。

康复评定作为康复治疗工作流程的重要内容，贯穿于康复治疗的始终。康复治疗工作流程见图4-1。

笔记

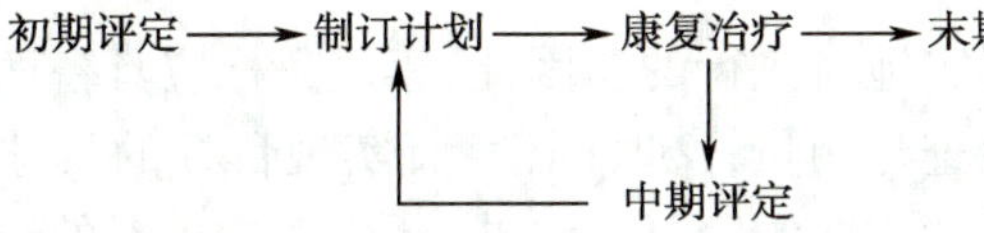

图 4-1 康复治疗流程

（四）康复评定的内容

目前，康复评定的内容普遍采用 SOAP 法，即包括：主观资料（subjective data，S）、客观资料（objective data，O）、功能评定（assessment，A）、制订康复计划（plan，P）四个部分。

1. 主观资料　主要指患者的详细病史，包括：主诉、现病史、功能史、既往史、系统回顾、个人史、社会史、职业史、家族史等。主观资料常常通过与患者或其家属、照料者的交谈获得。

2. 客观资料　指体格检查发现的客观体征与功能表现。康复医师收集客观资料的过程与一般临床体检过程接近，其内容包括：生命体征与一般情况、皮肤和淋巴、头、颈、五官、心、胸、腹、外周血管、泌尿生殖与直肠、肌肉骨关节系统、神经系统检查等。

3. 功能评定　由于康复的范畴涉及医疗、职业、教育、社会等诸多领域，因此，康复医学的功能评定内容也十分广泛，通常可分为人体发育评定、人体形态评定、身体功能评定、活动和参与能力评定、环境评定、生存质量评定、假肢和矫形器评定等方面。

（1）人体发育评定：主要包括神经反射发育的评定、婴幼儿运动发育评定、儿童心理社会发育的评定等。

（2）人体形态评定：身体姿势评定、体格评定、体型评定、身体成分评定等。

（3）身体功能评定：精神心理功能、睡眠功能、感觉功能、平衡和协调功能、言语和语言功能、心肺功能、消化功能、排尿功能、肌肉骨骼和运动功能、皮肤功能评定。

（4）活动和参与能力评定：日常生活活动能力评定、就业能力评定。

（5）环境评定：主要包括生活环境、移动环境、交流环境、就业环境、文体环境、居家环境、公共环境等。

（6）生存质量评定：主要包括普遍适应性的生存质量评定，以及适用于特定疾病如脑血管病、癌症、糖尿病、冠心病、心力衰竭、慢性肾脏病、小儿脑性瘫痪等疾病患者的生存质量评定。

（7）假肢和矫形器的康复评定：假肢的康复评定主要包括截肢前的评定、配置假肢前的评定、假肢产品和适配的评定、假肢的功能评定等。矫形器的康复评定主要包括配置矫形器前的评定、上肢矫形器的评定、下肢矫形器的评定和脊柱矫形器的评定等。

4. 制订康复计划　制订康复计划是康复评定工作的最后阶段，包括两个内容：

（1）以康复评定为依据，确定康复目标：康复目标是康复治疗的“灵魂”，模糊和不明确的康复目标将使得康复治疗迷失方向或流于形式。康复目标包括长期目标与短期目标。长期目标可以是治疗结束的目标或出院目标，也可以是计划 3 个月或者更长时间后达到的治疗目标。短期目标通常指一至数周内计划达到的治疗目标。短期目标是实现长期目标的基础与具体步骤，短期目标引领康复治疗不断接近并达到长期目标。

康复目标应该是明确的、可实施与执行的。因此,康复目标应具备两个要素:①可检验性:即可用具体方法进行检查与测量;②时间性:有实现目标的具体时间。另外,康复目标的确定依据,除来自于功能性的康复评定外,还应考虑患者的经济文化背景、患者与家人的恢复愿望(如职业目标等)、患者的情绪性格等因素。康复目标的确定通常是康复专业人员与患者及其家人共同交流思想的结果。

(2) 依据康复评定和确定的康复目标,制订康复治疗与训练方案:康复治疗方案的确定以康复评定为依据,服务于康复目标的实现。康复治疗方案应对康复治疗做出具体安排,包括治疗种类、部位、方法、设备或用具、参数剂量、治疗时间、治疗频度、治疗次数、注意事项等内容。

(五) 康复评定的类型、方法与质量要求

1. 类型 康复评定是对功能障碍情况作出判断的过程,根据评定侧重于障碍性质或障碍程度的不同,康复评定可分为定性评定、半定量评定和定量评定。

2. 评定方法 根据康复评定获取资料的方法,康复评定的主要方法包括观察法、调查法、量表法、仪器测量法。

3. 质量要求 康复评定是康复治疗的基础,康复评定应尽量做到科学合理、准确可靠。无论何种评定,无论评定的哪种方式方法,均应满足信度、效度、敏感度与统一性等条件,才能在临床推广应用。

(1) 信度:又称可靠性,指不同评定者使用同一评定方法的一致性水平,反映相同条件下重复测量结果的近似程度。

(2) 效度:又称有效性,指评定方法所测试的结果与其希望测量对象结果的近似程度。

(3) 敏感度:指当测试对象发生变化时,测试结果对变化作出反应的敏感程度。

(4) 统一性:评定方法的统一性,保证了康复数据的可比较、可交换,有利于学术交流与科学研究。

(5) 其他因素:包括康复评定方法的简便性与评定结果的可分析性等。

(六) 康复评定的注意事项

为保证康复评定的完整性、针对性、准确性以及评定过程的安全性,在康复评定的实施中,应注意以下几点:

1. 康复评定方法很多,在选择使用过程中,既要全面,又要有针对性。要了解不同评定方法的特点,有目的地选择适当的评定方法。

2. 评定前需向患者及其家属说明评定的目的、方法、要求、过程等,获得其积极配合。

3. 熟悉评定方法,缩短评定时间,尽量减少由于患者的疲劳等给评定带来的影响。

4. 评定过程由一个人完成,有利于确保评定的准确性。

5. 有些情况下,需进行健侧与患侧的对照。

6. 评定过程中,如患者出现异常情况,应及时终止评定。

7. 康复评定应与康复治疗相结合,评定服务于治疗,治疗基于评定。脱离评定的治疗将失去目标与依据,脱离治疗的评定将流于形式。

笔记

三、康复治疗

康复治疗是康复医学的重要内容，是使功能障碍者实现功能改善或恢复的重要手段。康复治疗常与药物、手术等临床治疗方法综合应用。康复治疗方法主要包括物理疗法、作业疗法、言语疗法、中国传统医学疗法、心理疗法和康复工程等。

（一）物理疗法

物理疗法（physical therapy，PT），又称物理治疗，是指利用各种物理因子作用于人体，以促进、维持、恢复人体最佳功能的治疗方法。

临床上物理疗法一般分为两类。一类以力学因子为主要治疗手段，称为运动疗法；另一类以电、光、声、磁、水、冷、热等其他物理因子为主要治疗手段，称为物理因子疗法。

1. 运动疗法（kinesiotherapy）　又称治疗性运动（therapeutic exercise），是以生物力学和神经发育学为基础，指导训练对象进行运动，或给予手法操作治疗，可借助器械或徒手操作，以改善运动功能的治疗方法。运动疗法是物理疗法的主要部分。

运动疗法的内容丰富，分类方法较多。从临床应用角度，可分为以下几类：肌力训练、关节活动度训练、软组织牵伸训练、耐力训练、平衡训练、协调性训练、步行训练、神经生理疗法、运动再学习疗法和牵引疗法等。

（1）肌力训练

1）概述：肌力训练是指增强肌肉收缩力量的训练。肌力是骨骼肌收缩时产生的最大的力。临床上将肌力分为6级，即0~5级。5级为正常肌力，其他都属于肌力减弱，需进行增强肌力的训练，以改善运动功能。

2）方法：①被动运动、传递冲动训练：当肌力为0级时，由治疗师采用被动运动的方法，使训练对象体会肌肉运动的感觉和诱发其随意运动，同时可指导训练对象进行传递冲动训练，即令其主观想象收缩瘫痪的肌肉，使运动冲动沿神经向肌肉传递的训练方法。②助力运动：当肌力尚不足以完成主动运动时，由治疗师、训练对象本人的健侧肢体或利用器械提供力量来协助患肢进行的一种运动。适用于肌力为1~2级时。③主动运动：令训练对象将需训练的肢体放置在抗重力的位置上，进行肌肉的主动收缩运动，运动时无外力参与。适用于肌力为3级或3级以上时。④抗阻力运动：肌肉在克服外来阻力时进行的主动运动，可分为抗等张阻力运动、抗渐进阻力运动、抗等长阻力运动和等速运动。阻力的大小根据患肢肌力而定，以尽力后能克服阻力完成运动为度。阻力可来自于他人、自身的健肢或器械（如哑铃、沙袋、弹簧、橡皮筋等）。抗阻力运动是增强3级以上肌力最有效的途径。

3）适应证：各种原因导致的肌力减弱、肌肉萎缩等肌肉功能障碍；健康人的健身性运动；运动员的肌力增强训练。

（2）关节活动度训练

1）概述：关节活动度训练是指利用特定的方法，维持和改善由各种因素引起的关节活动障碍的运动治疗方法。

2）方法：①主动关节活动训练：指通过训练对象主动用力收缩肌肉完成关节活动度的训练，最常用的是各种徒手体操或器械体操，可根据训练对象关节活动受限的方向和程度，设计有针对性的动作。②主动助力关节活动训练：指以训练对象主动运动

笔记

为基础，在外力（治疗师、训练对象健肢、器械、引力或水的浮力）辅助下完成关节活动度的训练，常用的有器械练习和悬吊练习。③被动关节活动训练：指训练对象不用力，完全依靠外力来完成关节活动的训练。根据力量来源可分为两种：一种是由治疗师完成的被动运动，如关节可动范围内运动和关节松动术等；一种是借助器械完成的被动运动，如滑轮练习，关节牵引、持续性被动活动等。

3）适应证：预防和治疗骨科手术后或外伤导致的关节僵硬、活动受限；关节、骨骼、软组织损伤后疼痛；肌力下降，肌肉萎缩；关节周围软组织瘢痕、粘连、水肿等。

（3）软组织牵伸训练

1）概述：软组织牵伸训练是拉长挛缩或短缩软组织的治疗方法，用于改善或重建关节周围软组织的伸展性、调节肌张力、改善关节活动度、防止不可逆的组织挛缩，预防或降低肌肉肌腱活动时的损伤。

2）方法：①器械被动牵伸：指借助器械，利用小强度的外部力量，较长时间作用于缩短组织的牵伸方法。②手法被动牵伸：指治疗者对发生紧张或挛缩的的组织或活动受限的关节，通过手法牵伸及控制牵伸方向、速度和持续时间来增加挛缩组织的长度和关节活动范围的牵伸方法。③自我牵伸：指训练对象自己完成的一种肌肉伸展性训练，可利用自身重量作为牵伸力量。

3）适应证：软组织挛缩、粘连、瘢痕形成而引起的肌肉、结缔组织和皮肤缩短、关节活动范围减小。

（4）耐力训练

1）概述：耐力包括肌肉耐力和心肺耐力。肌肉耐力是指人体长时间进行持续肌肉工作的能力，即对抗疲劳的能力。肌肉耐力训练与肌力训练的方法有共同之处，只是负荷量相对较少，重复次数较多。心肺耐力，即呼吸系统摄入氧气、心血管系统运输氧气和肌肉组织利用氧气的能力。心肺耐力与人体的健康关系非常密切，如果心肺耐力低下，发生心血管疾病和代谢性疾病的危险性就会显著增加。

2）方法：①运动类型：改善心肺耐力最好采取大肌群参与的有规律性的有氧运动，如步行、慢跑、骑自行车、划船、爬楼梯、跳健身操、水中运动及越野滑雪等。②运动强度：目前建议的耐力训练强度是60%～90%的最高心率。最高心率=220-年龄。还可根据自我感知运动强度分级（如 Borg 分级量表），确定运动强度。③运动持续时间：推荐的运动持续时间为每次 20～60 分钟的有氧运动。健康状况较差者，宜采用每次运动持续时间少于 10 分钟、多次休息的训练方法。④运动频率：有氧训练宜每周 3～5 次。健康状况不佳者，运动强度宜较小，运动持续时间宜短，每周和（或）每天训练频率宜较高。⑤渐进的运动强度（超负荷）：耐力训练中运动量宜渐进增加，增加的速率依参加训练者的健康状况、运动目标和参加运动的依从性而定。可以通过增加运动强度和（或）运动时间来进行超负荷训练。

3）适应证：心肺疾患；代谢性疾病；增强体能。

（5）平衡训练

1）概述：平衡是指人体处于某种姿势时保持稳定的能力（静态平衡），以及人体在运动中或受到外力作用时，自动调整并维持姿势的能力（动态平衡）。人体平衡的维持取决于准确的感觉输入、有效的中枢神经系统感觉与运动整合，以及恰当的运动控制反应。另外，影响平衡的因素还有支撑面面积、硬度、稳定性、平整度，以及人体重

笔记

心的高低等。

2）方法：若患者存在关节活动度减小、肌力下降、肌张力异常、疼痛、肿胀、关节不稳等情况，应先通过关节活动度训练、肌力训练、物理因子疗法等治疗手段解决以上问题，再进行以下恢复平衡能力的训练。①感觉训练：与平衡相关的感觉包括视觉、前庭觉、本体觉、触觉。在不同情况下可采取孤立、抑制和结合不同的感觉输入的训练方法。②肌肉骨骼训练：包括改善踝调节机制训练、改善髋调节机制训练和改善跨步调节机制训练。训练的目的是优化患者对运动调节机制的使用，以在变化的情况下提高姿势稳定性。训练原则是，由静态平衡到动态平衡，从睁眼到闭眼，支撑面由大到小、由稳定到不稳定，身体重心由低到高。还可利用平衡仪进行生物反馈训练。

3）适应证：本体感觉缺失；视觉、位置觉损伤；各种神经系统疾病与外伤引起的平衡功能障碍。

（6）协调性训练

1）概述：协调性是指随意运动时相关肌肉以恰当的时机、力量、方向和速度，进行平衡稳定而有韵律性的活动。协调性训练是令患者在意识控制下进行训练，使神经系统能够形成自动的、多块肌肉协调运动的记忆印迹，从而使患者恢复平稳、准确、流畅、高效的运动能力的训练方法。

2）方法：按照卧位、坐位、站立位、步行和增加负荷步行的顺序进行训练。从单块肌肉的控制训练开始，当患者可以控制单块肌肉的活动后再进行多块肌肉的协调动作训练。要从简单动作开始，逐步增加复杂性。对复杂动作要先分解，每个分解动作能准确完成后再将分解动作合并在一起训练。先做容易完成的大范围、快速的动作，熟练后再做小范围、缓慢动作的训练。训练中各个动作必须准确无误，并进行大量重复练习，同时，要充分抑制不必要的活动。

3）适应证：中枢及周围神经疾病和运动系统疾病引起的协调运动障碍。

（7）步行训练

1）概述：步行训练是指通过学习步行动作以恢复步行功能的运动训练方法。正常步行需要躯干、骨盆、髋膝踝关节、下肢肌肉以及上肢的共同参与。任何原因影响到以上结构及其功能，均会造成步行功能障碍，需要进行步行训练。

2）方法：①针对影响步行的因素，如关节挛缩、肌无力、肌痉挛、平衡能力降低、协调性差等问题，进行增加关节活动度、增强肌力、抗痉挛、改善平衡和协调性等训练。②根据对患者步态的分析，对站立相和迈步相丧失的成分进行分解训练，如躯干旋转，骨盆水平侧移，髋关节屈伸，膝关节屈伸，踝关节屈伸、旋转，足跟-趾转移，重心侧移、前移等训练。③将分解动作按顺序结合起来，进行行走练习。随着步态的改善，要逐渐增加训练难度，如跨过不同高度的物体，行走时同时做其他活动，从治疗室到公共环境进行训练等。④早期训练要在平行杠内进行。当患者存在躯干和下肢肌力低、下肢负重受到限制，稳定、平衡、协调能力下降，步行时疼痛加重等情况时，可配合使用拐杖、步行器等辅助用具。治疗师要训练患者正确使用辅助用具，并在功能进步后逐步撤除。步态训练中治疗师要注意加强保护，防止训练对象跌倒。

3）适应证：各种原因导致的步态异常。

（8）神经生理疗法：神经生理疗法（neurophysiological therapy，NPT）是根据神经生理学的原理和神经发育的规律，以治疗神经肌肉损伤，特别是中枢神经系统损伤后运

笔记

动功能障碍的一类治疗方法。这类方法可以改善训练对象的运动控制和运动学习能力，也称为易化技术（facilitation techniques）或促通技术。主要方法有 Bobath 疗法、Brunnstrom 疗法、Rood 疗法、本体感觉神经肌肉促进疗法（proprioceptive neuromuscular facilitation，PNF）等。

1）Bobath 疗法：强调正常运动发育顺序和平衡反应的建立，认为正常的运动模式可以通过大量重复学习得到易化（促通），不正常的肌张力和反射需要被抑制，以形成正常运动模式。

Bobath 疗法的主要内容包括：①抑制异常运动：异常运动指肌张力异常、异常的姿势反射活动（APRA）和联合反应（associated reaction，AR）。Bobath 疗法应用反射性抑制模式（reflex inhibiting pattern，RIP）来抑制痉挛和异常姿势；应用触觉和本体感觉刺激提高训练对象降低的肌张力，主要的刺激方法是轻拍、肢体负重和关节压缩、肢体定位放置和控制等。②促进正常运动：Bobath 疗法充分利用正常的姿势反射和反应促进正常运动模式的形成。常用的促进方法有平衡反应、翻正反射和防护反应的促进等。在痉挛等高肌张力状态消失之后，Bobath 技术采用触觉和本体感觉刺激，以进一步促进运动功能恢复。③进行 ADL 训练：Bobath 疗法强调在促进正常姿势反应和运动后进行 ADL 训练，使训练对象能够尽早掌握日常生活中的功能性和技巧性动作。另外，即使在抑制异常运动和促进正常运动的技术中，也要注意进行有功能意义的随意运动练习。

适用于小儿脑瘫、成人偏瘫的康复治疗。

2）Brunnstrom 疗法：Brunnstrom 通过对偏瘫患者的观察，发现并总结出了脑卒中后运动恢复的 6 阶段理论。与 Bobath 不同，Brunnstrom 认为偏瘫后出现的联合反应和协同动作是运动功能正常恢复过程中的一个必然阶段，应予利用而不是加以抑制。通过帮助训练对象控制和利用这些异常运动模式，可获得一些运动反应，以启动运动功能的恢复，一旦这些异常运动能随意和自由地进行，再对其进行修正，最后就能摆脱异常运动变为正常的运动模式。

应用 Brunnstrom 疗法要注意不可过度利用原始反射，仅可作为启动、引出运动的工具。另外，Brunnstrom 认为偏瘫不仅是运动功能障碍，同时也存在感觉功能障碍，因此在功能恢复中要充分利用感觉和视听觉反馈，并鼓励训练对象主动参与。

适用于脑卒中偏瘫各期的康复评定和治疗。

3）Rood 疗法：强调有控制的感觉刺激。常用的感觉刺激方法包括：①触觉刺激：如毛刷快速接触、刷擦及轻叩皮肤；②温度刺激：如冰块、温水、热湿敷；③本体感觉刺激：如牵拉、挤压关节，摇动躯干或肢体，牵张肌肉，轻叩肌腱或肌腹，在肌腱附着点上加压，或在骨尖上加压；④特殊感觉刺激：如听觉、视觉、嗅觉刺激。通过感觉刺激可以兴奋或抑制肌肉活动，所获的反射性肌肉反应又可以用来发展脊髓以上中枢对这些反应的控制能力。

Rood 疗法根据人体的发育顺序，利用运动来诱发有目的的反应。Rood 总结出了 8 个运动模式：仰卧屈曲模式、转体或滚动模式、俯卧伸展模式、颈肌协同收缩模式、俯卧屈肘模式、手膝位支撑模式、站立模式以及行走模式。训练时应根据训练对象当时的功能水平，过渡到以上顺序中的较高一级的水平上。

适用于小儿脑瘫、成人偏瘫、脑损伤运动控制障碍等中枢神经病变各个时期的

笔记

治疗。

4）本体感觉神经肌肉促进疗法（proprioceptive neuromuscular facilitation，PNF）：主要是利用牵伸、关节压缩和牵引、施加阻力等本体刺激，以及应用螺旋、对角线状运动模式来促进训练对象运动功能恢复。

PNF技术共有91种基本运动模式。在对训练对象进行各种运动模式的训练时，主要操作要领是以手掌的蚓状肌部接触训练对象的肌肉、肌腱和关节，对其感受器予以刺激；同时应用不同语调对训练对象作出口头指令，并要求训练对象注视追踪治疗师的手和其自身肢体的运动，从而强化训练对象的视觉、听觉刺激。

PNF的手法治疗技术共有15种，包括节律性发动、节律性稳定、反复收缩、保持-松弛（也称为自体抑制）、收缩-松弛、慢逆转、慢逆转-保持-松弛、慢逆转-保持、最大阻力、强调时间顺序、手法接触、牵引、压缩、牵伸、强化。临床应用时根据治疗目的，从运动控制的活动度、稳定性、受控的运动以及技巧四方面综合考虑，以选用适当的手法治疗技术。

传统上PNF用于神经系统疾患的康复，现在广泛用于肌肉骨骼损伤的治疗，可应用于损伤康复的全过程。具有提高肌力、增加柔韧性、增强耐力、减轻疼痛、促进功能活动的作用。

（9）运动再学习疗法

1）概述：运动再学习疗法（motor relearning program，MRP）把中枢神经系统损伤后运动功能的恢复训练视为一种再学习或再训练过程，以神经生理学、运动科学、生物力学、行为科学为理论基础，以脑损伤后的可塑性和功能重组为理论依据。

2）方法：运动再学习疗法的训练分为7部分，包含了日常生活中的基本运动功能。分别为：①上肢功能；②从仰卧到翻身到床边坐起功能；③站起与坐下功能；④坐位平衡功能；⑤站立平衡功能；⑥行走功能；⑦口面部功能。七个部分相对独立，治疗师可根据训练对象存在的具体问题选择最适合的部分开始训练，并自行安排训练顺序。运动训练每一部分又分为四个步骤：①分析作业：以正常活动的基本成分作为一个分析模式或框架，通过观察训练对象的活动，找出其缺失的成分及存在的问题。②练习丧失的成分：针对训练对象丧失的运动成分，通过简洁的解释和指令，反复多次的练习，并配合语言、视觉反馈及手法指导，重新恢复已丧失的运动功能。③练习作业：把所掌握的运动成分与正常的运动结合起来，不断纠正异常，使其逐渐正常化。④训练的转移：在真实的生活环境中练习已经掌握的运动功能，使训练对象能将所学到的技能应用于日常生活及各种环境，并不断熟练，最终达到运用自如。

运动再学习疗法强调训练对象的主动参与与反复训练，治疗师只是辅导者。

3）适应证：主要用于脑卒中患者，也可用于其他中枢神经功能障碍者。

（10）牵引疗法

1）概述：牵引疗法（traction）是根据力学中作用力与反作用力的原理，应用牵拉力以牵伸软组织，以促使关节面分离的一种疗法。

2）方法：①根据牵引力来源分为手法牵引、自身牵引、机械牵引、电动牵引等。②根据牵引力作用的时间分为连续牵引、持续牵引和间歇牵引。连续牵引，即应用小牵引力量连续牵引数小时或数天（一般>24小时）；持续牵引，即应用较大的牵引力保持牵引数分钟或数小时（一般为半小时左右）；间歇牵引是指牵引过程中牵引和放松

笔记

交替进行，直至牵引结束。③根据牵引的体位分为坐位牵引、卧位牵引、斜位牵引、直立位牵引。另外，还可根据治疗需要，将患者摆放于某一特定位置进行位置牵引。④根据牵引部位分为脊柱牵引和四肢关节牵引。

临床上应根据患者病情及治疗的目标选择最佳的牵引方法。

3）适应证：椎间盘膨出或脱出；神经根压迫；关节活动范围减小；亚急性关节炎症；肌肉痉挛。

2. 物理因子疗法　物理因子疗法（physical agents modality）是指以电、光、声、磁、水、冷、热等物理因子为主要治疗手段的康复治疗方法，简称理疗。

物理因子作用于人体后，物理能即被人体吸收并发生能量形式的转换，引起一系列的物理和化学变化，产生局部或全身性的生理效应，从而起到治疗作用。

（1）电疗法：电疗（electrotherapy）是利用不同类型电流和电磁场治疗疾病的方法，是物理因子疗法中最常用的方法之一。主要有直流电疗法、直流电药物离子导入疗法、低频脉冲电疗法、中频脉冲电疗法、高频电疗法。

1）直流电作用于人体，体内组织发生酸碱度改变、组织含水量改变，细胞膜通透性变化、组织兴奋性变化等一系列的生物物理与生物化学改变，用于治疗神经痛、神经炎、浅静脉血栓、营养不良性溃疡、骨折延迟愈合、冠心病、内脏实质肿瘤等。直流电药物离子导入疗法可发挥直流电和药物的双重作用。

2）低频脉冲电疗法：主要包括神经肌肉电刺激疗法、功能性电刺激疗法、经皮神经电刺激疗法等，具有兴奋神经肌肉组织和镇痛的作用，用于治疗感觉运动功能障碍和急慢性疼痛。

3）中频脉冲电疗法：主要包括音频电疗法、干扰电疗法、调制中频疗法，具有改善血液循环、缓解粘连、镇痛和锻炼骨骼肌的作用，主要用于治疗肌肉骨骼神经病变、瘢痕、组织粘连。

4）高频电疗法：包括短波疗法、超短波疗法和微波疗法，可产生热效应和非热效应，主要具有抗炎、解痉、促进循环、镇痛的作用，常用于治疗损伤、炎症疼痛综合征。

（2）光疗法：应用各种光源的辐射作用治疗疾病的方法称为光疗法（light therapy）。现代康复临床常用红外线、紫外线和激光疗法。

1）红外线疗法：作用的基础是温热效应，可使局部组织温度升高，血管扩张，血液循环加速，增强新陈代谢和免疫能力。具有缓解肌肉痉挛、抗炎、消肿和镇痛的作用。主要用于治疗软组织扭挫伤恢复期、项背肌筋膜炎、关节炎、神经痛、软组织炎症感染吸收期、伤口愈合迟缓、慢性溃疡、压疮、烧伤、冻伤、肌痉挛、关节纤维性挛缩等。

2）紫外线疗法：具有抗感染、杀菌、抗炎、脱敏、镇痛、影响细胞生长、促进维生素D产生、调节机体免疫功能的作用。对浅表组织的化脓性炎症、伤口、皮下淤血斑、急性神经痛、关节炎、佝偻病和软骨病有较好疗效。

（3）超声波疗法：超声波是每秒振动在20kHz以上的机械振动波。以超声波治疗疾病的方法称为超声波疗法（ultrasound therapy）。超声波疗法具有镇痛、缓解痉挛、软化和消除瘢痕、松解粘连、加速局部血液循环、增强细胞通透性、促进肿胀吸收、加速组织生长的作用，主要用于关节挛缩、神经炎和神经痛、软组织损伤、血肿、腱鞘炎、滑囊炎等。

（4）传导热疗法：凡利用各种带热物体，以传导方式将热传输给人体的治疗方法称为传导热疗法（conductive heat therapy）。常用的包括石蜡疗法、泥沙疗法、蒸气疗

笔记

法、湿热罨包法。传导热疗法具有促进炎症消散、解除疼痛、减轻深部组织充血、保暖和改善局部血液循环的作用，主要用于关节炎、慢性软组织损伤、腰背痛、颈椎病、胃痛、痛经、慢性盆腔炎等病症的治疗。

(5) 冷疗法：应用制冷物质和冷冻器械产生的低温作用于人体治疗疾病的方法，称为冷疗法(cryotherapy)。常用的方法有冰块按摩法、冰袋敷贴法、冰手巾冷湿敷法、局部浸泡法、全身冷水浴、氯乙烷喷射法和冷气喷射法等。可产生降低体温、镇痛解痉、破坏作用、止血作用、控制炎症扩散等治疗作用，适用于高热、中暑、急性软组织损伤、疼痛和痉挛性疾病、内脏出血、鼻出血、热烧伤、扁桃体术后喉部出血水肿等病症。

(二) 作业疗法

1. 概述　作业疗法(occupational therapy)，也称作业治疗。世界作业治疗师协会(WFOT)2010 年对作业疗法的定义是：作业疗法是以顾客为中心，通过作业活动以促进其健康和安适的治疗方法。

作业(occupation)也称作业活动，是指我们每天所做的事情，占用了一个人的时间，也构成了其生活的每一个部分。一个人从早晨醒来到晚上入睡之前所完成的工作、学习、娱乐、自理等活动，都属于作业的范畴。通过作业，人得以生存与持续发展，并对自身产生认识，与周围的世界发生互动。同时，作业活动帮助人们发展各种技能和技巧，使人能追求自己的兴趣爱好，同其他人产生人际关系，建立并表达自己的价值观。作业活动可分为三类：第一类是自我照顾，包括睡眠、进食、修饰、穿衣和如厕等自理活动；第二类是工作，包括有酬劳动、无酬劳动和学业；第三类是休闲娱乐。

作业疗法即是指以功能障碍者(顾客)为核心，通过指导其有目的地进行自我照顾、工作和娱乐活动，并对其活动空间进行环境改造，提高其参与活动能力的治疗方法。作业治疗的核心理念是：作业是人类的根本特质和发展基础，作业活动可以作为一种治疗手段，参与作业活动有利于恢复、保持和促进健康。由于作业活动的复杂性和多维性，参与作业活动不仅能促进身体的康复，也能促进心理和社会层面的康复。

Mary Law 第一次提出了在作业治疗实践中“以顾客为中心”的概念，从 20 世纪 80 年代早期开始，“以顾客为中心”的服务理念已经成为加拿大作业治疗师服务的核心理念，并逐步在全球作业治疗领域推广开来。在这个理念中，把服务对象称之为“顾客”，治疗师应该承认顾客和家人最了解自身问题，尊重顾客、他们的家庭以及他们所作的决定，顾客及其家庭有选择作业治疗服务的最终决定权。作业治疗师与顾客之间是合作伙伴关系，每一位顾客和其家庭都是独特的，治疗师应提供灵活的、个性化的作业治疗服务，促进顾客全方位的参与作业治疗，关注人、环境和作业活动之间的关系。

人-环境-作业模式(person-enviroment-occupation model，PEO)是作业治疗实践中的常用重要模式，由 Mary Law 提出。此模式中，作业表现被认为是人、环境、作业活动三者动态而不间断的相互联系的产物。人的因素包括身体、情感、精神等方面独特的属性，环境因素包括文化环境、物理环境、社会环境、制度环境，作业活动是人们所做的事情，这三个因素互相作用，影响到作业表现。在人生的不同阶段，作业表现会受到三者的影响，有着动态的变化。

2. 作业疗法活动的特点　作业是人类的活动，但不是所有的活动都可作为作业治疗。可被选为作业治疗的活动具有以下特点：

(1) 能达到一定的治疗目标，可帮助患者改善或预防躯体或心理功能障碍。

（2）符合顾客的需求，适合其功能状态，可引起其兴趣并能积极主动地参与。

（3）可根据顾客功能状态的改变而调整强度、复杂程度与时间，循序渐进地改变活动量。

（4）在活动中顾客可感受到躯体、心理功能的改善，以提高其继续活动的积极性；同时活动具有可测量性，以利于发现问题，制订新的治疗计划。

3. 作业疗法分类 作业治疗有多种不同的分类方法。目前较常用的分类方法有以下几类：

（1）按作业名称分类：可分为木工作业、金工作业、皮工作业、黏土作业、手工艺作业、编织作业、制陶作业、书法作业、绘画作业、园艺作业、电气装配与维修作业、文书类作业、计算机操作作业、日常生活活动作业、认知作业等。

（2）按作业的性质和活动对象分类

1）功能性作业疗法：是为了改善身体的运动、感觉功能障碍而进行的治疗活动。通过适当的作业活动，可以增大关节活动范围，增强肌力和耐力，改善运动的协调性和精细活动能力，从而提高运动能力；还可以帮助改善听觉、视觉、本体感觉、触压觉等感觉功能。

2）心理性作业疗法：是为了改善由于疾病或损伤而继发的心理障碍而进行的治疗活动。通过适当的作业活动，可以帮助患者摆脱心理障碍，并使其能主动配合临床和康复治疗，故亦称其为支持性作业疗法。使用的方法多是进行轻松有趣的消遣性活动，故这类疗法又称消遣疗法。

3）精神疾患作业疗法：是为了帮助精神疾病患者能够回归家庭和社会而进行的治疗活动。通过采用日常生活行为训练、娱乐活动训练、社交技巧训练和职业能力训练，使其能适应出院后的家庭和社会生活、学习、劳动和交往活动。

4）儿童作业疗法：用于改善有发育障碍或其他残疾的儿童患者的功能障碍而进行的治疗活动。根据儿童特点，通过趣味性的专门训练、游戏、文娱活动、集体活动等，促进感觉运动技巧的发展，掌握日常生活活动技能，提高生活自理能力和学习能力。在治疗中重视发挥父母的作用，重视应用各种矫形及辅助器械，重视使用玩具游戏作为治疗手段，训练中多给予鼓励，提高患儿的积极性。

5）老年人作业疗法：是为了改善老年病患者的日常生活活动能力而进行的治疗活动。通过日常生活的教育和训练，教会其使用辅助器械和适应性技巧，以代偿和弥补运动、视听等功能的缺陷；对记忆力、辨向力衰退的患者进行认知训练；对因慢性病长期折磨造成心理障碍者，使用消遣疗法促进心理精神卫生，改善社会生活能力。

4. 作业疗法常用治疗技术

（1）日常生活活动训练：日常生活活动（activities of daily living，ADL）是人们为了维持生存及适应生存环境而进行的一系列最基本的、最具有共性的活动。ADL 可分为两类：一类是基本日常生活活动（basic activities of daily living，BADL），即维持人最基本的生存、生活所必需的每日反复进行的活动，是基本的自理和躯体活动。另一类是工具性日常生活活动（instrumental activities of daily living，IADL），即维持人在家庭和社区中独立生活所进行的活动，常需要工具完成。日常生活活动能力对正常人非常普通，极易完成，但在患病时，特别是患有神经系统、心血管系统或运动系统疾病的情况下，则需要反复训练才能获得。以改善和恢复这些活动能力为目的而进行的一系列

笔记

针对性的训练，称为日常生活活动训练，它是作业疗法中重要的组成部分，是患者回归家庭、回归社会、提高生活质量的基本保证。一般在真实的环境下进行训练，必要时可借助各种自助具或辅助装置。

1）基本日常生活活动训练：①床上训练：良好体位、翻身训练、坐起训练；②转移训练：轮椅与床之间、轮椅与坐椅之间、轮椅与坐便器之间、轮椅与浴盆之间、轮椅与汽车座之间、床上移动、卧坐站各种体位的转换等；③进食训练：吞咽动作训练、摄食动作训练；④修饰动作训练：洗漱、沐浴、口腔卫生、化妆、刮胡子、修剪指甲等；⑤如厕训练：包括穿脱裤子、自我清洁等过程，可配合对家居环境的改造；⑥更衣动作训练：包括穿脱上衣、裤子、裙子、鞋袜等。

2）工具性日常生活活动训练：①家务劳动训练和指导：清洁卫生、烹饪炊事、账务管理、看电视、阅读书报等；②使用钱和购物训练；③打电话、使用电脑、网络训练；④服药训练；⑤使用交通工具训练；⑥处理突发事件训练；⑦休闲活动训练。

（2）感知训练

1）感觉训练：主要是对周围及中枢神经系统损害患者进行浅感觉、实体觉、运动觉、感觉运动觉的训练。对感觉障碍，没有保护性感觉反馈存在的患者，应指导患者或其护理者进行代偿性保护，如卧床的脊髓损伤患者应每 2 小时翻身 1 次，以减轻对肢体的压迫，避免持续加压引起压疮；对严重感觉障碍不能恢复者，需采取感觉替代训练，如帮助盲人利用听、触觉替代视觉，进行方向和人物定位。

2）知觉训练：知觉障碍是指在感觉传导系统完整的情况下，大脑皮质特定区域对感觉刺激的认识和整合障碍，最常见的表现是失认症和失用症。①视觉失认：通过反复学习进行辨认；提供非语言的感觉-运动指导；指导患者抓住物品的某些特征；鼓励患者多运用触觉、听觉；必要时在物品上贴上标签。②触觉失认：用粗糙的物品沿患者手指向指尖移动进行触觉刺激；闭目用手感觉、分辨不同质地的材料；利用其他感觉如视觉或健手的感觉帮助患肢体会感觉。③听觉失认：建立声音和发声体之间的联系；分辨发声体和不发声体；声-词联系；发声辨认。④意念性失用：分解活动练习；让患者叙述某一活动的执行步骤；排序练习。⑤意念运动性失用：给予触觉、本体觉、运动觉的输入；治疗师手把手指导患者完成动作，尽量不用语言纠正错误；尽量使活动在无意识水平上整体出现。

（3）认知训练：认知是认识和知晓事物过程的总称，是大脑为解决问题而摄取、储存、重整和处理信息的基本功能。认知障碍是大脑和中枢神经系统受损而导致的认知功能异常，可表现为注意、记忆、理解、定向、抽象思维、推理、判断等多方面的功能障碍，临床上以注意障碍和记忆障碍为多见。

1）注意力训练：注意力是指人们集中于某种内、外环境刺激而不被其他刺激分散的能力，是其他认知功能的基础，可分为重点注意、连续注意、选择性注意、交替注意和分别注意。可利用兴趣引导、示范、奖赏等手段进行训练。以认知技术为基础的训练可选择猜测游戏、删除作业、数目顺序练习等。

2）记忆力训练：记忆是既往经验在脑内的储藏和再现的心理过程，包括信息的识记和保存。记忆可分为感觉记忆、短期记忆和长期记忆。记忆训练的常用方法有治疗法和代偿法：①治疗法是应用内在训练的方法提高患者的记忆能力，如采用各种助记术（图像法、层叠法、联想法、故事法、关键词法、数字分段记忆法等）帮助记忆；也可通

笔记

过 PQRST 练习法,即通过预习、提出问题、再次仔细阅读、复述和测验来促进记忆。②代偿法是应用外在适应的方法来帮助记忆,如环境适应:使环境有序简洁、物品固定放置,突出要记住的事物等;及使用各种记忆辅助工具:如记事本、计算机、时间安排表、定时器、闹钟、标志性张贴等。随着现代计算机技术的发展,越来越多使用专门性训练软件,利用多媒体技术,来进行记忆训练。

(4) 康复辅助器具使用指导与训练:作业治疗的常用辅助器具包括矫形器、轮椅、助行器、生活自助具等。当顾客因疾病或损伤导致不可逆的功能障碍,传统的强化和训练方法不能解决所有问题,辅助器具在一定程度上可弥补功能上的不足,实现顾客的活动和参与。作业治疗师指导顾客选购并使用康复辅助器具,如轮椅、拐杖等;与康复工程师沟通,为顾客特制矫形支具和义肢,指导其穿戴,并帮助其充分利用支具或义肢完成各种日常活动;为顾客设计、制作简单的矫形器、自助具,如矫正腕下垂的矫形器、防止饭菜撒落的盘档、加粗改型的勺叉等,并指导其使用。自助具是由作业治疗师根据患者的功能障碍情况设计并制作的简单实用的器具,目的是为了充分利用患者的残存功能,改善其日常生活活动能力,提高生活质量。

(5) 职业康复:职业康复是作业治疗的重要内容之一,在残障人士就业与回归社会中发挥重要作用。它通过康复的手段使残障人士实现就业或再就业,促进他们参与或重新参与社会。职业康复的工作内容包括职业评定、职业咨询、职业训练和就业指导。职业评定可以了解残障人士目前的身体和心理状况以及实际的工作能力。职业咨询可以帮助残障人士进行职业规划,针对他们的性格、爱好,以及目前的实际情况,运用科学的测评工具提供全面的信息、策略与方法,引导他们客观的认识自己,了解自己的发展潜能,选择合适自己的职业发展方向。职业训练是在残障人士确定了自身的职业发展方向之后,按照国家职业分类和职业技能标准进行规范化训练,提高其素质和职业能力,包括手指操作、空间判断、事务处理、计算和语言沟通等能力的训练。就业指导可以指导残障人士如何进行面试、适应新的工作环境、处理复杂的人际关系,培养残障人士的职业道德,并创造条件,尝试创业。

(6) 教育及咨询:对青少年患者进行各种教学活动可提高其智能,同时还可使其获得受教育的机会;对残疾人及其家属或护理人员进行有关康复知识的教育宣讲,使其与治疗师更好的配合,有助于提高康复治疗效果。

(7) 环境改造:人和环境的关系密不可分,环境在一定程度上支持和限制着人的活动。环境改造是通过对环境的适当调整,使环境能够适应顾客的生活、学习和工作需要,是作业治疗的重要工作之一,也是患者能否回归家庭和社会的重要条件。必要的环境改造可以减轻顾客的功能障碍程度,提高其生活自理能力,促进其社会参与。作业环境的无障碍改造要考虑顾客在家中、社区和工作环境中的安全、功能水平及舒适程度。如对行走不便以及需以助行器、轮椅助行者,对通道及房屋设施、布局进行无障碍改造,可以满足其独立生活、重返工作岗位、回归社会的需求。家庭环境的无障碍改造主要考虑住房出入口、楼梯设计、走廊、室内安排、卫生间安排、取暖设备、厨房和用餐、家具等家庭环境。社区环境的无障碍改造主要考虑人行道、路边镶边石、斜坡、扶手、台阶等人工环境。

(8) 心理技能训练:集邮、绘画、游戏等休闲娱乐活动,以及种花、工艺编织等园艺和手工艺活动对患者的身心均有调整作用,可帮助患者充分利用时间,疏泄情绪,转移

笔记

注意力,丰富生活内容,满足个人兴趣,有助心身健康。

(三) 言语治疗

1. 概述　言语治疗(speech therapy,ST),又称言语语言治疗(speech and language therapy,SLT),或言语语言病理(speech-language pathology,SLP),是针对各类言语障碍、语言障碍进行治疗或者矫治的方法。

(1) 言语和语言:言语(speech)和语言(language)是人类交流思想感情的重要工具。言语是音声语言(口语)形成的机械过程。言语障碍是指构音器官结构和产生言语有关的神经、肌肉病变造成的器质性和功能性障碍。语言是指人类社会中约定俗成的符号系统。人们通过应用这些符号达到交流的目的。包括对符号的运用(表达)和接受(理解)的能力,也包括对文字语言符号的运用(书写)、接受(阅读)以及姿势语言和哑语。语言障碍是指在上下文中口语和非口语的过程中词语应用出现障碍。

(2) 言语治疗的范畴:言语和语言是不断地受生理、心理和环境因素影响的多维行为。言语使用呼吸和吞咽所共有的解剖结构和生理反射,语言与认知密切相关,并与感觉综合。因此言语治疗除各类言语障碍(如构音障碍、发声障碍、腭裂、言语失用)、语言障碍(如失语症)外,还包括吞咽及其他上消化道和(或)呼吸道障碍、交流中认知方面的障碍,以及听觉障碍、儿童语言发育迟缓等。

2. 言语语言障碍的病因　主要是神经系统的损伤和疾病所致。包括脑血管意外、脑肿瘤、颅外伤、中枢神经系统弥漫性疾患,以及营养缺乏性疾病、代谢性疾病等。

3. 言语治疗的方法和过程

(1) 治疗方法

1) 训练和指导:是言语治疗的中心。训练包括听觉的觉察、分辨、识别、和理解,促进语言的理解,口语表达,恢复或改善构音功能,提高语音清晰度,促进吞咽反射等。训练过程中多先进行基础训练,再进行对症训练。指导主要为对患者本人进行训练指导,也包括对患者家属进行训练指导。

2) 手法:对一些有与言语产生有关的运动功能受限的言语障碍患者,可以利用手法帮助其进行改善。如重度构音障碍无法进行自主运动或自主运动控制很差的患者,可通过手法帮助患者进行呼吸、舌和唇的训练。

3) 物理因子:磁、电等物理因子常用于言语治疗。如经颅磁刺激可应用于失语症和吞咽障碍的治疗。神经肌肉电刺激和肌电生物反馈技术可对患者颈部进行刺激,用于神经肌肉性吞咽障碍。

4) 辅助具:为了补偿功能受限,有时需要装配辅助具,如重度运动性构音障碍腭咽肌闭合不全时,可以给患者戴上腭托,以改善鼻音化构音。

5) 增益和替代性沟通:许多言语语言障碍患者通过训练仍无法完成正常的沟通,这时就需要增益和替代性沟通(augmentative and alternative communication,AAC),如手势、沟通板、沟通簿、言语交流器等。

(2) 治疗过程:言语治疗主要是促进交流能力的获得或再获得。治疗过程首先是由治疗人员给予某种刺激,使患者作出反应,正确的反应要强化(正强化),错误的反应要加以更正(负强化),反复进行可以形成正确反应,纠正错误反应。

1) 评估与分型:首先对患者的言语语言障碍进行评估和分型,了解障碍的各个侧面和程度。

笔记

2）设定训练课题：按特定的目标而选择训练材料和规定顺序所实施的具体过程称为训练课题。根据评估结果，针对言语语言症状的各个方面，设定使之改善的训练课题。

3）制定训练程序：即把训练分解成数个小步骤。训练程序制定正确与否会明显影响训练效果。

4）刺激与反应：在训练进行过程中，由于患者的障碍程度不同，对刺激的反应也会多种多样，当患者执行正确为正确反应，执行不正确为错误反应。

5）强化与反馈：训练过程中患者反应正确时，要使之知道正确并给予鼓励（正强化），反之也要让其知道答错，并一起表示遗憾（负强化），向患者传递反应正误过程称为反馈。正确使用反馈在训练中非常重要，特别是对刚刚开始训练的患者，往往可以使患者配合训练，巩固训练成果。在强化和反馈的过程中，对儿童有时可给予奖励，但要考虑患者的年龄和兴趣合理应用，才能取得良好的效果。

6）升级与降级：在刺激-反应进行过程中，正确反应会逐渐增加，一般情况下当正确反应率达到70%～80%时，就可以考虑将训练上升一个阶段。当顺利达到训练目标时，训练即结束。但有时错误反应会增加，这大多是由于训练难度超出患者的水平，出现这种情况则应进行降级训练。在低阶段训练一段时间后，当正确反应率提高，再进行升级。但如果是由于初期的评估不准确就会使训练课题设定不正确，则可能即使降级以后错误反应仍会继续存在，这时就要进行再评价和修订训练程序。

4. 治疗的要求和注意事项

（1）治疗的要求：为了达到最佳治疗效果，要设法创造可能的条件，但这并不是要求所有的语言治疗都要机械地苛求条件。

1）训练场所的选择：对于脑血管病急性期或脑外伤患者及个别重症脑性瘫痪的患儿病情许可时，可以在床边进行训练。当患者可以借助轮椅活动时，可到训练室进行治疗。要尽量避开视觉和听觉的干扰，最理想的是在有隔音设施的房间内进行，治疗的环境要尽可能安静，避免干扰患者的情绪和注意力。

2）训练室内尽量避免过多的视觉刺激：大部分语言障碍患者是脑损伤，其注意力极易分散，也极易疲劳，所以训练室内要简洁安静，井然有序，墙壁上不要粘多彩的画报，语言训练治疗机要放在明亮之处。

3）形式：原则上以一对一训练为主，有时要进行集体训练。一对一的训练除了语言功能训练外，还要进行实际语言交流能力训练。集体训练是将各种类型及不同程度的语言障碍患者召集在一起，以小组的形式进行语言治疗。其特点是能够改善语言障碍患者对社会的适应性，减少心理不安，提高交流欲望，也给语言障碍患者提供了一个交流的场所，对改善由于语言障碍所致的二次性障碍问题，如心理方面、情绪方面、人际关系方面等起到了积极作用。另外，通过集体训练，重症患者可以从轻症患者身上看到希望与信心，也为将来回归家庭与社会打下基础。

4）家属指导及自我训练：要将患者语言障碍的评估结果向患者的家属告知，以促进家属对患者及其语言症状等方面的了解。也可以治疗时让患者家属在旁边观察检查训练的情况，根据看到的语言症状加以说明，使家属更易理解。另外，治疗师可观察患者家属与患者间的日常沟通交往，然后就交往的正确与否向家属反馈，对患者家属提供具体指导。

5）患者本人的训练：根据训练程序及每天训练内容，给患者留作业。通过作业，

笔记

可以强化每天训练的内容，还可以使患者看到自己的进步，提高信心。语言治疗师可以根据作业发现面对面训练时未发现的问题。另外，可以将患者的自我训练内容进行扩展，设定一些家庭成员可以加入的训练课题，既达到了训练目的，又亲密了家庭关系，提高了交流能力，也使家庭成员对患者更充分理解。

6）卫生管理：因训练时经常接触患者的身体和唾液，所以一定要预防各种传染病，手指有伤时要特别注意。训练前后要洗手，训练物品要定期消毒，直接接触患者口腔或皮肤的检查训练物品要尽量用一次性的，治疗前嘱患者家属为其清洁口腔。

（2）治疗的注意事项

1）确保有效的交流手段：语言是交流的工具，对于重症患者，首先要用手势、笔谈、交流板、语言障碍诊治仪等交流工具建立非语言的交流方式，特别对失语症患者的评估与治疗有重要意义。

2）心理治疗：言语语言障碍患者的心理障碍应视为由于语言障碍引起的继发障碍，所以也是言语治疗工作范围以内的内容。言语治疗的目的不仅使语言功能发送和恢复，与此同时也要设法使患者的心理-社会状态得到适应。

3）提高危机防范意识：对严重吞咽障碍的患者进行训练时，应避免患者出现误吸，同时宜准备吸引器。

（四）中国传统康复治疗技术

1. 概述　中国传统康复治疗技术，是在中医理论指导下，以功能观、整体观和辨证观为核心，于伤病早期介入，以保存、改善和恢复患者受伤病影响的身心功能，提高其生活质量为主要目的的一系列传统治疗方法和措施，它包括中医针灸、推拿、中药内外治法以及传统太极拳、八段锦等健身气功。中国传统康复疗法已有两千余年的历史，早在公元6世纪便开始传播到国外。

2. 常用疗法

（1）针灸疗法：针灸疗法是采用针、灸、罐等方法刺激人体穴位、经络，以疏通经络、调和阴阳、扶正祛邪，治疗疾病，恢复患者功能的治疗方法。它具有适应证广、疗效显著、应用方便、经济安全等优点，普遍为人们所接受，是中医康复医疗的重要手段。

常用的针刺方法有毫针、皮肤针、三棱针、皮内针，近代又出现了电针、激光针、微波针、水针（穴位注射）等。针刺具有止痛、镇静、加强气血循环、改善组织营养、抗感染、提高免疫力、调节脏腑功能等作用，其适用范围非常广泛，可用于阴阳失衡、气血功能失调所引起的病证。针刺康复处方包括穴位和刺法两大要素，穴位的选择包括近部选穴、远部选穴和辨证对症选穴，刺法包括进针方法、针刺角度与深度、行针方法、得气和留针与出针方法。

灸法包括艾灸和非艾灸，其中艾灸法最多用，又分为艾条灸、艾炷灸、温针灸、温灸器灸等，以及灯火灸和天灸等其他不同的操作方法。灸法具有温经散寒、扶阳固脱、行气活血、消瘀散结、引热外行、防病保健等作用，可用于因寒邪（包括实寒、虚寒）引起的病症。

罐法包括传统的火罐法和近代发展的抽气罐法。常见火罐的吸附方法有闪火法、投火法、滴酒法、贴棉法等，常用的拔罐法包括留罐法、走罐法、闪罐法、刺血拔罐法、留针拔罐法等。罐法具有通经活络、行气活血、消肿止痛、祛风散寒等作用，其适用范围较为广泛，一般多用于风寒湿痹、腰背肩臂腿痛、关节痛、软组织闪挫扭伤及伤风感冒、

笔记

头痛、咳嗽、哮喘、胃脘痛、呕吐、腹痛、泄泻、痛经、中风偏瘫等。

针灸疗法是通过激发人体内在的潜能，以促进脏腑经络功能的保存、改善、恢复，从而达到康复的目的。其疏通经络、调理气血而止痛的作用具有起效迅速、效果明确的特点，是临床治疗各种痛症的首选方法。此外，还常用于神经系统病症、运动系统病症、妇产科病症、儿科病症、内科病症等的康复治疗。

（2）推拿疗法：推拿又称按摩，是在中医理论指导下，运用手法或借助一定的工具作用于人体特定的部位和穴位，以达到防病治病、改善和恢复人体功能目的的一种治疗方法。

研究证明：推拿在康复治疗中的作用机制是：①调节神经系统和身体各个部位的功能，改变内环境系统。②整骨复位，纠正病理形态，促进创伤修复。③防止、改善肌肉萎缩，松解粘连和瘢痕挛缩等。④改善皮肤营养，减缓面部皮肤衰老，防止褥疮发生。⑤改善肌肉功能形态，消除肌肉疲劳。⑥调节血液与淋巴循环。⑦增强抗病能力及增强体质。

临床常见的推拿手法有以下几类：①摆动类手法：以指或掌、腕关节做协调的连续摆动动作，包括一指禅推法、缠法、㨰法和揉法等。②摩擦类手法：以掌、指或肘贴附在体表做直线或环旋移动，包括摩法、擦法、推法、搓法、抹法等。③挤压类手法：用指、掌或肢体其他部位按压或对称挤压体表，包括按、点、压、拿、捏、挤、捻等。④振动类手法：以较高频率的节律轻重交替刺激，持续作用于人体，包括抖法、振法等。⑤叩击类手法：用手掌、拳背、手指、掌侧面和桑枝棒等叩打体表，包括拍法、击法、弹法等。⑥运动关节类手法：使关节做被动活动的一类手法，包括摇法、扳法、拉法等。这些手法既可以单独使用，也可把两种手法结合起来组成复合手法，如按揉法、掐揉法、拿捏法等。推拿疗法具有疏通经络、行气活血、调整脏腑、理筋散结、正骨复位的作用。适用于骨伤科、内科、妇科、儿科等多种疾病的康复治疗。

（3）气功疗法：气功疗法古称"吐纳""导引""按跷""服气"，主张调意识以养神，以意领气；调呼吸以练气，以气运血；再以气导形，通过形体、筋骨的运动，使周身经脉畅通，营养整个机体，是以通过调控心理活动、呼吸和身体的姿势、动作为一体的操作活动，达到百脉通畅，脏腑协调，强身保健的目的。

气功的功法种类较多，按练功时肢体运动与否，可分为静功、动功和动静功。动功也称外功，是以调身导引，肢体的运动为主，具有外动内静的特点，如太极拳、五禽戏、八段锦等，此类功法强调"外动内静"，"动中求静"，"动静兼备"，有刚有柔，刚柔并济，练内练外，内外兼练；静功也称内功，是以默念、存想、吐纳为主，没有肢体的运动，强调"以意随呼吸，一往一来，上下于心肾之间"，具有外静内动的特点。动静功是将静功和动功相结合的功法，如站桩功，动练后天之气，识神为主，静练先天之气，元神为主。

气功是以改善整体功能状态，提高整体素质为目的的一种主动锻炼方法，因此适合于养护正气，预防残疾的发生。现代研究证实，气功可使脑卒中、心力衰竭、急性心肌梗死的发生率明显下降，提高患者的生活质量。对循环系统、消化系统、呼吸系统、运动系统，免疫功能、内分泌功能及精神情绪等都有良好的调节作用。

（4）中药疗法：中药疗法是应用中草药对功能障碍者的脏腑、气血、阴阳、虚实进行调治，以促使身心康复的一种治疗方法。根据给药方式和途径的不同，中药疗法可分为中药内治法与中药外治法。中药内治法可以概括为"汗、吐、下、和、温、清、消、

笔记

补”八法，中药外治法主要包括热敷法、熏蒸法、熏洗法、敷贴疗法、脐疗和膏药法等。

实践证明，病伤残者，大多诸虚不足，气机郁滞，故康复科多采用补虚、调理、抗衰等治法。根据中医理论，身心功能障碍是由阴阳失衡、脏腑失调、气血亏虚、气机逆乱、邪正盛衰等病机变化所致，通过中药内服、外用可以平衡阴阳、协调脏腑、扶正祛邪、补气养血、疏畅气机而达到阴平阳秘，精神乃治的目的，是康复过程中必不可少的治疗方法。

（五）心理疗法

心理治疗（psychological therapy）是运用心理学的原则和方法，对患者认知、情绪、行为等方面的功能障碍进行干预的过程。心理治疗的目的在于改变患者存在的对健康不利的观念、态度和行为，以提高康复治疗效果。

残疾人，特别是因事故、疾病等原因刚刚致残的人，往往面临着巨大的心理冲突、矛盾与困扰，因此在患者康复治疗的全过程中，心理治疗是不可或缺的重要手段，因此要根据心理测量与评定的结果制订适合的治疗方案，对其进行积极的心理治疗，帮助其达到理想的身体、心理和社会功能状态。同时，治疗过程中，还需要患者本人、亲属的密切配合。

1. 心理治疗的常用方法　心理学以不同的学说或理论为基础，发展出多种治疗方法，适用于不同病情的功能障碍者，如支持性心理疗法、精神分析疗法、行为疗法、认知疗法、森田疗法、戏剧疗法等。其中支持性心理疗法在康复医学领域中应用最为广泛，下面仅就支持性心理疗法做一简单介绍。

（1）概念：支持性心理疗法是一种采用直接措施以减轻患者的症状，保持或提高自信，恢复自我功能和适应能力的治疗方法。支持性心理疗法是任何一种心理治疗方法的基础和共有成分，在治疗过程中，治疗者不必深入了解、分析患者的内在动机、潜意识、过去的经历等，而是引导、支持、帮助患者去适应周围的现实环境，因此患者易于接受，较少引起其防御或反感。

（2）特点：①采取劝解、疏导、安慰、解释、鼓励、保证等方式，帮助患者分析认识其所面临的问题，并指导患者寻求解决问题的恰当方法。②以帮助患者妥善处理存在的症状为目标，只涉及心理的表浅层面，只就目前的情景和当下的感受做工作，不涉及患者的家庭背景、早年经历、感情纠葛等隐私，不探究患者潜在的心理因素或动机，不试图去改变患者的人格。③适用于所有有自知力的心理障碍者。除发作期重症精神病患者外，本疗法适用于各类心理精神疾病患者，能够有效稳定患者的情绪、缓解防御与戒备心态，为进一步接受专业的心理治疗创造条件。最适用于适应障碍者。④治疗者范围较广泛，不仅心理治疗师可以采用此方法，与患者接触的临床医师、康复治疗师、社会工作者、家人朋友都可使用。

（3）基本方法：①支持与鼓励：支持就是让患者感受到来自医师、治疗师、家人和社会的关心，有人在帮助他共同应对困境；鼓励是指治疗者对患者的赏识与认识，揭示其自己未意识到的优点、长处和优势。②倾听和共情：倾听指耐心听取患者所讲的事实、所持的观念、所体验的情感，具体包括采取恰当的提问方式、鼓励与重复对方的语句、针对某个问题进行说明或会谈总结。倾听的基本要求是治疗者能够在共情的水平上倾听。共情要求治疗者有同情心、同理心，即真诚关心并愿意帮助求助者；用心体会、感受患者的情感和体验，进入当事人的内心世界；用语言准确表达对患者内心世界的理解；引导求助者对其感受作进一步的思考。③说明与指导：说明是治疗者针对相

笔记

关问题进行解释；指导是治疗者对求助者提出行动建议，指导其采取适当的方法解决问题。④控制与训练：针对患者行为方面的某些特定问题采取一定的方法进行训练，形成自我约束，亦可是强制力约束。主要针对自我控制能力不强的青少年或有明显行为问题的患者。⑤改善处事态度。帮助患者了解认识自己的性格特点，正确的人生观念和态度。⑥改变外在环境：不单是指活动的场所，更重要的是指每个人所面临的人际环境，即人际关系的融洽程度。

2. 残疾人的心理特征和干预方法　残疾者在残疾后的心理变化特点一般分为5个阶段，针对不同阶段有不同的心理治疗方法。

（1）震惊阶段：患者在因伤病导致残疾之初，对突然发生的事件还未来得及进行心理上的整合、领悟和理解，尚不知该事件会带来什么样的后果，心理上表现为震惊、恐惧或麻木、无反应，一般持续几小时或几天。

本阶段多发生在出事的现场或刚刚入院抢救时。此阶段心理治疗师要及时干预，给予患者安慰。宜暂时避开患者的敏感问题，将可能会导致残疾的信息逐渐渗透告知患者，同时积极给予心理疏导。

（2）否认阶段：当致残者逐渐领悟到自己身体遭受了巨大的伤害，出现肢体、器官或其他功能方面的障碍或缺陷时，会自觉或不自觉地采取心理防御措施，即否认自己已经残疾的现实，表现为就像什么事都没有发生一样，不关心病情，不打听预后。否认阶段一般持续数周或数月。一段时间的否认可避免患者因突然的创伤和残疾而造成心理上难以承受的痛苦，导致精神崩溃。但当否认影响到康复治疗时，需帮助患者尽快结束这一阶段。可根据患者的心理承受能力，或直截了当或缓慢迂回地告知其真实病情和残疾状况，促进其尽快进入下一个心理阶段。

此阶段宜采取支持性心理治疗，在治疗中，鼓励患者充分表达其感受并要认真倾听，使其能感受到治疗师给予的支持及理解，必要时辅助以药物治疗。

（3）抑郁或焦虑阶段：随着时间的推移以及康复治疗的进行，患者逐渐觉察（领悟）到创伤将造成长期或终生残疾，遂感到极度痛苦、抑郁或焦虑不安，甚至产生自伤或自杀行为。此阶段持续数周或数月。

本阶段是心理治疗的重点时期，应积极采取支持性心理治疗，引导患者看到周围达到良好预后与转归的类似病例，给予患者以希望，防止其心理崩溃和过激行为。如果抑郁严重，有自杀倾向者，应请精神心理医师会诊，给予抗抑郁药物治疗。

（4）对抗独立阶段：患者因受到巨大挫折，丧失自信，不相信自己能重新独立，并出现明显的依赖心理，表现为日常生活中自己能完成的任务也不愿去做，过度依赖别人的帮助。同时，对康复训练也持消极态度。

在本阶段，可引导患者认识生活独立的重要性及其自身存在的各种潜能，让患者本人参与制订康复计划，鼓励其在生活和训练中尽可能独立地完成各类活动，并加以认可和表扬，调动其积极性，逐步消除依赖性。

（5）适应阶段：患者经历上述各个阶段以后，逐渐进入适应期。表现为承认自己的残疾，并在情感、认知和行为等方面主动采取一定的策略去适应残疾，积极参加康复训练，努力争取生活自理。当经过康复后身体上和心理上都有恢复时，患者不满足于久居家中或长期住院，有重返社会的愿望和行为，不再与社会隔离。

此阶段治疗师应鼓励患者的积极表现，强化其适应行为，指导患者重返家庭和社会。

笔记

（六）康复工程

康复工程(rehabilitation engineering)是工程技术人员在全面康复和工程学理论指导下,与康复各领域的康复工作者、残疾人及其家属密切合作,根据功能障碍评定结果,按照代偿和(或)适应的原则,应用工程学技术,设计生产适用产品或改造环境,以帮助残疾人最大限度地发挥潜能,恢复其参与社会能力的一门学科。

康复工程是生物医学工程的一个分支,从事康复工程工作的专业人员称为康复工程师(rehabilitation engineer),其主要职责是为功能障碍者设计、生产适配装置,并为其进行生活环境改造。如患者由于先天或后天原因造成功能障碍或肢体、器官缺失,目前的医学治疗水平无法使其恢复,其他的康复治疗方法不能帮助其消除功能障碍,此时,借助工程手段代偿、代替患者功能的丧失或不足就成了主要的、有时甚至是唯一的康复方法。因此,康复工程在康复治疗中具有不可代替的作用。

康复工程的服务对象主要是各类功能障碍者及老年人。在临床中,康复医师、康复治疗师与康复工程师密切配合,共同帮助其消除移动、交流、听力、视力、认知等方面的功能障碍,提高其独立生活能力,更好地融入社会。

1. 康复辅助器具的分类　康复工程服务的主要手段是提供康复工程产品或残疾人辅助用具。我国残疾人康复和专用设备标准化技术委员会制定了中国国家标准GB/T 16432—2009/ISO 9999:2011《残疾人辅助器具分类和术语》,将残疾人辅助器具分为12类(表4-1)。

表4-1　GB/T 16432—2009/ISO9999:2011残疾人辅助器具分类

分类	举例
个人医疗辅助器具	对关节稳定性、关节灵活性、肌力、肌耐力和坐、站、行等运动进行功能测试和评估的设备,防压疮辅助器,身体控制和促进血液循环的压力衣,光疗护目镜等
技能训练辅助器具	盲文训练辅助器具、二便控制训练辅助器具等
矫形器和假肢	脊柱和颅部矫形器、上下肢矫形器、矫形鞋等
个人生活自理和防护辅助器具	拉链自助装置、大小便收集器具、下肢截肢后所穿长袜等
个人移动辅助器具	拐杖、助行架、轮椅车、盲杖等
家务辅助器具	单手切菜板、持物钳等
家庭和其他场所的家具及其适配件	床升降架、轮椅升降台、固定坡道等
沟通和信息辅助器具	助听器、视野扩大镜等
操作物体和器具的辅助器具	开启瓶子的辅助器具、环境遥控系统等
环境改善和评估辅助器具	湿度调节器、空气净化器等
就业和职业培训辅助器具	工作场所代替手臂功能的辅助器具、工作场所用站立辅助器具等
休闲娱乐辅助器具	自动翻书器、扑克牌支架等

笔记

2. 康复治疗师在临床康复工程服务工作中的任务

（1）与康复医师一起，根据对残疾人的身体功能结构、活动受限情况和参与局限性的评定，与患者和家属进行讨论并结合其需求，在总体康复方案中制订康复辅助器具处方。处方中要写明辅助器具的品种、规格要求。

（2）让患者了解辅助器具的使用目的、使用必要性、使用方法和使用中可能出现的问题，以提高患者使用的积极性，保证使用效果。

（3）负责辅助器具的临床使用检查工作，以确保临床使用效果。

（4）负责矫形器、义肢的使用训练，参与和指导自助具的设计、购买、修改与调整。

（5）对辅助器具的使用效果进行随访，向康复工程师提出修改意见。

第二节　康复医学的工作方式

康复医学是为了促进病、伤、残者康复而研究有关功能障碍的预防、评定和治疗的一门医学学科，是医学的一个重要分支，与保健、预防、临床医学并重，共同组成全面医学。以疾病、损伤导致的躯体功能与结构障碍、个体活动及参与能力受限的患者为服务对象，以消除和减轻人的功能障碍、弥补和重建人的功能缺失、设法改善和提高人的各方面功能为目的的关于功能障碍预防、诊断、评估、治疗、训练和处理的医学学科。因此，在康复医疗工作中需要有多个学科、多个专业人员参与，采用康复协作组或治疗组的形式对功能障碍患者进行康复诊断、康复功能评估、康复治疗和训练、康复预防等。本节将对康复医学工作中学科间合作、学科内合作、康复医学专业人员结构及职责进行简要介绍。

一、学科间合作

康复工作中的学科间合作主要包括以下两个方面：

（一）康复医学与其他医学学科间的合作

康复医学与预防医学、临床医学、保健医学并称为“四大医学”，它们既相互区别，又紧密联系，互相渗透，互相促进，共同构成全面而整体的医学模式。康复医学与预防医学相结合形成康复预防；与保健医学相结合形成康复保健；与临床医学相结合形成许多特色专科，如神经康复、骨科康复、心血管病康复、儿童康复等。由于患者的功能障碍大多由临床学科疾病造成，因此在解决患者功能障碍时，需要邀请相关学科专业人员进行会诊，构建临床康复治疗小组，一同讨论康复治疗方案。

（二）康复医学与非医学学科间的合作

康复医学与工程学、心理学、教育学、社会学等非医学学科间也存在相互联系，相互渗透，密切合作，甚至形成许多新的学科领域。比如康复医学与工程学结合形成康复工程学，如下肢外骨骼机器人等；与心理学结合形成康复心理学；与教育学结合形成特殊教育；与社会学结合形成社会康复学等。康复医学与诸多学科为实现全面康复的共同目标团结协作，使病、伤、残者能重返家庭、重返社会，提高生存质量，享受幸福生活。

二、学科内合作

康复医学不以疾病为中心，也不以器官为目标，而是以“功能”为核心，面向各类

笔记

功能障碍患者。其所面对患者的功能障碍往往不是单一的，而是几种障碍共同存在。如临床常见功能障碍包括运动障碍、认知障碍、言语障碍和心理障碍等。因此，在解决患者的这些功能障碍时就需要多个相关康复专业人员的相互合作，发挥各自的技术专长，使患者的功能障碍能得以最大限度的康复。如物理治疗师擅长运动功能的康复；作业治疗师擅长认知功能和个体生活能力的康复；言语治疗师擅长言语功能的康复；义肢与矫形器师擅长为特殊个体设计、装配义肢和矫形器，进行功能补偿。

为了达到"全面康复"的目的，康复医疗常采用多专业联合作战的方式——康复治疗组（team work）开展康复服务工作：组领导为康复医师（rehabilitation doctor，RD），成员包括物理治疗师/士（physical therapist，PT）、作业治疗师/士（occupational therapist，OT）、言语矫治师（speech therapist，ST）、心理治疗师、义肢与矫形器师（prosthetist and orthotist，P&O）、文体治疗师（recreation therapist，RT）、社会工作者（social worker，SW）等。各个相关专业治疗师围绕一个共同目标，团结协作，充分发挥每一专业的技术特长，全面评估患者的功能障碍，制订并实施综合的康复治疗方案，促进患者全面康复。

三、康复医学专业人员结构

一个康复医学专业人员结构配备完整的康复治疗协作组包括：康复医师（或受过康复医学专业训练的其他科医师）、康复护士、物理治疗师、作业治疗师、言语治疗师、社会学工作者、临床心理学工作者、职业咨询师、义肢和矫形器师、劳动就业部门工作人员（就业指导）、特殊教育工作者和文体活动治疗师，而且在医疗、教育、职业、社会这几个领域的康复都互有联系，一个康复专业人员往往直接或间接地对患者在几个领域上的康复（全面康复）发挥自己的作用（表4-2）。

表4-2　康复专业人员结构

A	医疗康复专业人员	B	教育康复专业人员
	康复医师		特殊教育工作者
	康复护士		儿童生活指导专家
	物理治疗师	C	职业康复专业人员
	作业治疗师		职业咨询师
	言语治疗师		作业治疗师、技工师傅
	临床心理学工作者（心理治疗、心理测验）		劳动就业部门人员
	义肢、矫形器师	D	社会康复专业人员
	康复工程人员		医学社会工作者
	文体治疗师		文体活动治疗师
	音乐治疗师		舞蹈治疗师
	园艺治疗师		

此外，参与康复治疗的人员都可以是康复治疗组的成员，不仅是康复医疗相关的医护人员，还包括患者及其他对治疗有影响的人员。因此，从完全、系统的康复医疗工作来看，规范的康复治疗协作组应由以下成员组成：患者、康复医师、康复护士、物理治疗师、作业治疗师、言语矫正师、义肢与矫形器师、心理治疗师、文体治疗师、职业顾问、社会工作者和传统康复医疗师等（图4-2）。

笔记

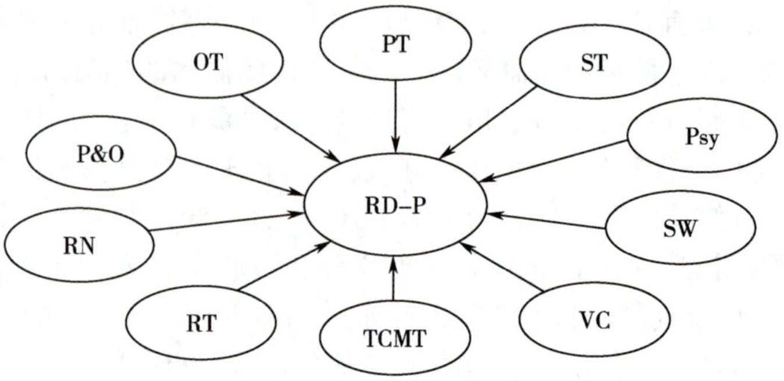

图 4-2　康复协作组的组成

P:患者;RD:康复医师;RN:康复护士;PT:物理治疗师;OT:作业治疗师;ST:言语治疗师;P&O:义肢、矫形器师;Psy:心理治疗师;RT:文体治疗师;VC:职业顾问;SW:社会工作者;TCMT:传统医学治疗师

四、康复医学专业人员的职责

（一）康复医师

康复医师是康复医疗协作组的组长,主要围绕患者的功能障碍,全面协调、管理患者康复医疗的各个环节开展康复医疗工作。其主要职责如下:

1. 接诊患者,采集病历及进行体格检查。经过功能评定后,确定患者有待康复的功能障碍,制订进一步检查、观察及康复治疗计划。

2. 对门诊患者进行复查及康复处理,对住院患者进行查房或会诊,及时调整临床康复医嘱。

3. 指导、监督、协调各治疗室康复治疗工作的顺利开展。

4. 担任治疗组会议组织者角色,组织开展病例讨论会、出院前病例分析总结会。

5. 由资深康复医师主持康复治疗组,负责领导本专业领域的康复医疗、科研、教学工作。

（二）康复护士（rehabilitation nurse，RN）

康复护士主要负责住院患者的临床康复护理,主要职责如下:

1. 执行一般护理任务。

2. 执行康复护理任务　①体位护理;②皮肤护理;③膀胱护理;④肠道护理(控制排便训练等);⑤康复心理护理;⑥协助康复治疗部门,在病区对患者进行床边物理治疗、作业治疗(尤其是日常生活活动训练)、言语矫治;⑦指导患者使用和保养义肢、矫形器、自助器具和轮椅;⑧指导和协助患者进行体位转移。

3. 密切观察患者在生理、心理、生活各方面的情况,及时向康复医师反映,协助专业协作组作出对患者的处理意见。

4. 对患者及家属进行康复知识宣传教育。

5. 从事医学社会工作者的工作,成为患者与其家庭之间,患者与其工作单位之间,患者与其社区之间沟通的桥梁,反映患者的思想情绪、困难以及要求。

6. 维护病房环境,保持病区整齐、清洁、安静,为患者营造良好的生理和心理康复环境。

（三）物理治疗师

在康复医师指导下执行运动功能训练。主要针对功能障碍患者,开展康复评定,

笔记

运用物理治疗技术，对神经、肌肉、骨关节和心肺功能等进行评估与训练，以利于肢体运动功能的提高，帮助患者重获功能，特别是针对粗大的运动功能。其主要职责如下：

1. 进行运动功能评估，如对肌力、关节运动范围（ROM）、平衡能力（坐位、立位）、体位转移能力、步行能力及步态等的评估。

2. 指导患者进行增强肌力、耐力的练习。

3. 指导患者进行增加关节运动范围的训练。

4. 指导患者进行平衡功能、转移及步行训练，提高步行能力，纠正错误或异常步态。

5. 指导患者进行各种矫正体操、医疗体操，提高神经、肌肉、骨关节等的运动功能，并调整内脏功能和心理精神状态。

6. 为患者进行牵引治疗、手法治疗和按摩推拿治疗。

7. 指导患者进行适量的有氧运动，如健身跑、骑功率车等，以增强体质、调整心肺功能，促进康复。

8. 为患者进行电疗、光疗、水疗、超声治疗、热疗、冷疗、磁疗等物理因子治疗，以及生物反馈等治疗。

9. 对患者进行有关保持和发展运动功能的健康教育。

（四）作业治疗师

在康复医师指导下执行作业治疗处方。作业治疗师通常着重于功能性活动，指导患者通过进行有目的的作业活动，恢复或改善生活自理、学习和职业能力。对残障患者，则教会其使用各种器具，或调整家居和工作环境的条件，以弥补功能的不足。其主要职责如下：

1. 功能检查及评估，包括日常生活活动能力、感觉及知觉、认知能力、家务活动能力等。

2. 指导患者进行日常生活活动训练、感知觉训练、家务活动能力训练及其生活自理能力训练等。

3. 指导患者通过作业活动进行上肢及手的肌力、肌耐力、粗大和精细功能及关节活动度训练，以促进上肢及手的功能康复，指导患者假手及上肢辅助器具、矫形器的保养和使用。

4. 指导患者进行工艺治疗，如编织、泥塑、手工艺品制作等。

5. 指导患者在职业治疗车间进行职业劳动训练（木工、纺织、机械等，也可由技工师傅指导）。

6. 单独或配合职业咨询师，对需改变职业的患者进行职业能力、兴趣的评估，并进行就职前咨询指导。

7. 指导患者进行认知功能训练。

8. 了解及评价患者家居房屋的建筑设施条件，如对患者构成障碍，提出重新装修的意见。

（五）言语治疗师

在康复医师指导下执行言语治疗、心理治疗处方，对有吞咽、言语障碍的患者进行训练，以改善其言语沟通能力。其主要职责如下：

1. 对言语能力进行检查评估，如构音能力检查、失语症检查、听力检查、吞咽功能检查等。

2. 对由神经系统病损、缺陷引起的言语交流障碍（如失语症、口吃等）进行言语训练。

3. 发音构音训练，无喉言语训练（食管音、人工喉发音）。

4. 喉切除、舌切除手术前有关言语功能的咨询指导，并对由口腔缺陷（舌切除后、腭切除后）引起的言语交流障碍进行训练，改善构音能力。

5. 指导患者使用非语音性言语沟通器具。

6. 对有吞咽功能障碍者进行治疗和处理。

7. 对患者及其家人进行有关言语交流及吞咽问题的卫生和康复教育。

（六）义肢及矫形器师

在义肢及矫形器科（室）专科门诊中工作，接受康复医师或矫形外科医师介绍来诊的患者。其主要职责如下：

1. 义肢/矫形器制作前，对患者进行肢体测量及功能检查，确定制作处方。

2. 制作义肢或矫形器。

3. 将做好的义肢或矫形器让患者试穿，并检查，然后进一步修整，直至合适为止。

4. 指导患者如何保养和使用义肢/矫形器。

5. 根据穿戴使用情况复查的结果，如有不合适或破损，对义肢/矫形器进行修整或修补。

（七）心理治疗师（临床心理工作者）（psychologist，Psy）

心理治疗师在康复协作组内配合其他人员为患者进行必要的临床心理测验，提供心理咨询及进行必要的心理治疗，帮助协作组和患者本人恰当地确定治疗目标，以便从心理上促进患者全面康复。其主要职责如下：

1. 进行临床心理测验和评定：如精神状态测定（焦虑症、抑郁症等）、人格测验、智力测验、职业适向性测验等。

2. 根据心理测验结果，从心理学角度对患者总的功能评估及治疗计划提供诊断及治疗意见。

3. 对患者提供心理咨询服务，特别是对如何对待残疾，如何处理婚恋家庭问题和职业问题等提供咨询。

4. 对患者进行心理治疗，从心理上促进患者全面康复。

（八）文体活动治疗师

通过组织患者（特别是老人、儿童残疾者）参加适当的文体活动，促进身心康复并重返社会。其主要职责如下：

1. 了解和评定患者的生活方式特点、业余爱好、兴趣、社交能力、情绪行为特点。

2. 根据诊断及上述评定，制订患者的文体活动治疗计划。

3. 组织患者参加对身心功能有治疗意义的文娱活动，如游戏、文艺表演、音乐欣赏、电影欣赏、室内球类活动（台球、保龄球等）。

4. 组织患者参加治疗性体育运动、残疾人适应性体育运动，如乒乓球、轮椅篮球、游泳、羽毛球、划船等。

5. 组织患者走向社会，到医院外参加有趣的或有意义的社交活动，如到购物中心或百货商店购物，旅行参观，参加夏令营活动、社区俱乐部活动、节日庆祝活动，促进患者与社会结合。

6. 指导患者建立均衡、健康的生活方式，比如怎样利用业余、闲暇时间，怎样养成健康的生活休闲习惯等。

笔记

（九）音乐治疗师（music therapist）

在康复医师的指导下，应用音乐等手段对患者进行情绪调整、症状改善、行为转变、人格成长等治疗，以帮助个体增进、恢复或保持身心健康。其主要职责如下：

1. 训练患者（尤其是有神经肌肉瘫痪的儿童或成人）通过弹奏适宜的乐器，或按音乐节拍做体操，以改善和发展运动功能，改善运动的协调性。

2. 指导患者通过听适宜的乐曲，达到松弛、镇静的效果，以控制应激，减轻焦虑，缓解疼痛。

3. 指导患者（有发音及言语障碍者）通过唱歌进行构音训练和曲调音韵治疗，以改善言语功能。

4. 以音乐疗法作为社会康复和心理治疗手段，组织患者（尤其智能低下或有精神情绪异常者）进行集体的音乐活动（唱歌、乐器弹奏表演等），以改善社交技能，提高自信心和自尊心。

5. 对晚期癌症或其他慢性病患者进行安抚性医护，以音乐疗法（唱歌、听曲）为手段，调剂患者的养病生活及改善情绪。

6. 训练某些残疾人（如视力残疾患者）学习音乐，帮助他们准备以音乐作为职业。

（十）舞蹈治疗师（dance therapist）

指导和组织患者练习舞蹈，通过舞蹈活动改善身体动作的协调性、灵活性，改善情绪及促进社会康复。

（十一）园艺治疗师（horticultural therapist）

1. 指导和组织患者栽培花草植物、制作盆景及练习庭园设计，以改善身心功能。

2. 对某些残疾人进行园艺职业训练，帮助患者准备以园艺作为职业。

（十二）社会工作者

社会工作者是指遵循助人自助的价值理念，运用个案、小组、社区、行政等专业方法，以帮助机构和他人发挥自身潜能，协调社会关系，解决和预防社会问题，促进社会公正为职业的专业工作者。在康复协作组中主要指促进患者社会康复的工作人员，其主要职责如下：

1. 了解患者的生活方式、家庭情况、经济情况及在社会的处境，评估其在回归社会中有待解决的困难问题。

2. 向患者征询意见，了解其愿望和要求，共同探讨准备如何在出院后适应家庭生活和回归社会。遇有思想和态度障碍，向患者进行解释、鼓励和说服。同时，也应向患者的家属做同样的征询意见和解释说服工作。

3. 帮助患者与其家庭、工作单位、街道、乡镇、政府福利部门和有关的社会团体联系，争取得到他们的支持，以解决一些困难问题，为患者回归社会创造条件。

（十三）职业咨询师（vocational counselor，VC）

作为促进患者职业康复的工作人员，其在康复中心（医院）里的职责如下：

1. 了解和评估患者的职业兴趣、基础和能力。

2. 为新就业或需改变职业的患者提供咨询。

3. 组织集体或个别的求职技能训练，如开设讲座、教患者如何写求职信和参加求职面试；并进行有关工作态度、工作纪律等的辅导。

4. 帮助患者与职业培训中心、民政福利及劳动人事部门等联系，提供就业信息。

笔记

（十四）中医师（traditional Chinese physician）

中医师是指在中医理论的指导下，运用中药、针灸等方法为患者解除病痛的专业人员，为我国康复医疗机构所特有。中医师参加康复协作组能使康复医疗贯彻中西医结合的原则，更好地利用传统中医学的优势。其主要职责如下：

1. 参加协作组病例讨论会，从中医观点对制订患者总的康复治疗计划提出建议。

2. 负责院内或协作组内的中医会诊，及时对需使用中医方法以促进康复的患者开出中医中药的医嘱、处方。

3. 在专业协作组中或根据医师转诊要求，经诊察后对相应患者运用中医传统康复技术（针灸、推拿、导引等）进行治疗，促进患者身心康复。

（十五）康复治疗师（rehabilitation therapist）

在基层单位工作。由于治疗人员少，无法按专科分工，故须配备一专多能的康复治疗师。其主要职责如下：

1. 对患者进行基本的运动治疗、物理因子治疗、作业治疗，在需要时也可进行一些简单的言语矫治和心理治疗。

2. 对社区居民、患者及家属开展康复咨询、康复教育及康复预防等工作。

学习小结

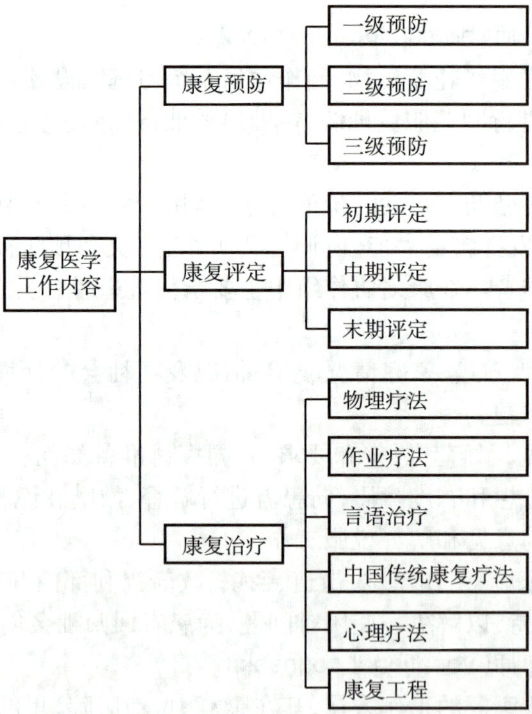

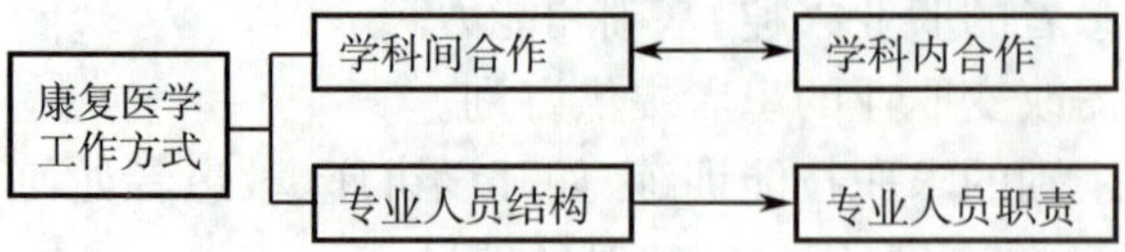

（王燕平　谢　芹　张洪兵　孙东云　黄海量）

笔记

复习思考题

1. 康复预防的意义是什么？三级预防的目的各是什么？
2. 康复评定是如何分期的？
3. 常用的康复治疗方法包括哪些？它们的治疗侧重点各是什么？
4. 如何理解康复医学的团队协作工作方式？

笔记

第五章

康复医疗机构与社区康复

学习目的

通过本章的学习，对康复医学机构的基本构成、各自特点和功能全面把握，对社区康复有足够的认识和重视，对在康复实施过程中的康复医学科的功能与布局、人员配备、诊疗场地与设施、常用设备情况作一初步了解和接触，为今后顺利进入临床实习奠定基础。

学习要点

康复机构的概念与类型；康复医学科的功能与布局、人员配备、诊疗场地和常用设备；社区康复的概念、历史、基本原则及其工作内容；分级分层管理及转诊。

案例分析

女，黄某，65岁，因多饮、多食、消瘦十余年到某三级医院门诊就诊。既往有高血压史，药物控制中。原有糖尿病诊断，口服二甲双胍降糖治疗，未监测血糖，控制情况不详。查体：BP：135/85mmHg，实验室检查：尿糖（++++），空腹血糖11.78mmol/L，随机血糖30mmol/L以上。根据其病情，医生诊断为2型糖尿病，给予胰岛素控制血糖，并要求节制饮食，每周有规律运动。

经过一段时间治疗后，血糖得到控制，由三级医院转至属地社区医院，社区的全科医生根据其情况建立健康档案，并监测血糖和进行膳食管理。同时，联合社区的康复治疗师对患者进行宣教，介绍糖尿病的临床表现、并发症、饮食治疗、药物治疗、病情检测、自身保健等，并为其制定运动处方。

患者回家后根据医嘱每日注射胰岛素，监测血糖变化，注意低糖饮食，在早餐后半小时进行有氧运动，如慢走、骑自行车等，每次45分钟。

1个月后，患者至三级医院复诊，血糖已经得到很好的控制，医生根据其情况酌情减低了胰岛素的用量。

这个病例让我们思考：什么是社区康复？社区康复的优势有哪些？

笔记

第一节　康复医学机构的类型

一、康复医疗机构的概念

医疗机构是依照法定程序设立的，以救死扶伤、防病治病，为公众的健康服务为宗旨，从事疾病诊断和治疗的卫生服务机构。康复医疗机构是指独立完成康复医疗任务的机构，是医疗机构的重要组成部分。随着康复医学的不断发展，我国的康复医疗机构呈蓬勃发展之势。

二、康复医疗机构的类型

由于接受康复服务的患者所处的康复阶段和康复需求的差别，相应的康复医疗机构也就有不同的形式。目前，全国各地都有各种形式和类型的康复医疗机构，开展着形式多样的康复医疗服务，患者根据自身的康复需求和客观条件，可以选择在不同类型的康复医疗机构中接受康复治疗和训练。

我国现有的康复机构种类繁多，按服务方式可分为医疗机构康复、上门康复服务和社区康复；按举办主体可分为国家卫生健康委员会、民政部、中国残疾人联合会、其他各部委、社会机构等；按组织形式分类，可分为康复医院、综合医院康复医学科、康复门诊、疗养院、护养院、儿童福利中心等。

（一）按服务方式分类

康复医疗机构按其服务方式不同可分为医疗机构康复（institution-based rehabilitation，IBR）、上门康复服务（out-reaching rehabilitation service，ORS）和社区康复（community-based rehabilitation，CBR）

1. 医疗机构康复　医疗机构康复具有较为完善的康复医疗设备，有经过正规培训的各类康复治疗师，能够提供较高水平服务，能解决病、伤、残的各种康复问题。同时，医疗机构（特别是综合医院和较大的康复中心）有临床各科的配合。因此，医疗机构康复强调的是早期康复和整体康复，这种康复服务方式的优点是：康复的早期介入，康复医师能结合临床医学，使病、伤、残者早期、全面、系统地得到康复治疗，康复服务水平较高，有利于患者早期回归社会。但一般费用较高，且患者必须来院或住院方能接受康复医疗服务。

2. 上门康复服务　上门康复服务是指具有一定水平的康复人员离开康复机构到病、伤、残者家庭或社区进行康复服务。与机构内康复不同，上门康复服务的特点是病、伤、残者不用住院或到门诊便可以得到基本的康复服务。例如，病、伤、残者结束机构内的康复后回到家庭，根据需要，由原来的机构或居住地附近的机构派出医师、治疗师和护士到家里继续给予康复评定和康复治疗。其不足之处在于上门康复服务的时间及专业人员有限。因此，康复服务的内容往往受到一定的限制。

3. 社区康复　社区康复是指在社会的层次上采取的康复措施，这些措施是利用和依靠社区的人力资源而进行的，包括依靠患者本身以及他们的家庭和社会。社区康复自 1976 年由世界卫生组织提出以来，已在全球不断深入开展，其定义也在不断更新、完善。

笔记

（二）按举办主体分类

我国现有的康复资源主要分布在国家卫生健康委员会、民政部、中国残疾人联合会、人力资源及社会保障部、教育部以及社会机构这六个方面。

1. 国家卫生健康委员会　国家卫生健康委员会系统下的康复资源主要是指各类大型的康复医院以及综合医院内的康复医学科。在2011年，国家卫生和计划生育委员会颁布了《综合医院康复医学科建设与管理指南》及2012年的《康复医院基本标准（2012年版）》之后，对各级康复医院及康复医学科的建设提出了更加具体、明确的要求，为建立三级康复医疗服务网络，坚持分层级医疗、分阶段康复的理念打下了良好的基础。

2. 民政部　各级民政部门内的康复资源主要是指民政部门设置的疗养机构和护养院等机构。疗养院主要是利用自然环境，按照康复的原则把疗养因素与康复手段结合起来，促进慢性病者、老年病者、手术后患者及其他伤残者的康复。养护院是指为失能老年人提供生活照料、健康护理、康复娱乐、社会工作等服务的专业照料机构。这类机构将康复服务内容与疗养保健、养老护理融为一体，服务大众。

3. 中国残疾人联合会　目前，我国的大部分康复资源主要集中在残联系统，包括各类康复中心、听力语言康复中心、残疾人辅助器具中心等。国内最大的综合性康复机构——中国康复研究中心，就是隶属于残联系统。

4. 人力资源及社会保障部　人社部下的康复机构主要指专门为工伤患者提供康复服务的工伤康复机构，服务模式以后期康复和职业康复为主。

5. 教育部　大多分布在一些特殊教育学校，以特殊教育和某类特定疾病的康复为主，如聋哑学校开展的言语康复，盲校开展的低视力康复，弱智学校开展的智力康复等。这些机构的康复治疗大多与教育内容结合紧密，专业内容更加细化。

（三）按组织形式分类

按组织形式进行分类，康复医学机构可分为医院型、门诊型、疗养院型。其中最为常见的康复医疗机构有康复医院、综合性医院的康复医学科及康复门诊等。

1. 康复医院　康复医院是在康复医学理论指导下，主要以疾病、损伤导致的躯体功能与结构障碍、个体活动以及参与能力受限的患者为服务对象，提供专业、综合的康复治疗，并具备相关疾病的一般诊疗、处置能力和急诊急救能力的医疗服务机构。主要应用各类临床诊疗技术以及功能评定，和物理治疗、作业治疗、言语-语言治疗、心理康复、传统康复治疗、康复工程等康复医学诊断和治疗技术，提高伤、病、残人士的生存质量，使其重返社会。根据《康复医院基本标准（2012年版）》的要求，可以将康复机构分为三级康复医院和二级康复医院。三级医院与二级医院相比，占地面积、医护比例、治疗师比例更高；住院总床位更多，康复专业床位占比更高。在临床科室的设置中，康复类科室、康复治疗室和评估室的种类要比二级医院丰富。

2. 康复医学科　康复医学科为综合医院或专科医院的一个独立临床科室，设有康复门诊、康复病房、相关康复治疗室，开展门诊及临床各科转诊患者的康复诊疗服务。这种类型在中国分布比较广泛，数量大，在康复医疗中占有重要地位。综合医院康复医学科的主要任务是在康复医学理论指导下，与相关临床科室紧密协作，应用功能评定和物理治疗、作业治疗、言语治疗、心理康复、传统康复治疗、康复工程等康复医学诊断和治疗技术，为急性期、恢复早期各种功能障碍患者提供早期的康复评估和治

笔记

疗，提高患者整体治疗效果，为患者转入专业康复机构或回归社区、家庭做好准备。同时为需要后期康复的患者提供康复医学诊疗指导，为所在社区的康复工作者提供康复相关技能培训和指导。根据综合医院的级别不同，分为三级和二级两种。

（1）三级综合医院的康复医学科：三级综合医院的康复医学科有独立的门诊和病区，门诊和治疗室总使用面积不少于 1000 平方米。设置具备临床康复评定功能的物理治疗室、作业治疗室、言语治疗室、传统康复治疗室、康复工程室等。

（2）二级综合医院的康复医学科：二级综合医院的康复医学科有独立的门诊和病房，门诊和治疗室总使用面积不少于 500 平方米。设置具备临床康复评定功能的物理治疗室、作业治疗室、言语治疗室、传统康复治疗室、康复工程室等。

3. 康复门诊　康复门诊是独立设置的康复诊疗机构，不设病房，只为门诊患者提供康复服务，称为康复门诊或康复诊所。康复门诊一般设有康复诊室和一些治疗室，主要有物理治疗室、理疗室及传统康复室等，主要接诊病情稳定的恢复期患者。

第二节　康复医学科的设置和常用设备

一、康复医学科的功能与布局

（一）康复医学科的功能

康复医学科是综合医院和综合中医院必备的临床科室，它的主要功能是在康复医学理论指导下，应用康复评定和物理治疗、作业治疗、传统康复治疗、语言治疗、心理治疗及康复工程等康复医学的诊断和治疗技术，为功能障碍患者提供康复服务。它需要与相关临床科室密切协作，着重为病伤急性期、亚急性期、恢复期的有关躯体、内脏器官、脑高级功能和心理功能障碍的患者，以及重症、复杂和疑难的残疾患者，提供全面和系统的康复医学专业诊疗服务。综合医院的康复医学科还要作为区域性康复医学资源中心，为所在社区卫生服务网络提供康复医学技术咨询、培训，为所在区域功能残障患者提供康复治疗技术指导。并与专业康复机构或者社区卫生服务中心建立双向转诊关系，有利于患者的分阶段康复。康复医学科的服务宗旨是预防和改善各种疾病、损伤、畸形等导致影响患者生活能力和生存质量的功能障碍。原卫生部 2011 年 5 月 6 日发布“卫生部关于印发《综合医院康复医学科建设与管理指南》的通知（卫医政发〔2011〕31 号）”，对《综合医院康复医学科管理规范》（卫医发〔1996〕13 号）进行了修订，形成《综合医院康复医学科建设与管理指南》（以下简称《指南》）。《指南》指出：“综合医院应当根据医院级别和功能提供康复医疗服务，以疾病、损伤的急性期临床康复为重点，与其他临床科室建立密切协作的团队工作模式，选派康复医师和治疗师深入其他临床科室，提供早期、专业的康复医疗服务，提高患者整体治疗效果，为患者转入专业康复机构或回归社区、家庭做好准备。”综合医院康复科在开展康复诊疗时，应当采取适宜技术，包括“疾病诊断与康复评定”，“临床治疗：针对功能障碍以及其他临床问题，由康复医师实施的医疗技术和药物治疗等”，“康复治疗：在康复医师组织下，由康复治疗师、康复护士、康复工程等专业人员实施的康复专业技术服务”。

（二）康复医学科设置的基本原则

康复医学是原卫生部规定的临床一级学科之一，原卫生部 2011 年 5 月 24 日发布

笔记

"卫生部关于印发《综合医院康复医学科基本标准（试行）》的通知（卫医政发〔2011〕47号）"。其中对二、三级综合医院的康复医学科设置的科室、面积和床位，人员，设备，规章制度这4个方面，都列出了具体规定和标准。《综合医院康复医学科建设与管理指南》第四条指出："二级以上（含二级）综合医院应当按照《综合医院康复医学科基本标准》独立设置科室，开展康复医疗服务，科室名称统一为康复医学科。鼓励有条件的综合医院开展心理康复咨询工作。"

一级综合医院一般不必设立专门的康复医学科，但应设置康复医学治疗部门，并在当地政府及其卫生行政部门的领导和上一级综合医院康复医学科的指导下，协同当地有关部门，动员、组织群众，大力开展残疾的一级预防工作，对于已经存在功能障碍的患者作好三级预防；同时在上级综合医院的指导下，配备不少于2名有执业资格的康复专业人员，积极开展社区康复治疗工作，组织、指导所在社区的基层卫生人员，在基层有关医疗机构和功能障碍患者住所开展康复医学治疗、咨询服务。

（三）康复医学科应具备的诊疗能力

1. 功能评定　包括身体形态的评定、运动功能测评、感觉功能测评、平衡功能评定、步行功能评定、疼痛评估、运动协调功能评定、日常生活活动能力测评、生存质量评定、认知功能测评、言语能力测评和吞咽功能测评、心肺功能测评、心理功能评定、神经心理评定、电生理诊断、肢体残疾和言语残疾评定，职业和社会参与能力测评等。

2. 物理治疗

（1）物理因子治疗：包括各种电疗、光疗、磁疗、超声波疗法、冷疗法、热疗法、水疗法、压力疗法、生物反馈疗法等现代物理因子治疗，有条件和能力的三级综合医院的康复医学科可以开展疼痛治疗新技术，如射频消融、臭氧治疗椎间盘突出症和各种神经痛等。

（2）运动疗法：包括手法治疗，如关节松动技术、神经松动术、软组织松解技术等；肌力训练；关节活动度训练；转移训练；步行训练；牵引疗法；平衡训练；呼吸训练；协调训练；矫正训练；水中运动疗法；有氧训练；神经肌肉促进疗法，如Brunstrom技术、Rood技术、Bobath技术、PNF技术、运动再学习技术（MRP技术）等。

3. 作业治疗　包括感知、认知训练；日常生活活动能力训练；功能性作业训练；家务性作业训练；就业前作业训练；休闲性作业训练等。

4. 言语治疗　包括常见言语交流障碍，如失语症、构音障碍，以及吞咽障碍的康复治疗等。

5. 传统康复治疗　包括针灸、按摩、推拿、中药外用疗法，如中药热敷疗法、中药熏洗疗法等，以及中国传统运动疗法：如太极拳、五禽戏、六字诀等。

6. 心理治疗　包括各类神经症，如焦虑症、抑郁症、强迫症、神经衰弱等的心理治疗；以及各类行为问题的矫正，如人格障碍、性心理障碍、儿童行为障碍等。

7. 康复工程　包括义肢、矫形器处方及训练，临床常用矫形器的制作。

8. 其他　康复咨询，康复环境的改造等。

（四）康复医学科的布局

综合医院康复医学科作为医院内唯一面向全院从事临床康复医疗服务的学科，在科室布局上一般应设立康复门诊、康复评定和治疗室、康复病房三部分。

1. 康复门诊　主要用来接诊门诊患者，对门诊患者进行诊断、评估，制订相应康

笔记

复治疗计划，并提供咨询服务。

2. 康复治疗室　基本设置应包括物理治疗室（包括运动治疗和物理因子治疗）、作业治疗室、言语治疗室、传统康复治疗室。其中物理治疗室和作业治疗室是康复治疗室的两大支柱，为患者提供许多实用、有效的康复治疗服务。对于规模较大的康复医学科，在条件允许的情况下应设置专门功能评定室、义肢与矫形器治疗室、心理治疗室、文体治疗室、认知治疗室、水疗治疗室等。这样才能更好地为患者提供更为全面的康复治疗。规模小或康复需求少的综合医院，可将性质相近的康复医学专业诊疗室合并设置。

3. 康复病房　在康复病房设置方面，根据原卫生部《综合医院康复医学科基本标准》的要求，二、三级综合医院康复医学科根据需求和当地康复医疗服务网络设定独立的康复病房及床位，且床位数要达到医院总床位数的一定比例，二级医院的床位数可以比三级医院的略少。

二、康复医学科的人员配备

（一）康复医学科人员构成

康复医学科人员构成具体是由康复医师、康复护士、康复治疗师（包括物理治疗师、作业治疗师、言语治疗师、心理治疗师、义肢与矫形器师、文体治疗师、社会工作者）等专业人员组成康复治疗组。

（二）康复医学科人员比例

根据《综合医院康复医学科基本标准（试行）》要求，三级综合医院的康复医学科，每床至少配备 0.25 名医师，其中至少 2 名具有副高以上专业技术职务任职资格的医师；1 名具备中医类别职业资格的执业医师。每床至少配备 0.5 名康复治疗师。每康复科病床至少配备 0.3 名护士。二级综合医院的康复医学科，每床至少配备 0.25 名医师，其中至少 1 名具有副高以上专业技术职务任职资格的医师；1 名具备中医类别职业资格的职业医师。每床至少配备 0.5 名康复治疗师。每康复科病床至少配备 0.3 名护士。

（三）康复医学科人员资质要求

1. 康复医师　在康复学科的体系内，康复医师的作用是对患者进行评定、诊断并开出治疗处方和组织、实施治疗。康复医师是康复治疗小组的领袖和协调者，同时，康复医师还担负着对患者的教育、咨询和随访任务。我国目前尚无关于康复医师的专业资质准入标准，一般要求具有医师资格证书并临床工作 6 年以上的临床医师，经主治医师考试并选择康复医学专业，具有康复医学专业执业范围的执业证书。我国对于康复医师的规培是二级学科的基础培训。通过 3 年的规范化培训，使住院医师打好康复医学科的临床工作基础。一般第一年，在相关临床科室如神经内科、神经外科、骨科、内科进行轮转，了解并熟悉这些科室临床诊疗的基本原则和方法。第二、三年进入康复医学科规范化培训。重点掌握康复治疗学、临床住院康复和康复医学科门诊中涉及的诊疗内容。

2. 康复治疗师　康复治疗师是康复医疗服务的主要技术载体，也是构成我国康复医学专业队伍的主要力量，我国康复治疗师（主要包括物理治疗师、作业治疗师、言语治疗师等）的学历教育始于 20 世纪 90 年代，如今已有近百所高等医学院校和部分

笔记

体育院校及高等职业技术学院设置了康复医学院、康复治疗系/专业。

康复治疗师的资格考试属于全国卫生专业技术资格考试，是为了适应我国人事制度的改革，由人力资源及社会保障部与国家卫生健康委员会共同组织和实施的。国家卫生健康委员会人才交流中心负责报名、资格审核等全部考务工作。考试原则上每年进行一次，一般在五月中旬举行。参加考试人员须具有国家教育部和卫生计生行政部门认可的正规院校毕业学历或学位。所学专业须为康复专业或与康复专业对口（或相近）。报名参加本年度卫生专业技术资格的人员，其学历取得时间和从事本专业工作年限均截至前一年的12月31日。初、中级卫生专业技术资格考试设置"基础知识""相关专业知识""专业知识""专业实践能力"等4个科目。参加卫生专业技术资格考试并成绩合格者，由人事局颁发人事部统一印制，人事部、国家卫生健康委员会用印的专业技术资格证书。该证书在全国范围内有效。

在美国等发达国家，康复治疗师早已分化为物理治疗师、作业治疗师、言语治疗师三部分进行不同的培养，并且有自己独立的课程、考试、认证、注册系统。以美国物理治疗师为例，美国居民需要在经过美国物理治疗教育认证委员会（commission on accreditation in physical therapy education, CAPTE）认证的物理治疗专业学习并取得学位，就可参加美国物理治疗师执业资格考试（national physical therapy exam, NPTE）。考试内容涉及查体与评定、诊断与鉴别诊断、预后判断、治疗措施、治疗设备与模式、科研进展、职责与患者安全等康复的各个方面，考试合格后方能进行康复治疗师的工作。随着康复事业蓬勃发展，康复治疗专业教育日趋成熟，我国许多院校已经开始尝试亚专业分化的人才培养模式，向国际通行的模式靠拢。

3. 康复护士　迄今为止，我国在康复护士资质要求方面与临床各科护士要求基本相同。但就康复护理来讲，康复护理学是康复医学的重要组成部分，康复护理的目的是为患者功能恢复和再建、提高生存质量及回归社会创造条件。因此，康复护士不仅要观察病情和残疾的变化，辅助患者功能的恢复，而且要指导他们学会并掌握在功能障碍的状态下如何自我护理，增强患者的自信心，以有利于康复目标的实现。我国目前的护理教育以培养通科护理人才为主，一般护理院校毕业的护士将难以应对逐步发展的康复护理服务的需要。因此，只有接受过康复医学的专业技能培训或继续教育学习的护士，才能更好地从事康复护理工作。

4. 其他　其他康复科人员，如心理治疗师、支具与矫形器师、社会工作者等也应有相关专业的毕业证书和专业技术资格认证。

三、诊疗场地与设施

（一）诊疗场地面积要求

根据原卫生部《综合医院康复医学科基本标准（试行）》要求，在康复医学科诊疗场地方面，三级综合医院康复医学科门诊和治疗室应达到一定的使用面积，二级综合医院康复医学科门诊和治疗室使用面积可略少于三级医院。

（二）康复医学科设置和设施基本要求

康复医学科在医院中的设置场所，应该是比较方便于功能障碍患者抵离的地方，根据实际情况和条件，治疗室既可采取门诊、住院共用的设计方式，也可以在门诊部、住院部分别设置。康复医学科的通行区域和患者经常使用的诊疗室、楼梯、台阶、坡

笔记

道、走廊、门、电梯、厕所、浴室等主要公共设施，应采取无障碍设计和防滑地面，室外的走廊或过道应允许轮椅或推车通行无阻，通道走廊的墙壁应有扶手装置。

康复医学科的治疗室地板、墙壁、天花板及有关管线应易于康复设备及器械的牢固安装、正常使用和经常检修，高频治疗室的装修应注意绝缘和安装屏蔽设施。治疗室应有良好的通风和室温调节设备，对于不同功能与作用的治疗室进行一些装饰，色彩的设计和布置应有利于患者的治疗与训练。

（三）康复病房设置要求

无论二级、三级综合医院，康复医学科每床使用面积不少于6平方米，床间距不少于1.2米。有条件的综合医院康复医学科应给予较大的面积，才能方便轮椅在床之间转动。卫生间、浴室、通道等应有专门的设置以便更适合康复患者的治疗和使用。

四、康复医学科的常用设备

康复仪器设备是康复医学科用来为患者进行康复评定和康复治疗的重要医疗工具。因此，康复医疗设备是康复医学科赖以生存和谋求发展的必备条件之一。其中，康复评定设备、运动治疗设备和物理因子治疗是最常用、最基本，也是最重要的。

（一）康复评定设备

康复评定在康复计划的制订、康复效果的评定以及预后中起着重要作用。因此，必须配备相应的康复评定设备，才能保证对患者功能障碍的部位、类型、性质、程度等进行科学评定，制订合理的康复治疗计划，并对康复治疗效果作出客观评价。临床常用的康复评定设备有以下几类：

1. 身体形态评定常用设备　姿势评定中目测法可以使用摄像机；脊柱测量使用铅垂线；放射学评定需要X线检查设备；身体形态、长度、围度的评定可用到皮尺、体重仪和身高仪。

2. 肌力评定常用设备　一般简单的肌力评定可用徒手方法进行，在肌力超过3级时，为进一步做较细的定量评定，就需要使用专门的器械进行较精细的肌力评定。这种肌力评定包括等长肌力评定、等张肌力评定和等速肌力评定。等长肌力评定常用设备包括：机械测力计，如握力计、捏力计、背拉力计以及电子测力仪等；等张肌力评定常用的有哑铃、沙袋或其他定量负重的运动器械；等速肌力评定使用等速肌力仪测量，可以独立地测量一个或多个特定动作速度时肌肉力量，具有安全、有效、可重复性高、结果直接反馈等优点。

3. 关节活动范围评定常用设备　在关节活动范围评定中常用设备有通用量角器、手指量角器、方盘量角器、脊柱测量器以及多功能关节活动度测量表等。

4. 肌张力常用评定设备　肌张力一般采用徒手评定，但必要时可利用仪器如电生理测试仪、等速测力仪及肌电图等来检查，提高评定的精准度。

5. 感觉评定常用设备　包括浅感觉、深感觉和复合感觉的评估，常用的设备有大头钉若干个（一端尖、一端钝）；两支测试管及试管架；棉签、纸巾或软刷；音叉（256Hz）；圆规；日常生活中的常用器具，如橡皮、手表、筷子、勺子等；不同重量的物品数件；几块不同质地的布，触觉测量器等。

6. 生物力学评定常用设备　生物力学评定是指通过人体运动中的生物力学和运动学的改变，来评定患者运动功能的方法。常见的设备包括三维步态分析系统，平衡

笔记

检测评估系统等。

7. 电生理评定常用设备

（1）肌电图仪：肌电测量包括有损伤测量和无损伤测量两大类，其主要区别在于电极的使用上。前者使用的针电极，称为针式肌电图仪，主要用于确定周围神经、神经元、神经肌肉接头及肌肉本身的功能状态；后者使用表面电极，称为表面肌电图仪，主要用于表浅肌肉的评估，可量化评定痉挛、肌肉疲劳程度，指导和评价康复训练效果。

（2）电诊断仪：在康复医学中，电诊断仪主要用于对某些神经肌肉的损伤程度进行测定。作为康复评定的客观指标，强度-时间曲线检查是电诊断中测定组织兴奋性比较精确的诊断方法，在临床上可用于对周围神经损伤的诊断、估计预后和提示治疗选择和鉴别诊断。

（3）神经电图仪：是评定下运动神经疾患及神经功能状态较为可靠的方法，包括神经传导检查和反射检查。神经电图能了解神经功能的正常、异常或缺失，并区分脱髓鞘性病变与轴索性病变。确定反射弧损害，区分感觉径和运动径的损害及确定损害的节段。

8. 心肺功能及代谢当量评定常用设备　心肺功能评估主要包括心电运动试验、通气功能评定和气体代谢评定等。常用设备包括：功率自行车、活动平板、手摇车（用于下肢功能障碍者）、多导联心电图仪、肺功能测定仪、血氧分析仪。

9. 作业评估常用设备

（1）日常生活活动功能的常用评定设备包括日常生活用品和辅助用具，模拟或真实的家居环境等。

（2）手功能评定常用的设备有积木、硬纸板、绘图工具以及所选用评定系统中的工具（如 Purdue 钉板实验、Jebsen 手功能评定系统、Carwford 手小件灵活性评定系统等）。

（3）职业功能评估的常用设备有 Valpar 系列工具（Valpar component work sample series）、工作模拟评定仪、职业要求资料库（如《中华人民共和国职业分类大典》）等；身体和工作能力评定常用设备，包括普通的体能测试设备、工作模拟环境或实际工作场所等。

10. 知觉功能评定 包括失认症和失用症的评定。

（1）失认症：视觉失认症评估的常用工具包括患者家庭照片、专用评定图片、评定色卡、笔、毛巾、牙刷、镜子、铅笔等实物，患者熟悉人员及书写工具。听觉失认症的工具有录音机、放音设备、专门录制的音乐及日常生活活动中熟悉的声音（如钟声、动物叫声、水流声等）和熟悉的音乐。触觉失认症常用工具有笔、毛巾、牙刷、镜子、铅笔等常用物品的实物。

（2）失用症：意念和肢体性失用症常使用的工具包括牙刷与牙膏、蜡烛与火柴盒、电池与电筒、吸管与饮料、钉子、木板、榔头、锯子、螺丝刀、拳击沙袋、模拟高尔夫球组合、铲子、为男性准备剃须刀等。结构性失用症主要使用绘图板、拼图、积木、Kohs 立方体图形检测等工具进行评定。

11. 认知评定常用设备　脑损伤后认知功能障碍评定是认知障碍康复的重要环节，准确、客观的认知评定有助于对脑损伤后认知障碍进行分类并评价其严重程度，从而指导康复治疗。临床常用认知评定设备包括认知能力筛查量表、心理测试用品，注

笔记

意、观察力、记忆、思维单项智商测定用品，如铅笔、手电筒、录音机、摇铃、秒表等，也可使用影像学设备和脑电仪进行评估。

12. 言语评定常用设备 传统的语言障碍评定主要依赖于治疗师使用量表进行评定，常用设备有听力评估设备，包括各种声响玩具（如响板、摇铃、铃鼓等）、图片、听力评定筛查软件、听处理评定与训练系统、脑干听觉诱发电位仪、耳声发射测听仪等；失语症评估设备包括录音笔、秒表、铅笔、橡皮、纸、尺子，或失语症评价计算机辅助系统；构音评定中常用到秒表、压舌板、电筒等设备；吞咽评估包含压舌板、手电筒、乳胶手套、牙科镜、食醋和糖水，必要时配备吸痰器，在实际食物吞咽检查时急救使用。

（二）物理治疗设备

1. 物理因子治疗设备 康复物理因子治疗设备是康复医学科必不可少的康复治疗设备之一，是利用声、光、电、磁、力等物理因子对常见的肌肉骨骼疾病、神经系统疾病及各种急慢性疼痛进行康复治疗。常用有低频电疗设备、中频电疗设备、高频电疗设备、交流电疗设备、光疗设备、超声波治疗设备、磁疗设备、传导热治疗设备、冷疗设备、空气压力设备、生物反馈设备、水疗设备等。

2. 运动疗法设备 临床常用运动疗法设备有以下几类：

（1）基本设备：包括治疗床、平行杠、训练用扶梯、训练用垫、姿势矫正镜、肋木、训练用球、棍、支撑器等。

（2）关节活动训练设备：包括多功能牵引网架、肩梯、关节被动训练器、肩关节回旋器、前臂内外旋转器、腕关节旋转运动器、髋关节旋转运动器、踝关节运动器、上下肢持续被动活动器（CPM）、手功能持续被动活动器、滑轮吊环、踝关节矫正站立板等。

（3）肌力训练设备：包括沙袋、哑铃、弹力带、拉力器、划船器、功率自行车、股四头肌训练椅、等速肌力测试训练系统等。

（4）平衡、步行训练设备：包括电动起立床、站立架、跑台、减重步行训练系统、下肢机器人、平衡训练器、助力平行木、各种拐杖、助行器、轮椅、平衡板、平衡球、体操垫等。

（5）牵引设备：包括颈椎牵引治疗仪，如坐位颈椎牵引治疗仪、卧位颈椎牵引治疗仪等；腰椎牵引治疗仪等。

（6）心肺训练设备：抗阻呼吸器、活动平板、上下肢功率计、心电监测和心电遥测仪等。

（7）儿童训练设备：泡沫软垫、各类儿童专用康复设备、感统训练系统等。

（三）作业治疗设备

常用作业治疗设备如下：

1. 上肢及手作业器材 橡皮泥、弹力带、握力计、捏力计、不同阻力夹子、生产性活动工具、娱乐与休闲工具、电脑辅助手功能训练系统、上肢机器人等。

2. 日常生活活动训练器材 包括食具、厨房用具、家用电器、梳子、毛巾、模拟厕所、模拟浴室、自助用具等。

3. 娱乐与休闲活动训练 包括娱乐设施、文体用品、游戏工具等。

4. 职业康复训练 常用工具有钳子、扳手、螺丝刀、锤子等；工作模拟训练器如 Valpar 工作模拟系统；模拟工作站如木工工作站、维修工作站、电工工作站、文职工作站、清洁卫生工作站等。体能训练器材、计算机或自动化的器材（如 BTE 工作仿真

笔记

器），模拟实际工作所需的体能要求的器材（如 Work Cube 仿真工作台等）。

5. 知觉功能训练器材　视觉失认训练器材有照片、颜色图片、日常用品、拼板等；触觉失认训练器材有各种质地的材料、砂纸、日常用品等；失用训练器材包括训练用卡片、各种日常用品的实物、积木、必要的生活自助具等；结构性失用训练器材包括各种几何图形、积木、拼图、火柴棍、木钉盘等。

6. 认知训练器材　包括录音机、尺子、笔、纸、照片、图片、短篇文章、拼板日常生活用品、扑克、电话、计算机及计算机辅助训练系统。

（四）言语治疗设备

常用言语治疗设备包括：用于听力训练的各种声响玩具、录音机、节拍器、计算机辅助的听觉康复训练仪。用于言语治疗的录音机、听力计，语言评定与治疗用具，如实物、图片、纸、笔等，以及计算机语言辅助训练设备、交流板、词汇板，等等。用于构音训练的小棉棒、纱布、手套、压舌板、果酱、气球、吸管、哨子、蜡烛等。

（五）义肢、矫形治疗设备

包括各类颈椎、胸腰骶椎矫形器，脊柱侧凸矫形器，上下肢矫形器，矫形鞋，矫形鞋垫，压力衣等；以及义肢、矫形器制作所需的板材、制作用具、调试用具等。

1. 低温热塑矫形器制作设备　包括水温箱、热风枪、缝纫机、剪刀、绘图工具、各类量尺、裁剪刀等。

2. 高温热塑矫形器制作设备　包括平板加热器、打磨机、真空泵、带式锯床、钻床、抛光机、砂轮机、台钳、缝纫机及石膏振动锯等专业工具。

（六）传统康复治疗设备

包括针灸用具，如毫针、三棱针、头皮针、针刀、艾灸盒等，以及火罐、中药熏蒸床、中药定向透入治疗仪、经络导平治疗仪等。同时，还有将传统针刺与现代科学技术如激光、微波、低频脉冲电学、超声波等技术相结合，从而研制出的激光针灸治疗仪、氦氖激光针灸仪、微波针灸仪、低频脉冲针灸治疗仪、毫米波无伤针灸仪等。

第三节　社 区 康 复

一、社区康复的概念

社区康复最早是指设立在社区内的基层康复服务机构，以提供初级卫生保健和利用社区资源为主要方法，使初级卫生保健和康复服务能更贴近残疾人。2004 年，国际劳工组织、联合国教科文组织和世界卫生组织按赫尔辛基会议意见，对《社区康复联合意见》书中社区康复的定义进行了更新。意见书重新定义社区康复，是指：依靠社区本身的人力资源，建设一个有社区领导、民政人员、卫生人员、社团、志愿者、残疾者本人及其家属参加的社区康复系统，在社区进行残疾普查、预防和康复工作，使分散在社区的残疾者得到基本康复服务，它是“为残疾人康复、机会均等、减少贫困和融入社会的一种社区发展战略”，需要患者、家庭、政府以及多部门的共同协作。

随着老龄化的发展，我国慢性疾病患者和老年人逐渐成为社区康复的主体。在 2016 年 8 月召开的全国卫生与健康大会上，强调要重视重点人群健康，努力实现“人人享有康复服务”的目标。因此，社区康复作为“人人享有康复服务”的重要手段和途

笔记

径，有着重要的战略地位。

二、社区康复的产生和发展

（一）社区康复产生的基础

康复医学着重功能的恢复或者是提高。在综合医院和大的康复中心，强调康复对临床医学的早期介入。在临床医学的治疗阶段结束和疾病病理变化相对稳定阶段，后续功能恢复的康复就显得更为重要了，更有很多疾病遗留了永久性的功能缺陷，从而导致长期甚至终身康复的必要。无论从社会、家庭、个人乃至经济上，都无法满足患者留在综合医院或康复中心接受康复的需求。因此，一个集生活、家庭、工作、经济与康复融合兼顾的康复体系就必然催生，这就是社区康复产生的基础。

（二）国外社区康复的发展

世界卫生组织于1976年首次提出社区康复的概念，认为这是一种新的、有效的、经济的康复方式，它可以扩大康复服务的范围，也能使广大的残疾人得到康复服务。

阿拉木图国际初级卫生保健会议于1978年明确提出，在初级卫生保健中应包括保健、预防、治疗和康复，要求在社区内为所辖的居民人群和残疾人提供保健、疾病预防、治疗和康复服务。

世界卫生组织于1979年对社区康复专业的管理规划出社区康复模式，由海兰德博士（Dr.E.Helander）等撰写的《在社区中训练残疾人》手册初稿在9个国家试点使用，1983年该手册经改编译成15种文字。

1981年为联合国确定的国际残疾人年，为了全球领域的残疾人康复协作，联合国宣布1983—1992年为“联合国残疾人10年”，制定了残疾人10年的社区康复全球发展规划。

1983年世界卫生组织对社区康复的建设得到联合国众多组织的支持，联合国国际劳工组织制定了农村开展残疾人职业康复的对策；联合国难民事务署在难民营中开展社区康复；联合国儿童基金会开展残疾人儿童社区康复项目。

在1984年澳大利亚建立的覆盖全国人口的“医疗照顾制度”中，把社区康复服务纳入全民照顾制度内，并且社区卫生服务资金由联邦政府掌握，直接拨付给服务的提供者。

英国伦敦大学1985年开设了“社区康复计划与管理”课程，全球培训、地区性培训工作迅速开展。

1992年世界卫生组织大会对全球社区康复发展进行了评估，专题报告中指出：“社区康复虽然在全球有所发展，但从整体上看，仍然落后于保健、预防和治疗的发展水平。”

1994年世界卫生组织、联合国教科文组织、国际劳工组织发表了《关于残疾人社区康复的联合意见书》，进一步明确了社区康复目标、概念和实施方法，指出“社区康复的实施有赖于残疾人自己及其家属、所在社区以及卫生、教育、劳动就业与社会保障服务部门的共同努力”，“社区康复可持续发展的关键是‘务实’‘灵活’‘支持’‘协作’”。

1999年再版的《偏见与尊严——社区康复介绍》一书中对社区康复的定义、管理框架、技术要素、检测评估及发展预测等进行了阐述。

笔记

2004年世界卫生组织、联合国教科文组织、国际劳工组织联合发表新的《社区康复联合意见书》，其中提出了社区康复是一种为社区所有残疾人的康复、机会均等及社会包容的社区整体发展战略。通过残疾人和家属、残疾人组织和残疾人所在社区以及相关的政府和民间的教育、职业、社会机构和其他机构共同努力实现社区康复的贯彻执行。

2006年第61届联合国大会通过的《残疾人权利公约》为社区康复发展提供了政策框架，社区康复的理念发生了重大改变，从以往为残疾人提供慈善性服务转变为以残疾人权利为本。

2010年WHO、联合国教科文组织、国际劳工组织和国际残疾与发展联盟共同出版《社区康复指南》，明确社区康复涵盖健康、教育、生计、社会融入、赋权等5大领域的25个方面的具体内容。

（三）我国社区康复的发展

社区康复是康复医学的重要组成部分，正是顺应康复医学的这种发展潮流而产生和发展。我国的社区康复大体经历了起步、试点、推广及发展几个阶段。

1. 起步阶段（1986—1990年） 我国社区康复的起步始于20世纪80至90年代，1986年，WHO在香港和菲律宾举办了“现代康复原则、计划与管理”研讨班，帮助中国培训了一批康复骨干，计十余名。同年，海兰德博士等撰写的《在社区中训练残疾人》手册在我国被译为中文并出版发行。当年年底，卫生部在山东、吉林、广东及内蒙古四省（区）城乡开展了社区康复的试点工作，这次试点取得了预期成果。在社会发动、组织管理、技术支持、医疗康复训练和实现残疾人全面康复目标等方面进行了探索，总结出了具有示范意义的社区康复经验。

次年（1987年），国家民政部倡导在城市开展社区服务，为社区居民提供系列的康复服务，为社区残疾人提供康复服务。此举尤其在促进残疾人职业康复和社会康复方面发挥了重要的作用。

1988年，中国残疾人联合会成立，从成立伊始就明确了社区康复是保证绝大多数残疾人享有康复服务的最好办法。为此，各个部门积极协作，考察社区康复试点，举办社区康复研讨会，培训社区康复专门人才。同年开始实施《中国残疾人事业五年工作纲要》，开展了白内障复明手术、小儿麻痹后遗症矫治手术、聋儿听力语言训练，即抢救性的三项康复。

2. 试点阶段（1991—1995年） 这个时期我国制定了《中国康复医学事业“八五”规划要点》和《中国残疾人事业“八五”计划纲要》。“社区康复实施方案”作为一项独立方案纳入《中国残疾人事业“八五”计划纲要》中，纲要明确规定“八五”期间要把康复医学服务落实到基层，推广社区康复，要求各省、自治区、直辖市都要开展社区康复试点，已经开展试点的要求扩大试点，并及时总结康复开展的经验。康复医疗机构在进行残疾预防和康复医疗的同时，要负责对社区进行技术指导、人才培训等工作。

“八五”期间，在全国62个县（区）进行了社区康复示范工作，示范地区残疾人康复覆盖率超过75%。社区的康复项目也在白内障复明手术、小儿麻痹后遗症矫治手术、聋儿听力语言训练“老三康”的基础上，增加了低视力康复、精神病防治康复、智力残疾预防和康复，以及残疾人用品用具供应服务等内容。五年工作纲要实施结果，超额完成了各项计划指标，在建立社区康复工作体系、确定服务内容、开展人才培训和社

笔记

区康复评估等方面都取得了经验,为以后社区康复的发展奠定了基础。

“八五”期间,国家民政部以社区康复为载体,以社会福利机构为基地,以社会支持为背景开展社区康复。这些社会福利机构也由过去的封闭型、救济型、供养型转变为开放型、福利型和康复型的性质。

3. 推广阶段(1996—2000 年)　这个阶段,国家制定了《中国残疾人事业“九五”计划纲要》和《康复训练与社区“九五”实施方案》。该纲要明确的康复目标为:完善社会化的康复服务体系,以社会和家庭为重点,广泛开展康复训练,使残疾人普遍得到康复服务;实施一批重点工程,使 300 万残疾人得到不同程度的康复;开发一批急需、适用的特殊用品和辅助用具,用来帮助残疾人补偿功能,提高能力。《康复训练与社区“九五”实施方案》中规定了要系统训练肢体残疾者 10 万名、聋儿 6 万名、智力残疾儿童 6 万名,并要使 120 万名重症精神病患者得到综合康复。“九五”期间的社区康复建设为我国今后社区康复的发展打下了很好的基础。

4. 发展阶段(2001 年至今)　“十五”期间,国家制定了《残疾人事业“十五”计划纲要》和《社区康复“十五”实施方案》。该纲要和方案是在总结过去康复实践经验的基础上制定的。为此,我国的社区康复进入了全面发展的阶段。2002 年,国务院办公厅转发中国残联等六部门《关于进一步加强残疾人康复工作的意见》,意见中提出了 2015 年实现残疾人“人人享有康复服务”的目标。该目标的实现,社区康复应该是主要手段,故要求积极推进社区康复,强调在家庭进行康复。2005 年,国家民政部、卫生部及中国残联三部门决定开始在全国开展残疾人社区康复示范区培养活动,以树立典型,从而示范推广的方式,促进残疾人社区康复的发展,努力推动残疾人“人人享有康复服务”目标的实现。

“十一五”期间,《中国残疾人事业“十一五”发展纲要》明确提出此期间要达到:“城市和发达地区农村残疾人普遍得到康复服务,欠发达地区农村 70%以上的残疾人得到康复服务”,并指出大力开展社区康复是实现这一目标的主要途径和根本保证。至“十一五”期末,全国开展社区康复的市辖区和县(市)分别占全国市辖区总数和县(市)总数的 90. 5%和 68. 9%。《社区康复“十二五”实施方案》中又提出新的要求:在全国范围内普遍开展残疾人社区康复服务。依托各级各类医疗、康复、教育机构,充分利用社区资源,在城市地区开展规范化的社区康复服务,丰富服务内容,提高服务质量;在农村地区发展简便易行,经济适用的康复技术,提供基本社区康复服务。当前我们正在努力朝这个目标发展,它的实现不仅体现在地域的覆盖面和残疾人覆盖率上,还体现在今后更应注重提高康复服务的质量,即如何促进由粗放型向精细型发展。

目前,国家对康复医学的重视更为加强,社区康复的作用同样得到重视,并明确了社区康复的功能定位,强调社区康复和上级康复机构的双向转诊、分层医疗、分工及协作配合。

三、社区康复的基本原则

在 2004 年 WHO 出版的《社区康复指南》中提出社区康复的四大原则。它以《残疾人权利公约》的原则为基础,用于指导社区康复工作的所有方面。包括全纳、参与、可持续和赋权四项通用原则。

1. 全纳(社会包容)　是社区康复的最基本原则,指社区康复项目要包括所有种

笔记

类的残疾人，要让残疾人可以参加所有活动并消除残疾人发展的各种障碍，包括残疾人社会歧视，残疾人的男女平等以及穷人的机会平等。

2. 参与　指在社区康复的规划、实施、决策和评估的全过程必须有残疾人的参与，以保证残疾人需求的满足，并实现残疾人能力建设的目标，尊重残疾人的需求，让残疾人有机会发挥自身潜力，通过社区康复的参与体现残疾人的价值。

3. 可持续　不仅指社区康复活动要持续，更指残疾人利益的可持续。社区康复不是短时期的项目，是一种长期的社区发展战略。

4. 赋权　是社区康复演变扩展的体现，指残疾人及其家属在社区康复中要有决策的权利，可以掌握社区康复资源，担任领导角色，并强调最好由残疾人担任社区康复工作者。赋权原则中重要的一个方面是残疾人自我倡导，强调残疾人在社区康复项目中的中心位置和持续参与，残疾人要动员、组织、交流等。自我倡导强调的是残疾人的集体意识，不是指个人意愿。

我国的社区康复是依靠政府，依托社区，联合社会力量，调动患者家属，发挥患者主动性等各方力量开展的。因此，我国的社区康复在原有原则的基础上，还有六点体现出中国特色。

1. 社会化的原则　社区康复的社会化体现在由政府统一领导负责，制定政策，编制规划，统筹组织协调。政府卫生、民政、教育等相关各职能部门既各司其职，又协调合作地落实社区康复的各种政策、计划的实施，帮助社区康复的人才培训、设备建设、资金落实及检查督导等。充分调动社会上各种民间组织及群众团体，利用各种社会资源，在人才、财力、技术、科研、设施设备及网络宣传等多方位支持。创造良好的社会氛围，提倡助人为乐、尊老扶弱的奉献精神，使残疾人及康复患者得到最大的治疗、康复、社会参与及社会救助。

2. 社区为本的原则　社区康复要立足社区，首先不同的社区，其病残的疾病谱不同，患者要求康复服务的内容也就不同，社区康复服务相应地也就要根据患者的需求来配备。其次，社区康复要充分利用社区内资源，社区是一个功能众多的综合体，部门机构不同，社区康复要以社区医疗机构为主，与社区内其他职能部门及技术机构密切联系，尽可能地取得它们的支持与帮助。同时联络社区内群众团体，组织社区内热心人士、志愿者，调动患者家属、邻里及残疾人代表。总之，立足社区，组织利用好社区内一切资源，围绕残疾人及患者康复这个中心开展康复工作。

3. 低成本、广覆盖的原则　社区康复的特点就是要低成本，只有低成本才能使更多的残疾人和患者都能均等地得到康复训练和服务。社区康复因患者离康复训练处的地理位置较近，服务人员也是身边日常接触亲近的人员，有就近、方便、贴心的好处，容易用较低的人力、物力、财力进行较多项目的康复服务，能够获得社区内全面覆盖的效果。

4. 因地制宜的原则　社区康复要根据社区的现实条件来开展，既不能好高骛远，也避免不充分利用本社区的现有条件。在发达地区，社区机构和患者本人的经济条件相对较好，社区康复的开展可以兼顾经济效益，可以考虑为患者提供较完备的康复服务，条件设置可要求高一些，康复设备也可齐全些，可以多聘请一些康复医师、全科医师、治疗师及康复护士等专业技术人员来提供较为专业全面的服务。康复治疗和训练的手段也可开展得齐全一些，如运动疗法、作业疗法、物理因子疗法、言语训练及康复

笔记

工程等都可以多开展一些。对于经济条件相对比较落后的地区，社区康复要因陋就简，可以多思考摸索一些自制的运动器械，要充分发挥患者家属和志愿者及热心人士的作用，尽可能做到训练的持之以恒和康复覆盖的全面性，使社区内患者都能享受到现有的康复条件而不被忽略。

5. 多采用适宜技术的原则　相对于大的康复中心和综合医院康复科，社区康复项目开展应该具有操作简便、易于学习掌握、能够持之以恒、在家庭也能够进行的特点。因此，社区康复的设置和开展应该坚持简、便、廉的原则。

6. 康复对象主动参与的原则　在综合医院或大的康复中心早期康复结束后，患者回到家庭，终身都必须进行康复。漫长的康复训练需要患者本身有积极主动参与的态度才能实现。所以社区康复的首要工作是要做好患者的思想工作，使他们有乐观的人生观，对生活充满热爱，这样才能有积极参与康复训练的要求。同时又要明确地解释他们的残疾状况，让他们正确认识自己的身体和功能残损、残障及残疾，不盲目乐观。认识到必须有长期和不间断的功能训练，才能达到康复的效果。还要鼓励他们学习技术，利用好自身身体存在的功能，做些力所能及的工作。这样既减轻社会和家庭的负担，又在社会生活和工作中融入社会，有利于身心健康，也就使康复能够和生活工作协调有机地结合，达到终生坚持康复训练的目的。

四、社区康复的特点

1. 社区是整个社会协调发展的不可缺少的部分，其发展与规划是纳入社会发展与社区建设规划中的。其管理方式是社区政府领导，多个政府部门携手，协调运作，并充分利用社会上各种资源的协作，如慈善、基金、企业、社会团体及个人力量共同参与的社会化管理方式。

2. 社区康复的活动区域局限在所辖社区内，很多康复还是在家庭中完成，康复工作者与接受康复的人员都有就近、便利的优势。

3. 社区康复医务人员工作在社区内，队伍稳定；康复时充分发挥残疾人和患者的主动性；调动家属和邻里共同参与；训练器材因陋就简，有可操作、经济、持久的特点。适合需要经常性甚至终身性康复训练的患者。

五、社区康复的工作内容

如今对社区康复的内容提出了新的要求，使社区康复涵盖各类残疾人的康复服务内容，并由不同的机构人员负责实施，具体内容包括以下几个方面：

1. 筛查、诊断　社区康复工作人员会同社区卫生服务机构入户进行残疾筛查和功能评定，早期发现各类残疾、慢性疾病，掌握社区内残疾人和患病人群的康复需求。

2. 建立康复服务档案　社区康复工作人员或由社区居委会指定专人，为社区内残疾人、慢性病患者建立康复服务档案，做好工作记录，动态掌握康复需求与服务情况。

3. 提供综合性康复服务　依据筛查、诊断结果，依托社区卫生服务机构，对需要进行康复治疗和医学功能训练的患者实施康复治疗和训练：包括对视力、听力、智力障碍者进行早期筛查、诊断并转介；对肢体障碍者，进行运动功能、生活自理能力和社会适应能力等训练；监督、指导精神病患者合理用药。有条件的地区依托社区养老机构，

笔记

为有需求的精神、智力、肢体等各类残疾人提供日间照料和养护服务。利用残疾人社区康复站，对残疾人及其亲友进行康复知识和技能培训，安排轻度智力残疾人、病情稳定的精神病患者等各类残疾人，开展各类作业疗法、社会适应能力和职业技能训练；协助聋哑儿童家长进行听力语言康复训练；组织社区内盲人开展定向行走训练；为需要佩戴辅助器具的残疾人提供信息咨询、辅助器具适配、阶段性评估等服务。在专业机构及人员指导下，采取多种形式，为重度残疾人提供清洁、洗浴等上门服务；在社区和家庭开展各种功能训练，对社区和残疾人家庭进行无障碍环境改造。

4. 康复知识宣传和普及　社区康复工作人员负责组织和协调卫生、教育、心理等专业技术人员，为社区内残疾人及其亲友举办知识讲座，宣传国家康复政策、开展康复咨询活动，发放普及读物，传授残疾预防知识和康复训练方法，鼓励残疾人及其亲友正确面对残疾，树立康复信心。

5. 转介服务　社区卫生服务机构对社区内难以诊断治疗的患者转介到上级医疗机构或专门康复机构。社区康复工作人员根据残疾人在医疗康复、辅助器具、社会保障、文化教育、职业培训、劳动就业、无障碍环境改造及参与社会生活等方面的需要，联系有关部门和单位，提供有效的转介服务。

第四节　分级管理及转诊

一、分级管理

所谓分级诊疗制度，就是要按照疾病的轻、重、缓、急及治疗的难易程度进行分级，不同级别的医疗机构承担不同疾病的治疗，实现基层首诊和双向转诊。国务院办公厅印发《关于推进分级诊疗制度建设的指导意见》指出，到2020年，分级诊疗服务能力全面提升，保障机制逐步健全，布局合理、规模适当、层级优化、职责明晰、功能完善、富有效率的医疗服务体系基本构建，基层首诊、双向转诊、急慢分治、上下联动的分级诊疗模式逐步形成，基本建立符合国情的分级诊疗制度，以强化基层为重点完善分级诊疗服务体系。根据《全国医疗卫生服务体系规划纲要（2015—2020年）》文件的精神，构建全程康复医疗服务体系，加强各类康复机构之间的协作，将医疗机构以疾病分期分为以下三类。

1. 急性期康复医疗机构　以省、市级医学中心、区域医疗中心康复医学科为主，主要承担疾病、损伤的急性期临床康复，为疾病急性期患者提供早期康复医疗服务，康复医疗服务多在临床病房、病床进行。发挥省、市级医学中心康复医学科的学科引领和技术辐射作用，医、教、研结合，强化与临床其他学科的交流与合作，加强康复临床重点专科建设。探索建立以康复医学科康复医师为主导的康复诊断评估机制，鼓励以市级医学中心康复医学科为纽带组建或联合康复专科医疗机构发展，市级医学中心可不设康复床位。加强区域医疗中心康复医学科建设，根据相关标准和规范，建立与功能和任务相适应的康复诊疗场所、专业人员、设备设施以及相应的工作制度。发展功能评定和物理治疗、作业治疗、言语吞咽治疗、中医康复治疗、康复工程等康复医学诊断和治疗技术，为患者提供早期、专业的康复医学诊疗服务。区域医疗中心根据需求和区域内医疗服务网络，医院床位按一定比例设置康复床位，承担急性期患者的康复医

笔记

疗工作。以品牌、管理、技术为纽带，通过协作共建，带动区域内康复医疗资源整合和体系发展。

2. 稳定期康复医疗机构　以康复专科医院（含以康复医疗服务为主的二级综合医院）为主组成，接受综合医院转诊的病情相对稳定的患者，提供以住院康复为主的专业、系统的康复医疗服务。康复专科医院作为连接市级医学中心、区域医疗中心和基层医疗卫生机构的重要中转机构，应建立有效分工协助机制，积极发展康复医疗适宜技术，对区域内基层医疗卫生机构开展康复训练和适宜技术的培训、指导和推广。

3. 恢复期康复医疗机构　以基层医疗卫生机构（社区卫生服务中心、日间康复中心、康复专科门诊部等）为主，为经评估确需康复医疗服务的疾病恢复期患者，提供以门诊、上门服务和居家为主的社区康复训练与指导，开展健康教育与宣传，衔接康复、护理与养老。

二、转诊

“双向转诊”，简而言之就是“小病进社区，大病进医院”，积极发挥大中型医院的优势，同时充分利用各社区医院的服务功能和网点资源，使医疗资源得以全面利用。由于社区卫生服务机构在设备和技术条件方面的限制，对一些无法确诊及危重的患者要转移到上一级的医疗机构进行治疗。上一级医院对诊断明确、经过治疗病情稳定转入恢复期的患者，确认适宜者，将重新让患者返回所在辖区社区卫生机构进行继续治疗和康复。其目标是为建立“小病进社区，大病进医院，康复回社区”的就医新格局。

“转诊”概念常以医院的等级进行划分，除在同等级综合医院间进行转诊外，还可以将转诊分为纵向转诊和横向转诊。纵向转诊包括正向转诊和逆向转诊，正向转诊指由下级（社区）医院向上级医院逐级转诊，逆向转诊是指由上级医院向下级（社区）医院转诊。横向转诊则指向同级别专科、专长医院转诊。

“双向转诊”制度的关键是需要规范化的管理及合理的卫生资源规划。康复作为有别于其他医疗手段的治疗模式，将功能评定作为转诊依据，才能建立顺畅有序的康复转诊服务模式。在现阶段，还没有完善的康复转诊模式，因此根据《全国医疗卫生服务体系规划纲要（2015—2020 年）》文件的精神，需要做的工作还有很多。

首先，要建立康复评定体系和流程指南。以功能评定量表为基础，开展康复患者出入院时功能评定和康复医疗效果评价工作。探索建立不同病种的康复流程指南和临床路径，为不同层级的康复医疗整合形成顺畅统一的转诊体系奠定基础。

其次，实施以功能评定为依据的康复转诊模式。在综合医院中，建立临床科室与康复医学科密切协作机制，让治疗师介入到急性期诊疗临床工作中去，探索建立以康复医学科康复医师为主导的康复转院诊断评估机制。让综合医院主动与康复专科医疗机构和基层医疗卫生机构建立以信息化为基础的合作关系，及时将有康复医疗服务需求的患者转诊至康复专科医疗机构或基层医疗卫生机构。而康复专科医疗机构承接综合医院转诊患者，并与基层医疗卫生机构建立转诊关系，基层医疗卫生机构重点在于恢复社区参与能力的康复治疗，做好机构康复与居家康复、护理、养老的衔接。

最后，康复医疗要与护理服务有所衔接。在康复功能评定基础上，合理界定康复

笔记

和护理的不同需求，推进康复机构与护理机构之间的转介，开展基层医疗卫生机构对养老机构及居家护理患者的康复延伸服务，使有限的康复资源发挥最大社会效用。

学习小结

1. 学习内容

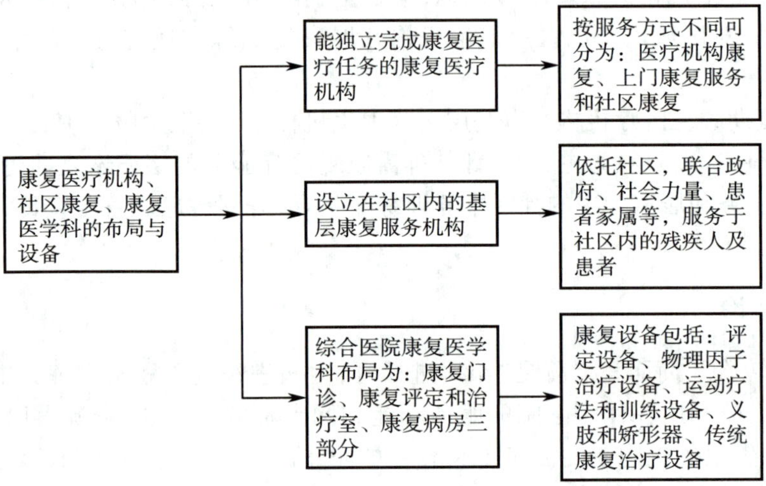

2. 学习方法

本章是介绍康复机构及结构、康复设施设备，学习时要从总体框架上把握康复学科的布局及基本构成要素。

（胡志俊）

复习思考题

1. 康复医疗机构的基本概念是什么？
2. 康复医疗机构可用几种方法进行分类，具体分类方法如何？
3. 社区康复的基本原则和特点有哪些？
4. 康复医学科应具备的诊疗能力有哪些？
5. 脑血管意外的康复繁杂而漫长，临床医学科室的手术成功只是病理终止的一个环节，康复治疗在后期日常生活功能的恢复上起着关键作用。根据本章提到的知识点，就脑血管意外患者的急性期、亚急性期、恢复期康复进行论述。

第六章

康复医疗文书

学习目的

通过学习，了解康复医疗文书在康复治疗中的作用、特点、常见类型、基本内容、体例等，对康复治疗在工作目标、工作方式上有更完整与进一步的了解。

学习要点

康复医疗文书的作用、特点、主要种类与基本内容。

第一节 概 述

一、康复医疗文书的作用

康复医疗文书包括康复病历、康复治疗转介单、康复治疗处方、康复治疗记录等。与其他临床专科的医疗文书类似，康复医疗文书的作用主要体现在：

1. 康复医疗文书是康复医疗信息的客观记录　康复医疗文书完整地记录了包括病史、临床表现、体格检查、化验结果、功能影像等检查、康复功能评定、临床诊断、康复诊断、临床诊疗方案、康复治疗计划、病情变化与治疗转归等完整的医疗活动信息。

2. 康复医疗文书是康复医疗信息的传递与交流方式　康复医疗文书是康复医疗活动中不可或缺的信息传递与交流方式。无论是患者的康复病历还是各种临床功能检查报告、康复评定量表、康复处方与康复治疗的转介单等，都是临床科室之间或康复医生、康复治疗师等康复工作者之间，以及医患之间进行信息传递与交流的重要载体与方式。

3. 康复医疗文书是康复教学的重要资料　完整的康复医疗文书，不仅可以为临床康复教学提供各种典型的病例教学资料，甚至可以成为康复教学的另一本"教科书"。

4. 康复医疗文书是康复科学研究的重要资料与数据来源　客观完整的康复医疗文书，是康复科学研究不可或缺的资料与数据来源。

5. 康复医疗文书是医疗管理的资料保存　康复医疗文书是康复医疗管理与医院管理的数据保存。

笔记

6. 康复医疗文书是培养康复工作者专业能力的手段与过程　康复医疗文书的书写与完成，涉及病史采集、临床查体、康复评定、临床思维、信息交流、康复决策、计划制定与执行等多方面的专业工作能力，是培养康复工作者专业能力的重要手段与过程。

7. 康复医疗文书是涉及相关政策规定与法律责任认定的重要依据　康复医疗文书的内容，常常涉及与病伤残者相关的社会福利政策与医疗保险规定，也是医疗责任法律认定的重要依据。

二、康复医疗文书的特点

相比其他医疗文书，康复医疗在服务对象、服务手段、工作方式、治疗目的上的特殊性，决定了康复医疗文书存在以下特点：

1. 体现以功能为核心的康复临床思维模式　相比其他临床专科医疗文书以疾病为中心，康复医学的工作对象是残疾及其功能障碍，重视对疾病所导致的功能障碍及其后果与影响，重视疾病导致的功能障碍的恢复，这是康复医疗有别于其他临床专科的重要特征与临床思维模式。康复医疗文书应体现：在基于患者功能障碍的性质、范围、程度等，以及对身体结构与功能、活动和参与 3 个健康维度进行分析的基础上，提出的康复目标与康复方案。

2. 重视康复功能评定　康复医疗文书重视康复功能评定，主要表现在以下几个方面：

（1）重视整体与全面的功能评定：相比普通临床病历重视对临床症状和病理体征的记录，康复医疗文书更加重视对患者身体结构和功能（如：运动、感觉、语言、认知等）、活动和参与（如：生活、工作与学习等）及其所处环境的整体与全面的评定。

（2）重视全程与动态评定：康复医疗文书应记录康复治疗过程中的动态评定，即通过对初期评定、中期评定与末期评定的动态记录，指导与反馈治疗，调整与优化治疗，以及指导患者出院后的功能锻炼与生活适应等。

3. 跨学科的特征　康复医疗工作的多学科特点，决定了康复医疗文书的内容常常涉及多个学科与专业领域。如病史等临床相关资料的收集与完成，主要涉及临床与康复医生的工作；患者日常生活活动与职业能力的专项评估，常常由作业治疗师完成；患者的吞咽、言语等功能障碍的专项评定，主要由言语治疗师完成，等等。

4. 重视康复目标　多数临床专科的医疗文书，常常不会对治疗目标及其达成的时间进行明确的设定、描述与记录。而康复目标，是整个康复团队治疗工作的引领。重视康复目标的设定及其过程的管理与记录，是康复医疗文书的重要特征。

三、康复医疗文书的种类

康复医疗文书包括康复病历、康复治疗转介单、康复治疗处方、康复治疗记录等。

1. 康复病历　康复病历分为门诊康复病历和住院康复病历。

2. 康复治疗转介单　康复治疗转介单是用于康复医生与康复治疗师工作衔接的书面形式。

3. 康复治疗处方　康复治疗处方是康复治疗师写给患者的康复治疗与锻炼方

笔记

案，同时也作为康复小组内涉及康复治疗的书面交流形式。

4. 康复治疗记录　是康复治疗师的治疗工作记录。

第二节　常见康复医疗文书

一、康复病历

康复病历是体现康复专科特点的临床康复专科病历，包括住院病历和门诊病历。康复病历是对患者进行问诊、体格检查、功能评定、影像、功能与实验室检查、临床诊断、康复诊断以及临床康复治疗的综合记录。康复病历由康复医师完成与记录。

（一）住院病历

康复住院病历一般采用临床医学病历的基本格式，同时应反映出康复专科的特点。其内容和要求包括：

1. 一般资料　包括患者姓名、性别、年龄、民族、婚姻状况、职业、籍贯、工作单位、住址、发病节气、入院日期、记录日期、病史陈述者及可靠性等。

2. 主诉　主诉是患者感受最主要的症状或体征及其持续时间。主诉要求重点突出、高度概括、简明扼要，应提示是哪个系统的疾病，疾病的性质如何。主诉一般不能用诊断或实验室检查结果代替。症状、体征、时间描述应确切。通常不超过20个字。

3. 现病史　围绕主诉叙述伤病或功能障碍的原因、时间、经过、演变，最主要症状出现的部位、性质、程度、变化趋势、伴随症状，功能障碍对日常生活和社会生活的影响，临床诊治与康复经过等。

4. 既往史　包括患者既往的健康状况与其他疾病的诊疗经过，重点记录与当前疾病或残疾相关的病史。

5. 系统回顾　在标准的病史回顾基础上，着重回顾与功能障碍关系密切的神经系统、骨骼肌肉系统及心肺系统的伤病史。

6. 个人史　包括生活习惯、婚育史、月经史、饮食习惯、个人嗜好、文化程度、相关生活工作经历等。

7. 家族史　记录家族主要成员的构成及健康状况、家族遗传病史、生活方式、经济状况、患者本人在家庭中承担的责任与义务等。

8. 心理与社会环境史　患者的心理、社会生活与环境信息，主要包括相关的家庭变故、婚恋变化、事业挫折、人际关系、生活工作与家居环境（如房屋结构、卫生设施、家庭周边环境、交通状况、邻里关系、周边医疗和福利设施等）。这些信息是康复评定的重要内容，有助于从更广泛意义分析伤病导致的功能障碍可能给患者带来的影响。

9. 体格检查　临床康复中的体格检查与临床体检相同，但在检查内容上更侧重神经系统、骨关节与肌肉系统、心肺功能等的查体。

10. 康复功能评定　针对不同的伤病及其造成的不同功能障碍，选择相应的康复评定方法。如对脑卒中伴有偏瘫和失语症的患者应进行偏瘫功能评定、日常生活活动能力评定、言语功能评定等，骨关节、肌肉或周围神经损伤的患者，应选择肌力评定、感

笔记

觉功能评定、关节活动范围评定等，脊髓损伤患者应进行感觉功能、运动功能、二便功能等评定。

11. 诊断 包括临床诊断和功能诊断。临床诊断与临床各专科疾病的诊断依据相同。功能诊断一般包括结构与功能、活动和参与水平的内容。

12. 康复诊疗计划 在临床诊断和功能诊断的基础上，根据康复功能评定，确定康复目标，制定针对疾病诊断、功能诊断与康复目标的康复治疗计划。

（二）门诊病历

按照门诊病历书写规范的内容要求，包括主诉、现病史、既往史、查体和专科情况、相关辅助检查、康复评定、临床诊断、功能诊断、临床与康复治疗方案、自主锻炼方法等内容。

二、康复治疗转介单

康复治疗转介单由康复医生在完成临床资料的收集整理、初步康复评定、临床诊断与康复诊断、基本康复目标与治疗计划之后，形成的与康复治疗师工作交流的书面形式。其主要内容包括：基本病史、临床诊断、初步的康复评定、功能障碍的初步诊断、康复目标与康复治疗安排等。康复治疗转介单一般涉及对患者的初步康复评定、基本康复目标与治疗安排，部分更具体的评定（如：成套的失语症检查、构音评定等），常常由康复治疗师在之后的规定时间内完成，更具体的康复目标与康复治疗方案，可以在完整的康复评定完成后，经过康复医生与治疗师的沟通或经小组讨论后形成。

三、康复治疗处方

康复治疗处方是康复治疗师基于康复评定与康复目标，确定的康复治疗方案的书面形式。康复治疗处方既可以用于指导患者的康复训练，也可以用于康复治疗团队内的交流。

（一）康复治疗处方的种类

依照康复治疗的种类，康复治疗处方大致分为：运动治疗处方、物理因子治疗处方、作业疗法处方、言语疗法处方、假肢矫形支具与轮椅处方等。

（二）康复治疗处方的内容

康复治疗处方的主要内容常包括简要病史、临床与功能诊断、主要的功能障碍与其评定、主要问题、康复治疗目标、康复治疗的内容参数、注意事项等。由于康复治疗的种类不同，治疗处方的书写要求也不尽相同，如涉及物理因子治疗，需注明治疗种类、部位、剂量、时间、频度、次数、强度等参数。

1. 运动治疗处方 是运动治疗的书面文件。主要内容包括治疗项目、运动量、注意事项等，其中运动量的设定，涉及运动负荷、持续时间、重复次数、频率等多个参数的设定。

运动治疗处方举例：男性患者，62 岁，退休教师。高血压病史 15 年，因左侧肢体活动不利 20 天入院，诊断为：右基底节区脑梗死，高血压病三期。经神经内科治疗 19 天，病情稳定，转入康复科治疗。经过康复功能评定，制定运动治疗处方（表 6-1）。

笔记

表 6-1　运动治疗处方举例

运动治疗处方				
姓名:某某	性别:男	年龄:62	床号:00	住院号:00
疾病诊断:1. 脑梗死　2. 高血压病				
康复诊断:1. 左侧偏瘫(弛缓性)　2. 左肩半脱位　3. 左侧忽略　4. 日常生活活动能力低下				
康复评定:左侧肢体功能:Brunnstrom Ⅱ期(上下肢);肢体感觉左右对称;肌张力低;左肩关节活动度下降:前屈 100°(痛),外展 80°(痛),外旋 20°(痛);坐位平衡 1 级;站立未获;Barthel 指数:40 分				
运动治疗目标(1 个月内): 1. 改善坐位平衡,一周后达 3 级; 2. 恢复站平衡,一周后达 1 级; 3. 改善左侧肢体功能,渐至 Brunnstrom Ⅲ期; 4. 恢复持杖步行; 5. 改善独立				

运动治疗方案				
	治疗项目	时间	频度	备注
1	坐位平衡训练	15 分钟	6 次/周	防跌倒
2	站平衡训练	10 分钟	6 次/周	防跌倒
3	功率车训练	10 分钟	6 次/周	
4	关节活动度训练	15 分钟	6 次/周	肩前屈不超过 90°
5				
6				

2. 作业治疗处方　根据患者的性别、年龄、职业、诊断、功能评定结果、专长、个人爱好、生活环境以及整体康复目标,明确作业治疗的目标,选择作业训练的项目和重点。如改善手的精细功能、增强上肢肌力、床与轮椅间转移的训练、职业技能训练等。

3. 言语治疗处方　言语治疗处方是康复医生与言语治疗师根据患者言语功能障碍评定的结果,以处方的形式制订的言语功能训练计划,以改善言语功能,提高交流能力。

四、康复治疗记录

康复治疗记录是康复治疗师执行康复治疗的记录。康复治疗记录应及时记录患者治疗的内容、治疗进展、治疗中的异常情况等。康复治疗记录常包括的内容与要求如下:

1. 基本信息　包括患者的姓名、性别、年龄、科室、床号、病历号等。

2. 治疗相关内容　包含治疗的项目、治疗次数、日期、部位、方法、剂量、时间与治疗中的异常情况(如局部有肿胀、烫伤、过敏反应,以及心率、呼吸、脉搏、血压等全身

笔记

反应等)。也可以根据不同的治疗项目,设计不同种类的治疗单。

3. 治疗阶段性的疗效评定。

学习小结

1. 学习内容

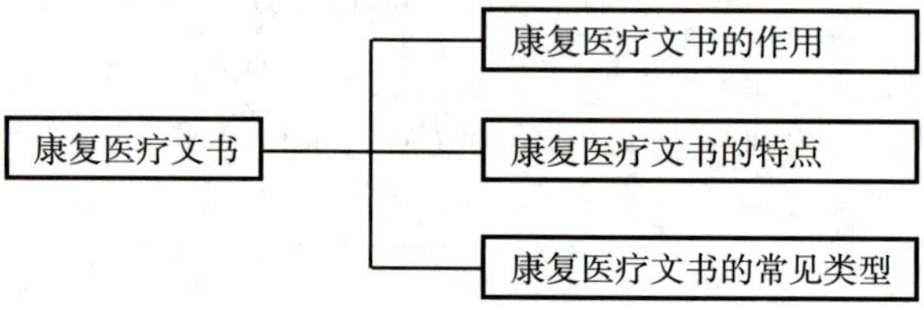

2. 学习方法

本章旨在介绍康复医疗文书的作用、特点及常见类型,需掌握康复文书的作用、特点、主要种类与基本内容。

（余　航）

复习思考题

1. 康复医疗文书的作用有哪些?
2. 康复医疗文书的特点是什么?为什么会有这些特点?

笔记

第七章

临床病症的全面康复

学习目的

通过本章的学习，培养良好的临床思维能力，为医学生向康复治疗师的转变奠定基础。为专业核心课程康复评定学、物理治疗学、作业治疗学，特别是临床康复学的学习奠定基础。

学习要点

临床康复的过程、临床康复的协同、病症早期康复介入、康复在慢性病治疗中的作用、脑卒中“三级康复”医疗模式的应用实例。

第一节 临床康复的过程

临床康复是综合采用各种康复治疗手段，对各类病、伤、残患者的病理和生理异常以及相应的功能障碍进行针对性的康复治疗过程，其核心思想是全面康复、整体康复。不仅要针对因疾病造成的功能障碍，从躯体上、心理上进行康复，也要着眼于社会适应能力及社会参与能力进行全面康复，因此临床康复的实施不仅需要康复医学与其他学科的协同，同时也需要康复医学学科内的协同合作。同时，康复提倡早期介入，有效的早期介入可大大减缓疾病进程、降低致残率，对功能的恢复有重大的意义。

在临床康复的整个过程中，既要向患者提供科学的治疗手段，又要给患者提供医学人文关怀及社会关爱，时刻以人道精神对患者生命、健康权利、人格尊严给予真诚的关注和关心。临床康复的一般过程如下：

一、收集资料、初期评定

收集有关患者的性别、年龄、病史、用药情况、护理记录、工作经历、兴趣爱好、社会背景等资料，为初期评定做好准备。收集资料后进行初期评定，一般在患者入院初期完成，目的是全面了解患者的功能情况和障碍程度、致残原因、康复潜力，并据此确定康复目标、拟定康复治疗计划。

二、分析资料、发现问题

通过对搜集的资料（病史和检查测量结果）进行归纳和分类整理。将患者存在的问题分为功能障碍、能力障碍及社会因素障碍三类。将临床资料进行分类的意义在于

笔记

系统、全面地找出患者存在的问题，为选择和确定方案打下基础。在找出障碍点后，还应当通过分析检查结果确定患者仍保留哪些功能障碍或能力。经过资料的分析，明确患者主要功能障碍和严重程度以后，这就为患者设定切合实际的短期目标和长期目标提供了可能。

三、明确康复治疗目标

通过评定了解功能障碍或残疾的部位、性质、范围、严重程度以后，康复治疗的目标即可明确。在实施康复时，常通过评定患者的功能是否达到了短期目标和长期目标来验证康复的成效。

1. 短期目标　是指经过康复专业人员和患者的努力可以很快达到的具体目标。短期目标通常在几天或1~2周内实现。例如，长期卧床患者的短期目标可能是由卧位到坐位的体位转变；颈椎或胸椎外伤致脊髓损伤患者的短期目标可能是重建膀胱功能或拔除尿管。

2. 长期目标　是短期难以达到的，需经过一段时间的积极努力才有可能达到的具体目标。例如，脑卒中偏瘫患者的长期目标可能是恢复行走功能；外伤致截瘫患者的长期目标可能是在助行器的帮助下辅助行走，提高生活自理能力等。实现短期目标是实现长期目标的前提和基础，若干个短期目标构成了长期目标。

四、制定康复治疗计划

根据分期治疗目标选择具体的、适宜的康复治疗方法。例如，为增强肩、肘伸屈功能，可以通过物理治疗（PT）训练肩肘关节的活动度和相关肌群的肌力；为增强手指精细活动功能，可以选择编织、捡豆子、插木钉等手功能训练；为纠正脑卒中患者的足下垂、足内翻，可以为患者配戴足托等。

五、康复治疗计划的实施

治疗目标确定后，就可以实施治疗计划。康复计划的具体实施由治疗师完成。例如，脑卒中患者恢复期应注重运动功能的恢复，重点是抑制痉挛、原始反射和异常运动模式，进行肌力训练、协调性训练和精细运动训练，翻身、坐起和站起训练，步行训练，进而改善步态，恢复其步行能力，最终最大程度恢复患者的日常生活活动能力。在康复治疗的过程中，康复治疗师要经常与患者沟通交流，了解病情，观察疗效，更好地发挥康复治疗的作用，根据患者的实际情况，细心观察治疗计划的可行性，不断地完善康复治疗计划，及时地对康复治疗计划进行调整。

六、中期评定、修订治疗计划

中期评定是患者经过一段时间的治疗后，进行的再次评定。评定的过程同初期评定，但重点是对前一阶段的康复治疗进行总结，并判断障碍是否有改善、改善的程度，以及治疗方案有无必要调整。一般在患者住院中期予以评定，也可以根据患者康复进展情况的需要组织多次评定。

笔记

七、后期评定

后期评定要在康复治疗结束时进行。目的是经过整体的治疗后，评定患者总体功能情况，评价康复治疗效果，是否达到预期目标，对遗留问题提出进一步的解决方法和建议。

八、回归家庭及社区

患者出院后，为进一步提高患者的生存质量，更好地促进患者的康复效果，回归家庭及社区，应采取延续性护理模式。延续性护理模式是指为保证患者与家属在医院、出院回归家庭及社区后能够获得针对性与连续性的健康照护而采取的一系列行之有效的照护措施，主要包括出院指导、转诊和回归家庭及社区的定期随访、健康宣教以及相应的康复技能训练方法。

同时，还应建立以家庭为基地的康复，帮助患者具有适应家庭生活环境的能力，可对生活环境进行改造，例如，将家门口的楼梯改为斜坡、无门槛通道、使用带扶手的马桶等，使患者家居环境无障碍，提高患者回家后的独立程度。可有效防止并发症的发生，提高生存质量。根据患者恢复情况应进行力所能及的职业康复训练，使他们今后能返回适合的工作岗位，从而真正地回归社会，达到全面康复的目标（图 7-1）。

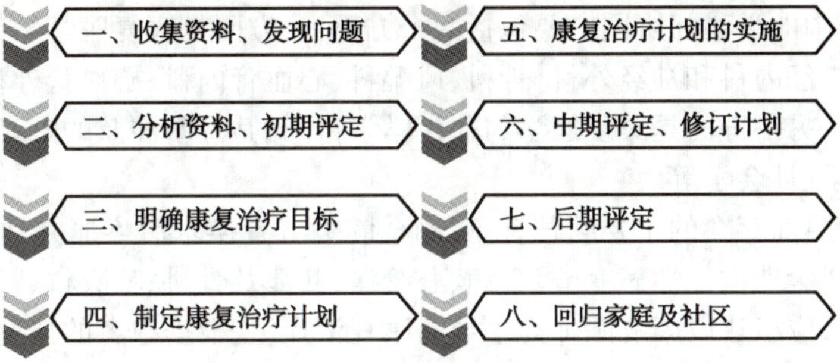

图 7-1　临床康复过程

第二节　临床康复的协同

临床康复的开展不仅需要康复医学与预防医学、临床医学、保健医学的密切结合，同时与工程学、心理学、教育学、社会学等非医学学科间也存在着密切合作。由于患者存在不同的功能障碍，因此临床康复的工作方式需要具有特殊康复技能的人员共同组建康复治疗组。治疗组组长为康复医师，在组长领导下，各种学科专业人员（包括康复护士、物理治疗师、作业治疗师、假肢矫形师、语言治疗师、心理治疗师等）发挥本学科的技术专长，而且在完成任务时要求各学科之间围绕一个共同目标——患者功能最大限度的恢复，进行相互配合、沟通、协调，完成自己应尽的职责。

笔记

案例分析

女性患者，64岁，因不慎摔倒致“右股骨颈骨折”，行右髋关节置换术。现患者双肺闻及大量干湿啰音，右髋稍肿胀，有压痛，伤口无渗出化脓。右髋关节伸膝时屈曲角度为0～80°。右膝关节稍外翻畸形，右大腿及右小腿肌肉稍萎缩，右侧肌力3级，Harris评分53分，改良Barthel指数75分。患者偶有心前区疼痛。

辅助检查：髋关节术后X线：X线骨盆正位示右侧全髋关节置换术后；双肾CT：左肾囊性占位性病变（囊肿），大小约20mm×16mm；心电图：广泛前壁心肌缺血。

诊断：①右侧髋关节置换术后疼痛并功能障碍；②慢性支气管炎；③左肾囊性占位性病变；④冠心病、心绞痛。

这一病例让我们思考：如何理解临床康复的协同？

临床康复的协同主要体现在学科间协同和学科内协同两个方面：

一、学科间协同

康复工作中的学科间协同主要包括两个方面：一方面是康复医学与其他医学学科间的协同，如神经内科和神经外科、骨科、风湿科、心血管内科、心血管外科、内分泌科、老年医学科等；另一方面是康复医学与非医学学科间的协同，涉及的学科包括工程学、心理学、教育学、社会学等。

上述患者目前存在的主要问题有：右侧全髋关节置换术后疼痛并功能障碍、慢性支气管炎、左肾囊性占位性病变、冠心病、心绞痛，共涉及骨科、呼吸科、肾病科、心血管内科等多学科，应组建以康复医师为主导的康复治疗组，根据患者的情况，共同制定个性化的康复计划，确定诊疗方案。

康复医师在术前即可介入，对患者进行指导和训练，为术后关节和全身功能恢复建立基础的预防性训练；术后1周后，在骨科与康复医师的协同作用下，以不造成伤害为前提，有目的地对患者进行康复训练，以达到减轻患者症状，促进创口愈合，防止肌肉萎缩，改善关节活动范围的目的；针对慢性支气管炎，请呼吸科医生给予会诊，在术前、术中、术后进行对症抗炎治疗；针对肾囊肿情况，请肾病科会诊，目前肾囊肿直径小于4cm，无肾盂肾盏明显受压，无感染、恶变、高血压或症状不明显者，肾病科考虑保守治疗，定期观察；针对患者心绞痛发作，请心血管内科会诊，给予对症治疗，同时应注意康复训练的强度，避免诱发心绞痛，如控制不佳可考虑心血管外科的介入。

二、学科内协同

康复医学涉及的功能障碍和功能恢复常常是多方面的：如身体的、心理的、社会参与能力的，等等，不是某种单一的康复方法就可以解决的，如物理治疗师主要侧重运动功能的恢复、作业治疗师主要侧重个体活动能力的恢复、言语治疗师主要侧重交流能力的恢复等。为了达到康复目的，必须设法解决许多相关领域问题。因此，各专业之间团结协

笔记

作,发挥本专业的技术专长,围绕一个共同目标,实现全面康复。该患者的治疗主要涉及物理治疗师、作业治疗师、中医师、康复护士、心理治疗师、假肢与矫形器师的协同配合。

根据该患者情况考虑如下:在患者术前及术后早期,康复主要以物理治疗为主,指导患者正确使用拐杖、良肢位摆放、物理因子疗法、肌力训练、关节活动度训练以及转移训练等,以达到减轻患者症状,促进创口愈合,提高患者肌力,改善关节活动度并为后期站立步行等训练打下基础的目的。

当患者患侧髋关节可以负重后,继续巩固以往的训练效果,此时作业治疗师要训练患者日常生活活动自理能力,如指导患者洗澡入浴盆,或上下车时尽可能在髋关节伸展状态下做膝关节的屈曲动作、穿鞋时用长鞋拔等,以达到患者出院后日常生活可以自理的目的。

在治疗过程中,中医师利用传统中医学的优势,如针灸、推拿按摩、中药等促进患者的功能康复。

康复护士在患者住院期间全程护理,指导患者正确的体位摆放,指导患者完成康复训练,科学护理患者防止并发症的产生并指导患者家属正确看护患者。

在患者的康复后期,如果必要,可以考虑康复工程的介入,例如支具、手杖的使用。与此同时,在治疗期间要时刻关注患者心理状态,若患者出现焦虑、抑郁、创伤后应激障碍等不良情绪,需要心理治疗师的介入。

第三节 病症早期康复介入

一般来说,只要患者生命体征稳定且病情允许的情况下,即可进行早期康复介入,康复介入的时机因人而异。

一、病症早期康复介入的重要性及理论依据

(一)从残疾预防的角度看病症早期康复介入

1. 早期康复一级预防　通过积极的康复措施,例如健身锻炼和合理的生活习惯,防止各种疾病的发生,从而减少功能障碍的可能性,这是以康复形式早期介入的一级预防。

2. 早期康复二级预防　许多疾病在发病后,需要积极的早期康复介入,以预防继发性功能障碍或残疾的发生,这是以康复形式早期介入的二级预防。

3. 康复医学三级预防　已经发生功能障碍后,可以通过积极的康复锻炼,防止功能障碍的加重或恶化,这是康复医学的三级预防,是继早期康复一级、二级预防之后康复治疗的继续。

(二)从临床医学角度看病症早期康复介入

康复医学与临床医学各科的关联不仅在于康复治疗过程经常需要同时进行临床治疗,而且各科临床治疗过程也需要康复治疗早期积极地介入。例如,心肌梗死、脑卒中、脑外伤、脊髓损伤等,积极的早期康复介入,可以缩短住院时间,提高功能恢复的程度。尤其是大型综合医院康复医学科的职责就在于积极渗透到疾病早期治疗,使其成为医院工作的基本组成。临床医学与康复医学在疾病急性期和亚急性期总是相互交织在一起的。

(三)病症早期康复介入的理论依据

康复医学的目标之所以能够实现,病、伤、残者的功能和能力之所以能得到恢复,

笔记

是因为有康复医学的三大类伤病及其功能恢复的理论支持:神经系统伤病及其功能恢复理论、肌肉骨骼系统伤病及其功能恢复理论、心肺系统伤病及其功能恢复理论。有了这三大类基本理论的指导,康复计划的制订和实施就有了理论依据。

神经生理学理论认为中枢神经损伤后,中枢神经系统在结构和功能上具有重新组织能力或可塑性,在条件适宜时,神经元可以再生。因此,早期的康复介入可抑制异常姿势,促进正常姿势的发育和恢复,达到运动功能最大程度恢复的目的。

早期的康复介入不但可以促进大脑皮质功能区模式整合的完成,在运动过程中协调性也得到训练,肌肉和关节的运动反过来又向中枢神经系统提供了大量的深、浅感觉冲动的输入,起到激活作用,而且能有效地防止废用综合征的产生,避免肢体痉挛及非麻痹侧的肌挛缩,使患者的肢体运动尽可能达到协调和自然,提高生活自理程度。

二、病症早期康复介入的作用和主要内容

案例分析

女性患者,63岁,因"右股骨颈骨折"入院。目前脊柱无畸形,活动度好,骨盆挤压分离试验阴性,右侧髋部肿胀,压痛明显,60°外旋畸形,活动受限,右下肢较健侧短缩约2cm,末梢血液循环良好。患者情绪焦虑,入睡困难。入院后考虑手术治疗。

这一病例让我们思考:我们可以采取哪些早期康复介入方法,早期康复介入有哪些作用?

(一)病症早期康复介入的作用

早期康复介入可以保留身体残存功能,促进功能障碍的恢复,预防原始残疾及并发症,进而预防继发性功能障碍,并为以后的系统康复打下基础,显著提高疾病的康复率,大大降低致残率。

早期康复介入还可以显著提高患者的生活质量,缩短其住院时间,降低其医疗费用,优化医疗资源配置,使他们能早日回归社会,减轻家庭和社会的负担,因而有巨大的经济效益和社会效益。

(二)病症早期康复介入的主要内容

针对上述病例中右股骨颈骨折的患者,可以进行如下的早期康复介入:

1. 心理护理 人工髋关节置换术属于骨科较大的手术,而且患者年龄偏高,花费较大,术后效果不能确定,给患者造成一定的心理压力。因此,在患者进入病房后,要热情接待患者,让患者熟悉病区环境,打消恐惧心理,并细致地向患者及家属介绍手术方法,术者的技术及手术的成功率,提供患者手术的信息,消除其紧张恐惧的心理,制定周密的手术计划和手术后护理计划,取得患者的信赖。

2. 术前准备 术前适应性锻炼,让患者进行直腿抬高锻炼,练习股四头肌收缩力量,为术后恢复打下基础;术前训练床上大小便,以适应术后床上大小便。

3. 体位摆放 患者仰卧位时,保持患肢外展中立位,用硬的三角枕固定在两下肢之间,患肢穿防旋鞋,避免髋关节极度屈曲内收、内旋造成髋关节脱位;搬动患者或使

笔记

用便盆时,要注意将患者的整个骨盆及患肢托起。术后翻身时,两腿之间应垫软枕,防止髋关节过度内收,引起脱位。

4. 并发症的预防

(1) 循环系统的并发症:严格控制输液量及速度,观察末梢血液循环,足部温度,足背动脉的搏动情况,有无血栓性静脉炎的征象,观察感觉及运动功能的恢复情况。

(2) 预防术后低血压:术后由于麻醉引起下肢血管扩张导致血容量相对减少,加上术中出血,手术创口疼痛等原因,可能会出现低血压,患者进入病房后要严格观察生命体征变化,接好导尿管,记录每小时尿量并采取吸氧、保暖、止痛等措施。

(3) 预防压疮的发生:术后 6 小时内,在患者制动的前提下,将髋部整个托起,使臀部离开床面,解除骶尾部的压迫,并按摩压迫部位,每 2 小时一次。术后 6 小时后,可在两腿之间夹一软枕,向健侧侧卧,使平卧与侧卧交替进行。大小便后,要擦干局部,防止局部潮湿刺激,保持床面平整,无渣屑。

(4) 防止呼吸道感染:保持室内空气新鲜,每日通风至少 2 次,每次 30 分钟,嘱患者深呼吸做有效咳嗽,轻拍背部以助排痰,痰液黏稠者可做雾化吸入,同时指导患者做扩胸运动、吹气球等锻炼。

(5) 防止泌尿系感染:嘱患者多饮水,以增加尿量,达到冲洗膀胱的目的,留置导尿管期间要间歇性夹闭导尿管,以锻炼膀胱的收缩功能。保持会阴部的清洁,每日清洗 1~2 次,以预防泌尿系感染。

(6) 防止下肢深静脉血栓形成:患肢抬高,高于心脏水平,促进静脉淋巴回流。向心性按摩双下肢,4 次/日,每次 15~30 分钟,同时鼓励指导患者尽早充分地进行主动和被动运动。

5. 营养支持　根据患者的进食状态可配置营养餐,必要时通过静脉注射、鼻饲管等方式保证人体的营养供给。

6. 术后肢体的康复锻炼　加强与患者的沟通,指导患者术后第 1 天开始进行患肢股四头肌的静止性等长收缩,踝关节的屈伸运动,术后 1 周可在床上进行屈膝和踝关节活动,术后 10 天可指导患者下床,使用助行器进行活动。

三、病症早期康复介入的原则

案例分析

男性患者,43 岁,因"意识障碍,伴呕吐、右侧肢体无力 2 小时入院"。

该患者还伴有语言障碍,既往患有高血压病。

诊断:脑出血急性期。

早期康复介入原则:训练时应以循序渐进地增加活动量为原则,根据患者的自我感觉,尽量进行可以耐受的日常活动;改善其言语功能;对症降压治疗,保持良好的情绪;随着患者身体的恢复和功能的改善,逐渐增加训练时间、强度和难度;注重患者的心理健康,使其积极配合治疗。

这个病例让我们思考:早期康复介入的原则有哪些?

笔记

（一）个体化原则

在康复评定后，治疗师和医师、护士等应共同组成康复小组，协同合作，在功能评定的基础上进一步制定切实可行的目标，根据不同患者的评定结果选择合理的介入时间和适宜的康复技术，做到因人因病而异，采取个性化的治疗方案。如不同患者基础疾病不同，伴随的合并症不同，出现的功能障碍也不同，因此治疗方法也不尽相同，应根据患者的情况进行综合评估，确定个性化诊疗方案，进行更有针对性的治疗。

（二）渐进性原则

在进行各种治疗和训练的过程中，要遵循治疗时间由短到长，难度由简到繁，使患者逐渐适应。渐进性原则使康复治疗更具有针对性，从而更加安全、有效。如一些脑卒中患者常伴有高血压、高血脂、动脉硬化等并发症，在训练初期应根据患者身体情况进行可耐受的日常活动训练，随着患者身体状况的改善，可加大运动量和训练难度，过度训练不仅对康复效果没有帮助，还可能存在训练风险。

（三）全面性原则

由于患者的功能障碍是多方面的，因此早期康复介入必须采取综合治疗方法，如运动疗法、物理疗法、作业疗法、言语疗法、认知功能训练、心理疗法、针灸疗法等，才能取得良好的康复治疗效果。如一些因外伤或脑卒中致残的患者，康复小组在治疗时，应通过上述方法综合治疗以恢复和重建已经丧失的功能，为以后的系统康复和回归社会打下基础、建立信心。

（四）从禁忌证看早期康复原则

凡是康复训练过程中可诱发临床病情恶化的情况都列为禁忌证，包括原发病临床病情不稳定或合并新临床病症，如一些病情过于严重（深昏迷、颅压过高、严重精神障碍、血压过高）、伴有严重的合并症（严重感染、糖尿病酸中毒、急性心梗）、严重系统性合并症（心绞痛、房颤、急性肾衰、严重精神病和风湿病）的患者。其中，稳定与不稳定是相对概念，与康复医疗人员的技术水平、训练监护条件、治疗方案理念都有关系。

第四节 康复在慢性病治疗中的作用

慢性非传染性疾病，简称慢性病，是指非传染性的、躯体性的慢性疾病，主要以心脑血管疾病、糖尿病、癌症、心功能障碍和呼吸系统疾患为主。此类疾病具有长期性和不可治愈性，对人的生理、心理、家庭和社会都造成了不同程度的影响。目前该病已经成为全球致死致残的首要原因，2012 年全球有 3600 万人死于慢性病，占所有死亡人数的 63%。预计 2030 年全球慢性病死亡人数将上升至 5500 万。随着慢性病患病率的升高，康复治疗在慢性病中的作用也备受关注。

一、康复对慢性病患者生理因素的影响

慢性病可以造成患者不同程度的生理功能障碍，如 70%～80% 的脑卒中患者都会遗留偏瘫、失语等后遗症。一部分患者机体免疫力下降，出现压疮、感染、营养不良、关节挛缩变形、坠积性肺炎等多种并发症。糖尿病一旦出现慢性并发症则会伴有相应器官的功能障碍，如大血管病变引起冠心病、脑卒中和闭塞性脉管炎；微血管病变如视网膜和肾小球病变，导致失明和肾功能衰竭；神经系统病变如感觉障碍、运动障碍、自主

笔记

神经功能障碍，更有甚者需要截肢，严重影响患者的日常生活能力和社会活动的参与。

康复能维持心肺及循环功能；预防患者继发障碍的发生与发展，防止肌肉萎缩、关节僵硬、褥疮等并发症的产生；促进其功能障碍的恢复，降低致残率，提高患者生存质量。如原发性高血压康复治疗的目的在于协助降低血压，减少药物用量及靶器官损害，提高体力活动能力和生存质量，康复治疗是原发性高血压治疗的必要组成部分；对糖尿病患者而言，运动可改善糖代谢，降低糖化血红蛋白、改善血脂代谢以及胰岛素抵抗、延缓糖尿病终末期并发症的发生，还可增强免疫力等；心脏康复能够延缓动脉粥样硬化发展进程，降低再发冠状动脉事件风险和反复住院率，降低医疗费用，延长寿命；而对于慢性阻塞性肺疾病（COPD）的患者来说，肺康复是促进 COPD 患者康复最有效的措施之一，在 COPD 的所有阶段，对患者进行个体化肺康复训练有助于减少 COPD 患者呼吸困难症状，防止急性加重，预防与治疗并发症，并争取改善肺功能。

二、康复对慢性病患者心理因素的影响

慢性病患者可出现不同程度的心理状态改变，如悲观、焦虑、情绪不稳定等，影响疾病的治疗。心理康复的介入可以让患者对自己的状况有一个全面、客观的了解，消除认识上的心理误区，减少患者的焦虑和抑郁情绪，增加患者对治疗的适应性，激发康复热情，树立康复信心，从而主动加强功能训练，促进神经功能的恢复。如癌症患者的康复治疗是一种具有很好的耐受性和极高安全性的辅助治疗方法，可以减轻癌症患者心理恐惧感，克服常见的一些肿瘤治疗不良反应。癌症康复服务可以使患者在整个疾病治疗过程中连续长时间受益，在长期存活癌症患者和晚期肿瘤患者中的贡献越来越明显。

三、康复对慢性病患者家庭及社会因素的影响

一般而言，慢性病往往需要长期治疗，而疾病带来的痛苦与长期服药带来的心理压力不仅会影响到患者的生活质量，也加大了家庭和社会的经济负担。康复治疗的介入，不仅能改善患者日常生活活动能力，增强患者治疗疾病的信心，也能帮助患者早日回归家庭及社会，减轻家庭和社会负担。同时在患者治疗过程中也应充分调动家庭、社会各方面的力量，营造一个良好的社会康复环境，使患者在康复过程中更加充满信心和勇气，扩大社交活动范围，最大限度地发挥自身潜能，以减少或消除复发的因素，加快康复过程。

第五节　脑卒中“三级康复”医疗模式的应用实例

案例分析

1. 患者发病

老年男性患者，脑出血术后 1 周，生命体征平稳。

临床诊断：脑出血（右侧颞叶）。

康复评估结果：左侧偏身重度运动感觉功能障碍；构音障碍。

笔记

康复计划:以床旁治疗为主,进行肢体的被动活动和构音训练,预防并发症和二次损伤。

2. 2周后,患者从神经内科病房转入康复病房

康复评估结果:左侧偏身中度运动功能障碍;平衡功能障碍;独立生活能力障碍;肌张力轻度异常。

康复计划:以康复病房的大厅治疗为主,进行肢体的主动训练和抗阻训练。

3. 3周后,患者从康复病房出院转入社区康复

康复评估结果:左侧偏身轻度运动功能障碍;平衡功能轻度障碍;独立生活能力轻度障碍。

康复计划:以社区康复治疗为主,加强日常活动能力训练,对家庭环境进行改造。

这一病例让我们思考:如何理解脑卒中三级康复?脑卒中三级康复中患者存在的主要问题有哪些?各期康复运用到了哪些康复治疗技术?

康复是降低脑卒中致残率最有效的方法,是脑卒中组织化管理中不可或缺的关键环节。康复治疗的根本目的是预防并发症,最大限度地减轻障碍和改善功能,提高日常生活能力。2011中国脑卒中康复治疗指南、2016中国脑梗死急性期康复专家共识、2016美国心脏协会(American Heart Association,AHA)/美国卒中协会(American Stroke Association,ASA)以及2017中国脑卒中早期康复治疗指南均指出所有的卒中患者均应接受早期康复,并且应在有组织的、多学科合作的康复团队下进行早期康复。我国目前总结出适合我国大部分地区推广应用的"脑卒中三级康复治疗体系"。

一、脑卒中一级康复

脑卒中一级康复是指患者早期在医院急诊科或神经内、外科接受的常规临床治疗和早期床旁康复治疗。团队组成包括神经科医师、康复科医师和康复治疗师。其中,卒中单元是加强住院脑卒中患者医疗管理的模式,是提高疗效的最佳系统。

1. 一级康复的主要问题　一侧肢体瘫痪;肌张力、肌力低下;躯干控制差;平衡功能障碍;关节活动障碍;高级脑功能障碍(言语、认知、心理);吞咽障碍;并发症。

2. 一级康复治疗目标　改善对躯干和近端关节的控制能力,达到床上翻身(图7-2)、卧-坐转移、坐位静态平衡;保护关节,保持肩胛、肘、腕、手和髋、膝、踝正常的活动范围;采用兴奋性促进手法提高瘫痪肌的张力和力量;改善日常活动能力,加强非受累侧肢体的主动活动和自理;防止各种并发症和二次损伤的发生。

3. 一级康复常用运动治疗方法　神经肌肉促进技术;加强健侧肢体的主动活动和肌力训练;躯干控制和转换;床上医疗体操;坐位平衡训练;器械活动;站立床训练等。

笔记

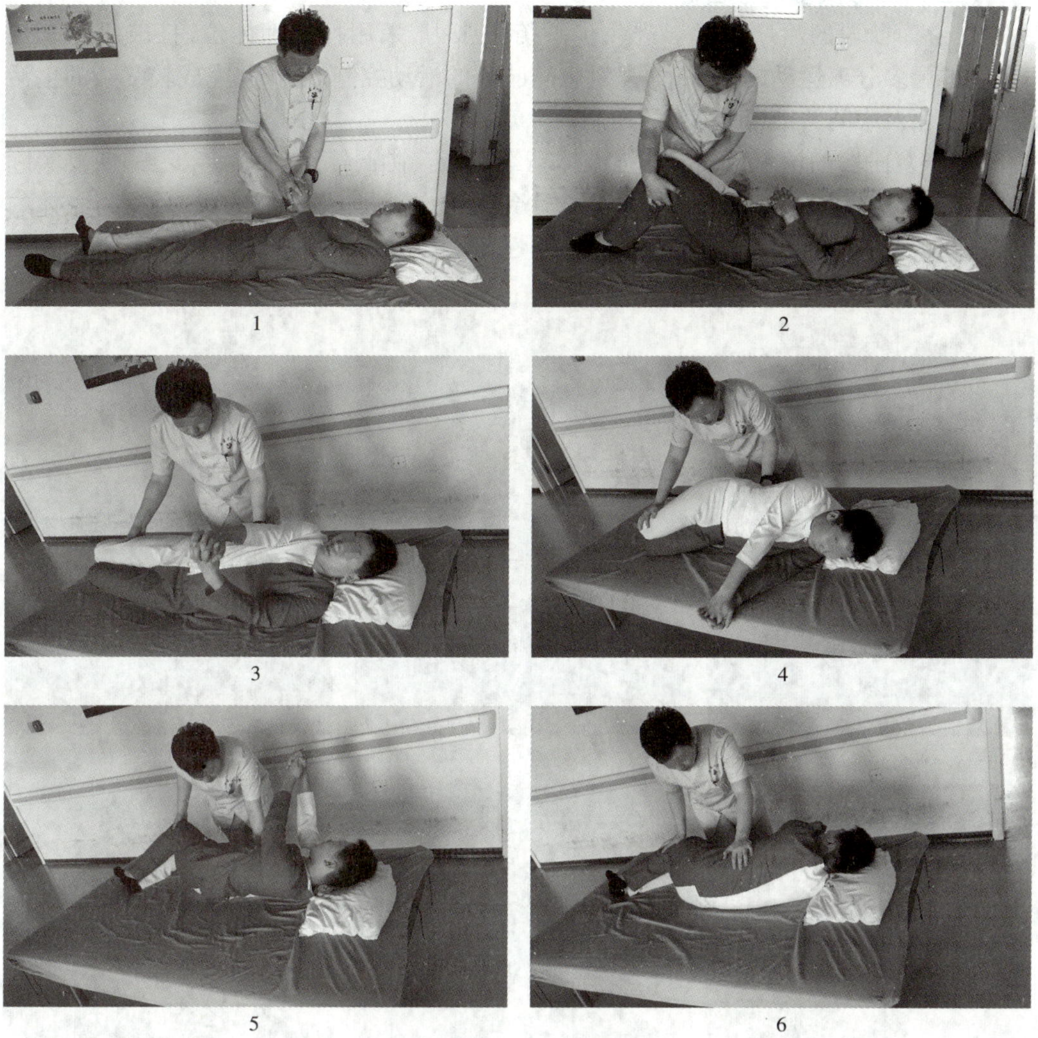

图 7-2　床上翻身训练

二、脑卒中二级康复

脑卒中二级康复是指脑卒中患者在康复病房或康复中心进行的康复治疗，是脑卒中康复的重要组成部分，康复重点是挖掘患者的潜力，争取获得最大的功能改善，为下一步回归家庭、回归社会做准备。团队组成包括康复科医师和康复治疗师。

此期患者可明显地表现出上肢的屈肌协同运动和下肢的伸肌协同运动，并逐渐可做到某些肌肉关节的独立运动，相当于 Brunnstrom 3~6 期。

（一）二级康复的主要问题

1. 痉挛阶段的主要问题　上肢屈肌、下肢伸肌痉挛模式；反射异常；平衡障碍；关节活动受限；疼痛。

2. 恢复阶段的主要问题　肌力减退；上肢精细协调运动能力减退；下肢步行功能障碍；耐力减退。

（二）二级康复治疗目标

1. 痉挛阶段的治疗目标　进一步平衡肌张力，采用抑制性体位，打破肌痉挛模式；促进更多分离运动的出现；加强对患侧肢体的活动控制能力，并完成较复杂的生活活动；强化对中间关节（肘、膝）的控制。

2. 恢复阶段的治疗目标　加强肢体精细、稳定、协调性运动；改善步态，恢复实际步行能力（图 7-3）；逐渐恢复 ADL 能力，达到生活自理；加强肢体的肌力，提高身体的耐力；改善肢体运动控制：肢体活动的准确性、安全性和实用性。

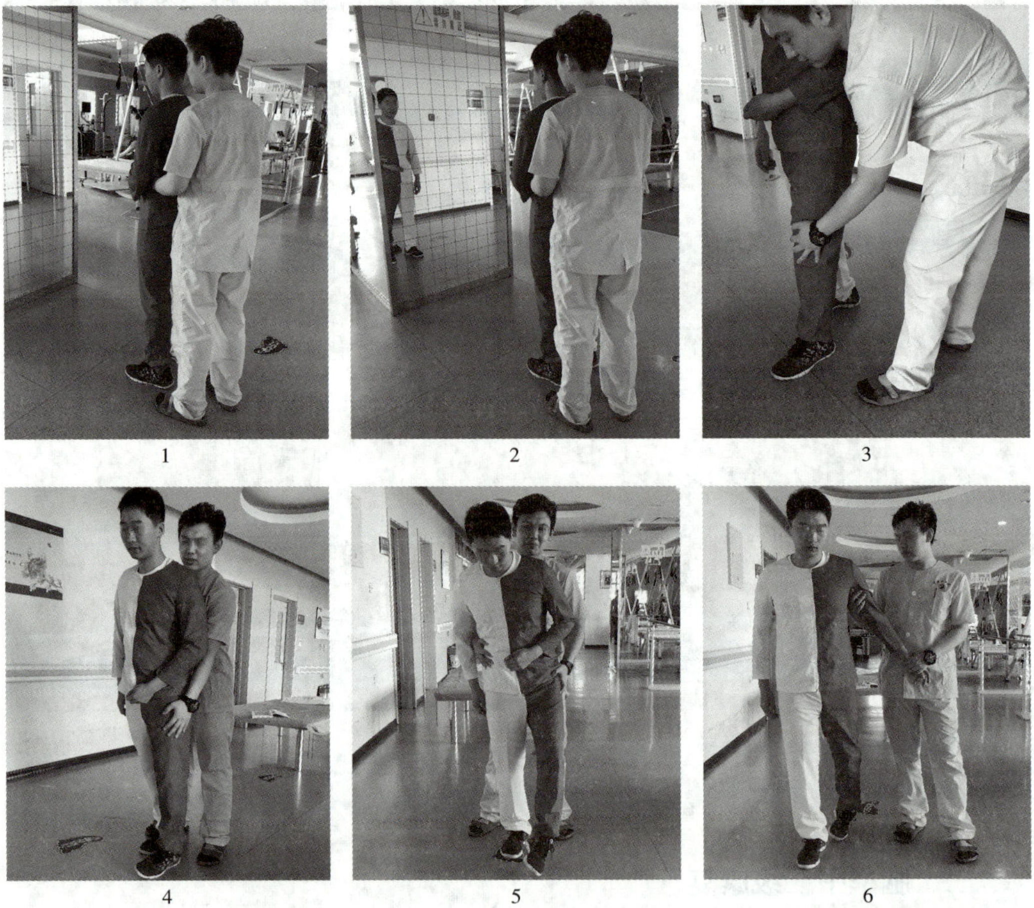

图 7-3　步行能力训练

（三）二级康复常用运动治疗方法

1. 痉挛阶段的治疗方法

（1）对于痉挛的治疗，可采用神经肌肉促进技术（抑制技术）；用 Brunnstrom 技术调节上下肢肌张力；Rood 抑制技术：冰刺激；PNF 技术缓慢挤压关节，缓慢牵拉肌腱，助力下完成组合活动；Bobath 技术控制体位转换中异常痉挛模式；反射性抑制抗痉挛；理疗（电刺激、振动、反馈）技术；夹板支具技术；肌痉挛状态的药物、手术处理技术。

（2）反射异常、平衡障碍、关节活动受限：可进一步平衡肌张力，采用抑制性体位，打破肌痉挛模式；促进更多分离运动的出现；加强对患侧肢体活动控制能力，并完成较复杂的生活活动；强化对中间关节（肘、膝）的控制。

（3）对于肩痛的治疗可采用：①预防措施：电刺激可改善肩部外旋运动；肩吊带；对工作人员进行防止偏瘫肩部外伤的教育。②避免使用过顶的滑轮（可促进肩部的自由外展）。③肩痛的干预措施：关节内注射曲安奈德；肩吊带；针对外旋、外展的伸展和活动增加 ROM，并预防肩部僵硬和肩-手综合征；冰敷、热敷和软组织按摩；FES以及力量训练等。

2. 恢复阶段的治疗方法

（1）功能性肌力训练原则（任务为导向）。

（2）以多轴位、多关节、多组肌群参与的综合肌力练习，取代单轴位、单关节、单组肌群参与的肌力练习。

（3）肌力训练贯穿于整个 ADL 训练中（图 7-4）。

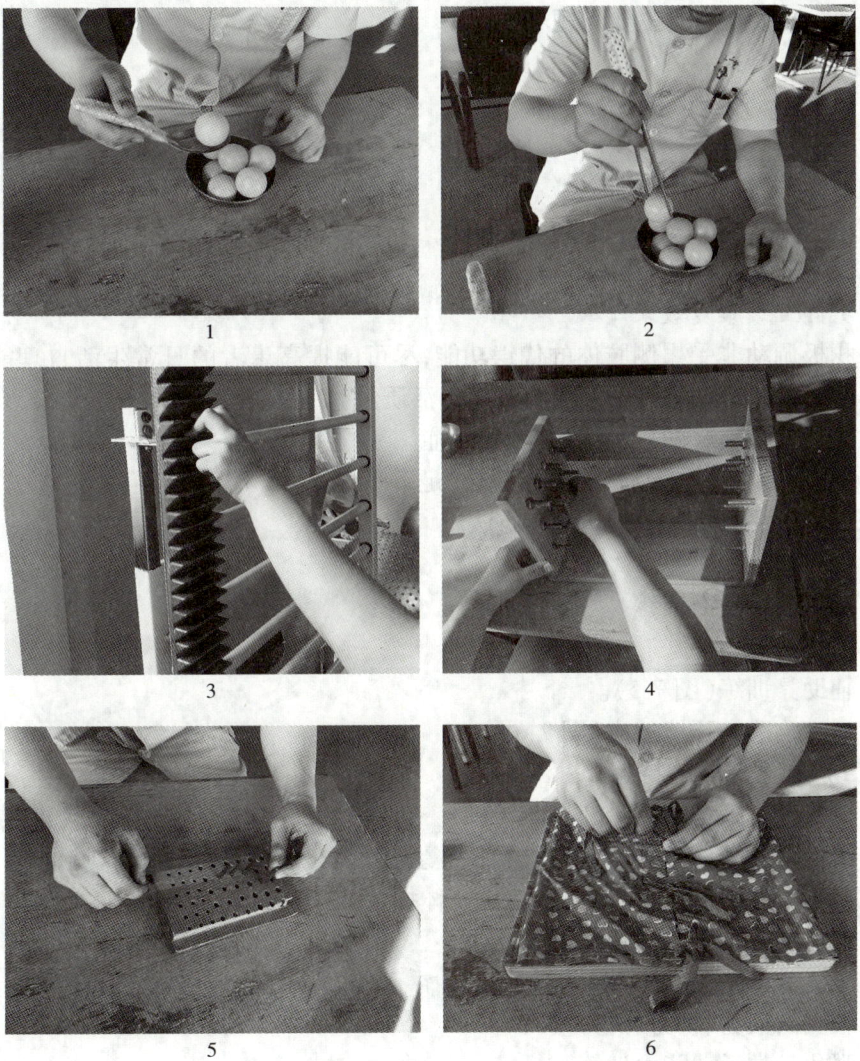

图 7-4　手功能 ADL 训练

笔记

(4) 运动控制下的训练(速度、方向、准确)。

(5) 离心训练较向心训练更适合于脑卒中的患者,可针对软弱无力肌群的力量训练。

(6) 痉挛期患者应避开加重痉挛的肌力训练。

(7) 训练时间的合理控制。

(8) 脑的可塑性和大脑功能重组的方法。

三、脑卒中三级康复

脑卒中三级康复是指在社区或在家中的继续康复治疗,在社区进行持续的康复治疗可以使患者有更好的运动功能、日常生活活动能力及更少的继发合并症。

社区卫生服务中心康复点;家庭居所康复是这一阶段的主要康复地点。团队组成包括康复科医师、治疗师、全科医师和以家属为主体的志愿者。三级康复即恢复后期康复或后遗症康复,相当于 Brunnstrom 5~6 期。

(一) 三级康复的主要问题

1. 误用综合征。
2. 上肢运动控制障碍。
3. 下肢步行难。
4. 各种并发症、伴发症。
5. ADL 不能自理等。

(二) 三级康复治疗目标

1. 巩固二级康复效果。
2. 积极调动非受累侧肢体的代偿功能,尽可能提高患者的日常生活自理能力,使其能重返家庭,回归社会,最大限度提高生活质量。
3. 防治偏瘫引起的各种并发症、伴发症。
4. 防止继发性残损(肩痛、肩半脱位、足下垂等)。

(三) 三级康复常用运动治疗方法

1. 强化作业治疗。
2. 实用步行能力训练。
3. 家庭 ADL 练习。
4. 辅助具训练(图 7-5)。
5. 居室改造和环境适应(图 7-6)

(四) 社区康复的特点

1. 以社区家庭为主要治疗场所。
2. 治疗设备简易、易操作、低成本、广覆盖。
3. 技术实用,以徒手操作、指导为主(体操、手法、ADL 等)。
4. 因地制宜,就地取材。
5. 康复对象主动参与为主。
6. 较少的人力、物力、财力投入。
7. 强化日常活动能力训练。

笔记

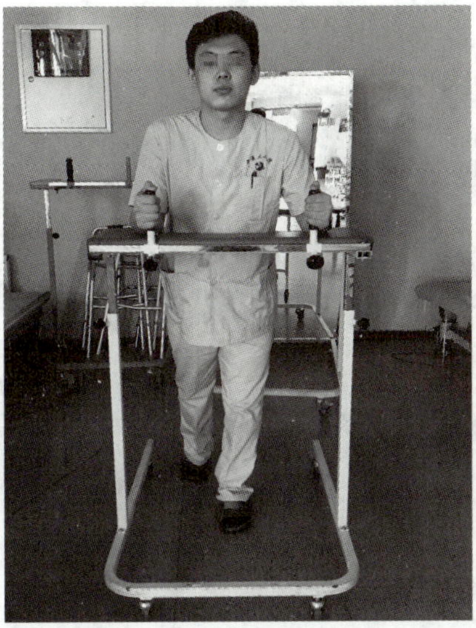

1

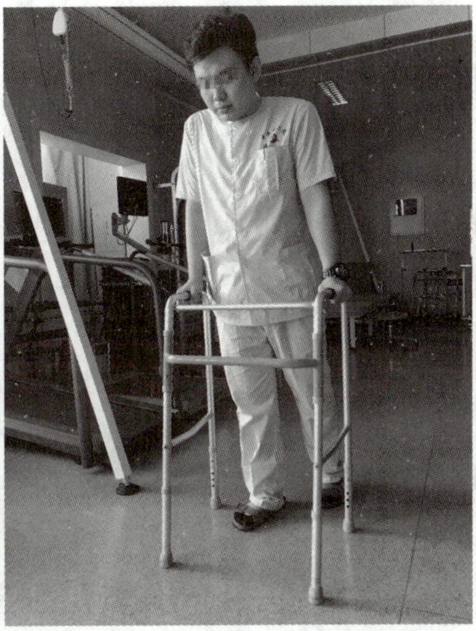

2

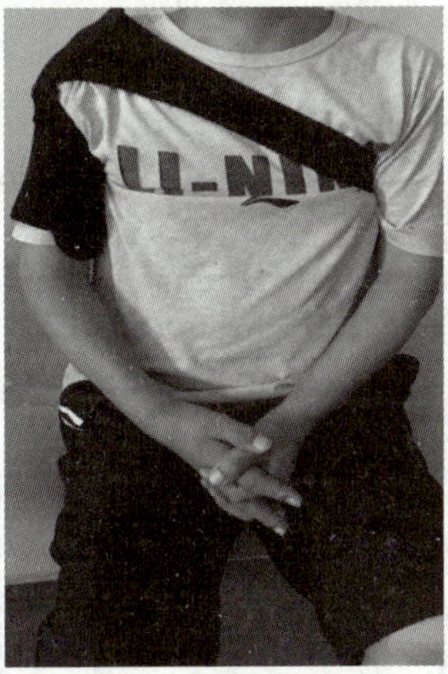

3

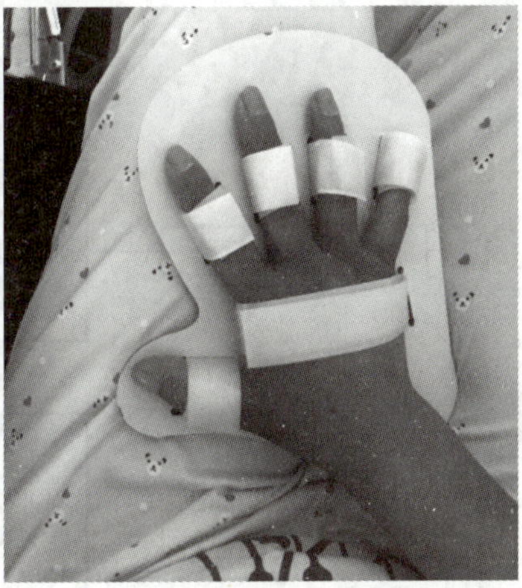

4

图 7-5 辅助具训练

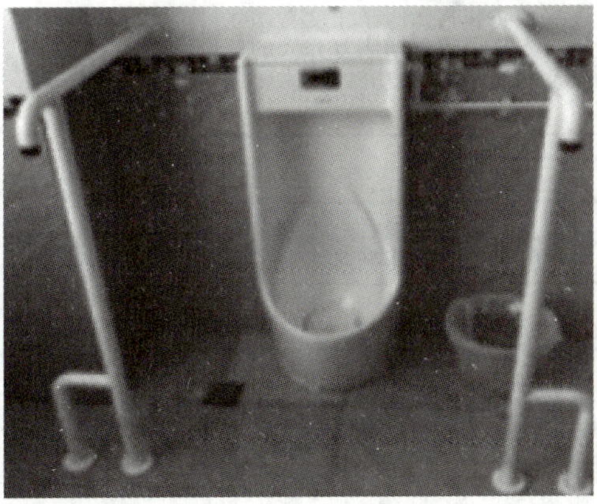

1

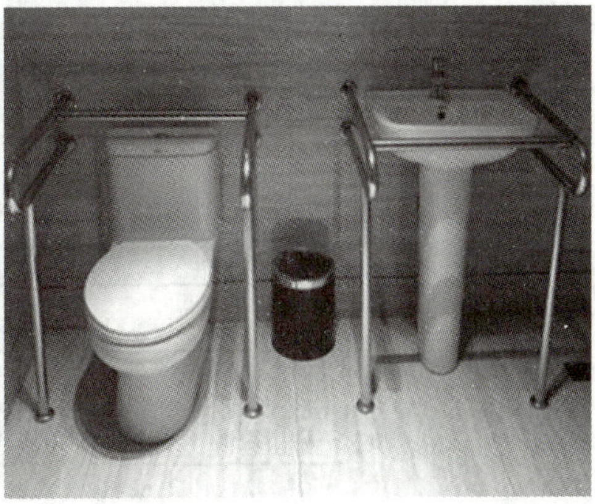

2

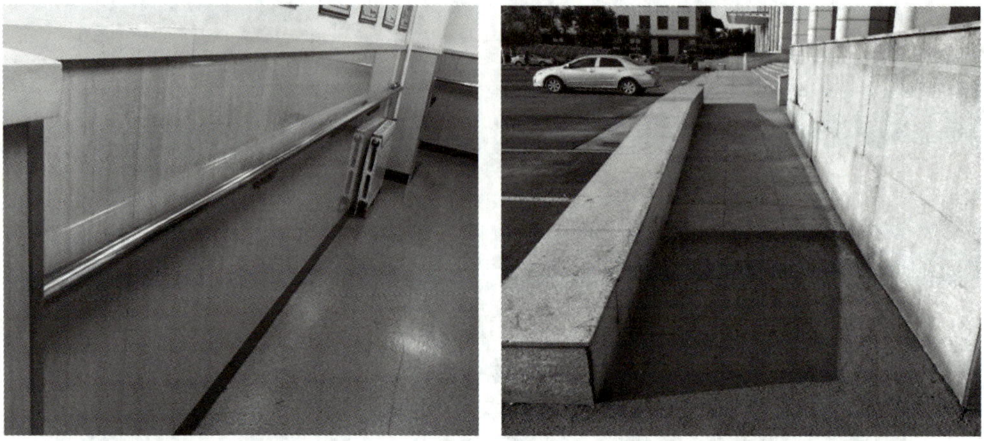

3　　　　4

图 7-6　环境适应改造

学习小结

1. 学习内容

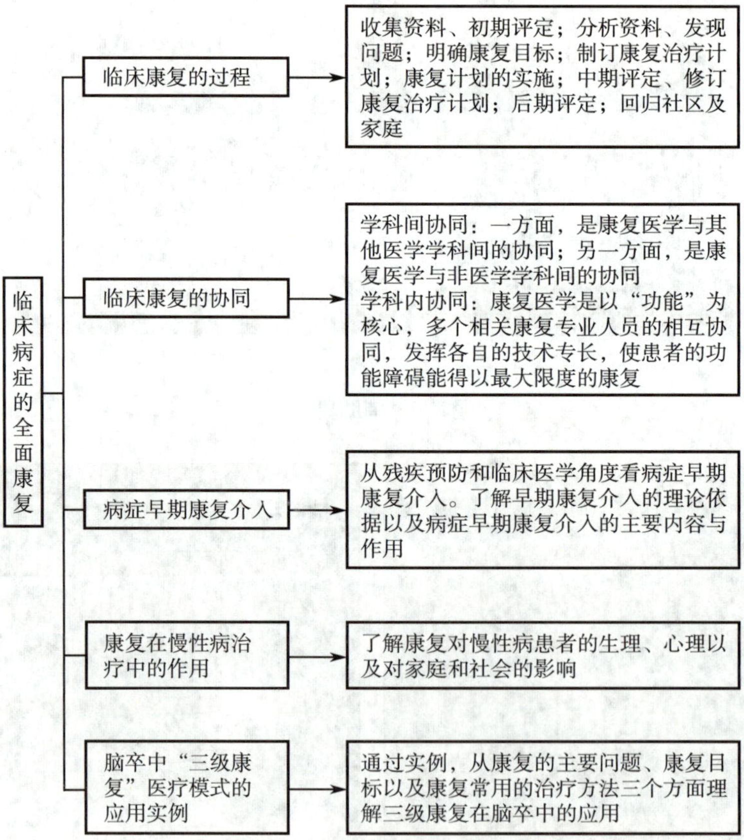

2. 学习方法

本章以康复临床常见病症的功能障碍为主线，重点理解临床康复的过程、临床康复的协同、病症早期康复介入、康复在慢性病治疗中的作用以及脑卒中“三级康复”医疗模式的应用实例。

（李虹霖）

复习思考题

1. 临床康复常规的过程是怎样的？
2. 临床康复的协同体现在哪些方面？
3. 病症早期康复介入的作用有哪些？
4. 康复对慢性病患者的影响体现在哪几个方面？
5. 如何理解脑卒中三级康复？

笔记

第八章

康复结局

学习目的

通过学习康复结局的概念、康复结局的影响因素、康复方案的效果评定、康复预后的预测,以及康复经济效益的估算等与康复临床密切相关的知识,充分认识到影响康复结局的重要性及其影响因素。

学习要点

康复结局的基本概念、康复结局的影响因素、康复患者疗效评定及经济效益的评估。

案例分析

男性患者,69岁,既往高血压病史。因"突发左侧肢体无力1个月"门诊入院,诊断为脑出血恢复期(右侧基底节区)。入院时左侧上肢FMA评分18分,左侧下肢FMA评分11分,平衡FMA评分0分,MBI评分13分,日常生活完全依赖。患者存在运动功能障碍、日常生活活动能力障碍、参与能力障碍。针对患者存在的功能障碍,康复医师拟定了治疗方案:以物理治疗、作业治疗为主的功能训练以保存患者残存的功能,最大限度地恢复其潜在的能力。患者住院期间日常生活由其配偶和一名护工照料,家属积极参与到患者康复治疗计划的制定和实施过程中。经康复治疗45天后,患者左侧上肢FMA评分42分,左侧下肢FMA评分19分,平衡FMA评分9分,MBI评分87分,日常生活基本自理。

这一案例让我们思考:什么是康复结局?临床康复中哪些因素会影响患者的康复结局?

第一节 康复结局的基本概念

一、康复结局的定义

结局意为最终的结果、成果。康复结局(rehabilitation outcome)指与康复相关的结果,主要关注的是康复医疗服务项目和干预手段带来的最终结果。也指功能障碍者在

笔记

某一阶段内计划或达到的功能及健康状态。以往康复结局评估侧重在躯体活动能力如关节活动度,以及日常生活活动能力方面的功能改变。随着国际功能、残疾和健康分类的颁布,康复结局的评估已从躯体活动能力、日常生活活动能力的评估扩展到心理、社会环境等方面,同时医疗过程中的服务质量,如服务项目的可获得性、对提供服务的满意度等内容也是重要的评估内容。康复结局评估需要着眼于整体的功能评估,即涵盖身体结构、身体功能、活动与参与以及环境因素等范畴。

二、康复结局评估的意义

康复结局的评估有助于预测康复效果,有利于康复方案的决策制定,通过评估康复方案的合理性,优化康复诊疗方案,规范康复临床操作流程,提升康复医疗服务质量,同时可以促进合理分配医疗资源和节约医疗费用,为政府对于康复医疗决策和医保规划提供数据支持。

第二节 康复结局评估常用工具

一、康复结局评估工具的选择

康复结局评估工具的选择至关重要。合适的工具不仅能够帮助评估者准确地评估功能障碍者的康复结局,也能为评估者制订康复计划和方案提供可靠的依据。选择康复结局评估工具时,需注意以下几点:

1. 具有良好的信度和效度　只有这样才能保证评估工具测量的结果是可靠的和可信的,这是康复结局评估工具最基本的要求。信度指评估工具测量结果的可靠度,即在不同情况下,不同时间使用相同的评估工具,对同一个评估对象进行重复测量时所得结果的稳定性或者是一致性。效度指评估工具能够准确测量出其所要测量的内容。

2. 具有良好的区分度　区分度又称为敏感度、反应度,是指评估工具对不同评估对象、不同时间变化的区分能力,具有良好区分度的评估工具能够测量出评估对象随着时间推移而发生的微小变化。而区分度不好的康复结局评估工具无法观测到微小的变化。

3. 可行性和临床实用性　康复结局评估工具使用的目的是帮助评估者准确地评估功能障碍者的康复结局,为评估者制定康复方案和计划提供可靠依据。因此,康复结局评估工具的选择要考虑其可行性和临床实用性。比如,所选的评估工具易于被功能障碍者接受和理解,完成时间尽量控制在功能障碍者能够耐受的范围内,并且便于康复服务者临床管理,等等。

4. 文化调试　如果国内暂时没有合适的康复评估工具,需要从国外引进相应的康复结局评估工具时,评估者需要对引进的评估工具进行相关的文化调试,以保证量表的等义性、流畅性和关联性。在文化调试后同样要进行效度、信度、区分度的验证,以保证康复结局评估工具测量结果的可靠性、可信性、稳定性。

笔记

二、常用的康复结局评估工具

目前临床用于康复结局评估的工具较多，通常按照 ICF 理论框架将其进行分类，临床常见康复结局评估工具见表 8-1。

表 8-1 临床常用康复结局评估量表举例

身体功能/结构	活动	参与	环境因素
运动功能评定量表(Fugl-Meyer Assessment) 蒙特利尔认知评估量表(Montreal Cognitive Assessment，MoCA) 简明精神状态检查量表(Mini Mental State Examination) 痉挛评价量表(Modified Ashworth) 美国脊髓损伤协会(AISA)损伤分级(适用于脊髓损伤患者) 格拉斯哥昏迷量表(Glasgow Coma Scale，GCS)(适用于脑外伤患者)	巴氏指数(Barthel Index) Berg 平衡量表(Berg Balance Scale，BBS) 功能独立性评定量表(Functional Independence Measure，FIM) 改良 Rankin 指数(Modified Rankin Index) 活动量表(Frenchay Activities Index，FAI)	健康状况调查问卷简表(Medical Outcomes Study Short Form 36，SF-36) 卒中影响量表(Stroke Impact Scale) 卒中生存质量量表(Stroke Specific Quality of Life) 匹茨堡康复参与量表(Pittsburgh Rehabilitation Participation Scale，PRPS) 社区整合问卷(Community Intergation Questionnaire，CIQ) 社区参与量表(Community Participation Index，CPI) Craig 残障评估报告(Craig Handicap Assessment and Reporting Technique，CHART)	环境因素量表(Environment Factor Indicator banke，EFIB)

此外，一些康复结局评估工具涵盖的范畴较广，不仅仅包含了 ICF 理论框架的某一方面，而且囊括了 ICF 理论框架的多个方面。如适用于脑外伤的格拉斯哥结局量表(Glasgow Outcome Scale，GOS)，残疾评定量表(Disability Rating Scale，DRS)，脊髓损伤生活质量评价系统(Spinal Cord Injury Quality of Life Measurement System，SCI-QoL)等。在实际应用中，可根据临床需要选择合适的康复结局评估工具。

第三节 影响康复结局的因素

康复结局受到众多因素的影响，包括疾病特征、康复治疗介入时机、康复干预方案、家庭的支持与否、环境因素等。充分了解和评估这些康复结局影响因素，可为临床康复决策和预后判断等提供较为精准的依据。

1. 人口学特征　功能障碍者的性别、年龄、婚姻状况、受教育程度、经济收入水平、体重指数及照护者的教育水平等因素均可能与其康复结局相关。以退行性骨关节

笔记

病、下腰痛、骨折的患者为例，年龄不同对康复结局的影响也不同。受教育程度对康复结局也有一定的影响。有研究表明，教育水平高的功能障碍者可能因其能够主动获取康复知识，积极开展康复训练而获益，也有相反观点认为教育水平高的功能障碍者容易对发病前后功能状态改变产生消极的心理变化，从而影响康复结局。

2. 疾病特征　疾病特征是影响康复结局的重要因素。以脑外伤、脑卒中患者为例，如损伤部位位于颞上中回、缘上回、角回及皮质下的白质区域通常伴随有严重的失语症，对康复结局将产生不良的影响。对于腰椎间盘突出症患者来说，多关节的椎间盘膨出或（和）突出对腰椎的稳定性影响更大，康复结局可能更差。对于股骨颈骨折的患者来说，非粉碎性骨折较粉碎性骨折康复结局要好。对于相同损伤平面的脊髓损伤患者，不完全性损伤者较完全性损伤者康复结局要好。

发病时疾病严重程度也影响着患者最终康复结局。发病初期患者的功能状态越好，越有利于取得良好的康复结局。研究表明，入院时巴氏指数得分和（或）功能独立性评定量表得分与康复结局呈正相关。此外，康复对象多为慢病患者或老年人，他们常常伴有基础疾病。这些基础疾病对康复结局也有一定的影响。比如脑卒中患者常伴有高血压、糖尿病等基础疾病，如若高血压、糖尿病控制不理想，则易引起二次卒中，影响最终的康复结局。尿路感染、肺部感染、压疮等对于长期卧床者的康复结局有着不利的影响。而老年人心肺功能减退，对其康复结局也会产生不良的影响。因此，在康复临床实践中，要关注基础疾病的控制，还要积极预防并发症的发生。

3. 康复治疗介入时机　康复介入时机与功能障碍者的康复结局密切相关。有资料表明，脊髓损伤的患者，康复介入时机与其出院时功能状况呈负相关性。脑外伤的患者每推迟 5 天介入康复，其功能独立性评分减少 1 分。2016 年美国心脏协会/美国卒中协会发布的成人脑卒中康复指南指出："住院的脑卒中患者如果可获得有组织、跨学科的诊疗，推荐尽早启动康复治疗"，并将此列为Ⅰ级推荐，A 级证据。根据世界卫生组织提出的标准，脑卒中患者生命体征平稳，神经症状不再进展 48 小时即可介入康复。

4. 康复干预方案　全面、规范、系统的康复干预方案有利于功能恢复，而不规范、不适当的康复方案会适得其反。康复方案中包括了物理治疗、作业治疗、言语治疗、中医康复治疗等不同的治疗方法，治疗方法的选择应该遵循循证医学证据，对功能障碍者康复结局更有利。在临床实践中还应该及时根据功能障碍者的阶段性功能评估进行康复方案的调整、优化，以促进功能更好地改善和提高。

5. 家庭支持系统　家庭是人类社会最基本、最重要的一种组织形式，是家庭成员获得情感支持的重要场所，当患者遭遇病痛时，家庭成员的情绪对患者的情绪产生影响，家属负面的情绪容易让患者产生消极的情绪，削弱了患者主动康复训练的积极性，对患者的康复有负面的影响。相反，家属的正面情绪有助于增强患者面对疾病的信心，能够激发患者康复训练的积极性，有利于患者的康复。若家庭成员充分了解疾病相关信息，在对患者进行日常生活的照料中更能熟悉和掌握正确的照料方式，有利于减少疾病的并发症，对患者的康复结局有积极的影响。

6. 环境因素　ICF 理论框架中将环境因素列为影响功能障碍的背景性因素，包括自然界及其特征、人造自然界、与个体有不同关系和作用的其他人员、态度和价值、社会体制和服务，以及政策、规则和法律。包含了个人层面和社会层面。社会层面的环

笔记

境因素主要是正式或非正式的社会结构、服务机构和在社区或一种文化背景下的总的体制。包括与工作环境有关的组织和服务机构、社区活动、政府机构、通讯和交通服务部门，以及如法律、条例、正式或非正式的规定、态度和意识形态等非正式社会网络。无障碍环境，是功能障碍者走出家门、参与社会生活的基本条件，也是方便老年人、妇女儿童和其他社会成员从事社会活动的重要设施。有障碍或缺乏有利因素的环境限制个体的活动表现，影响康复结局，有利的环境则可以提高功能障碍者的活动表现，产生较好的康复结局。

第四节　康复结局的预测

功能障碍者接受康复训练时，家属及其本人最关心的就是将来能够恢复到什么程度，这也是康复医学工作者最为关心的问题。这就涉及康复结局的预测。准确的康复结局预测有助于确定恰当的康复目标，制定合适的康复治疗方案。

发病初期的功能状态可以对康复结局进行简单预测。以脑卒中患者为例，发病初期的手功能状态和下肢功能状态可预测康复结局（表 8-2、表 8-3）。

表 8-2　脑卒中偏瘫后手功能康复结局的预测

手指能在全关节活动度范围内完成协调屈伸的时间	手功能恢复程度
发病当天就能完成	几乎全部可以恢复为实用手
发病后 1 个月完成	大部分恢复为实用手，小部分为辅助手
发病后 1~3 个月能完成	大部分为辅助手，多数为废用手
发病后 3 个月仍不能完成	多为废用手

表 8-3　脑卒中患者偏瘫后步行能力康复结局的预测

发病初期仰卧位可完成的试验	将来步行恢复的可能性（%）
1. 空中屈伸膝　先仰卧位伸直下肢，屈患髋 45°±，然后将膝在 10°~45°之间来回伸屈	90%能步行。其中：60%~70%独立步行，20%~30%需辅助步行，10%左右不能步行
2. 主动直腿抬高　仰卧位做患侧直腿抬高	90%能步行。其中：44%~55%独立步行，35%~45%需辅助步行，10%左右不能步行
3. 保持立膝　仰卧位，屈膝 90°±，保持下肢立于床上，不向左右	90%能步行。其中：25%~35%独立步行，55%~65%需辅助步行，10%左右不能步行
4. 上述 1、2、3 项试验均不能进行	90%能步行。其中：33%独立步行，33%需辅助步行，33%不能步行

巴氏指数和功能独立性量表也常作为康复结局预测的工具。但是由于各个疾病有不同的疾病特征，影响康复结局的因素众多，影响因素之间亦存在相互作用导致康复结局预测的复杂性和不确定性，使用量表工具进行康复结局预测的方法显得过于粗糙。

为了更加准确地做出康复结局预测，目前越来越多的康复人员采用数据挖掘的手

笔记

段进行康复结局的预测。其中临床常用的几个康复结局预测模式如下：

1. 决策树模型　决策树模型是类似于树状结构的流程图。其中分类与回归树决策(classification and regression tree,CART)模型在康复结局评估中应用最广泛。该模型利用已知的变量数据构建预测的准则,然后根据其他变量预测一个变量,在使用该模型时,需将某一因素进行分类,确定该因素所属类别。

2. 广义线性模型　广义线性模型包括了Logistic回归模型和多元回归模型。该模型将目前已观察到的指标视为自变量,建立这些自变量与另一些容易测量的指标的关系模型,用易测量指标估计难测量指标。在康复结局预测中,可以将影响康复结局的因素比如年龄、性别、病灶部位、教育程度、初始功能状态等视为自变量来预测康复结局。

3. 神经网络模型　神经网络模型的设计和构架是基于人体神经网络简化的数字模型。神经网络模型不受变量间相互作用的影响,目前用于预测康复结局在准确度、灵敏度、特异度方面已得到证实。但是神经网络模型无法解释某因素是保护因素还是危险因素。并且在实际操作中,隐藏层的确定,网络隐藏层的层数和单元数的选择尚无统一的标准,需要根据经验或者是经过反复试验确定。

随着科技的发展和数理学理论在康复领域的应用,使用数据挖掘技术进行康复结局预测增加了康复结局预测的准确度和灵敏度。当然康复结局的准确预测是一个复杂的过程,还需要不断地探寻科学、有效的方法。

第五节　康复经济效益的估算

康复经济效益是指康复活动的投入和产出的比值,康复经济效益的估算是应用经济学分析与评价方法,将康复服务的投入和产出相联系并进行比较的过程。通过康复经济效益的估算可以论证康复服务实施方案的可行性,比较不同的康复方案,将质量和效益相结合,选择风险最小、成本最低、疗效最好的康复方案。

1. 康复经济效益的估算方式　康复经济效益的估算采用投入-效益计算方式。投入又称为成本,是指康复方案实施所投入的全部人力资源和物质资源,包括了直接成本和间接成本。直接成本主要包括了康复服务支付性费用、康复器械、康复工作者的投入,间接成本包括了患者及其家属因接受康复治疗而带来的生产力损失(误工费)。效益是将康复方案实施所得的有用结果以货币的形式表达,分为直接效益和间接效益。直接效益指康复方案实施后所节省的卫生资源,减少医疗费用支出,减少人力物力消耗。间接效益指康复方案实施后减少其他方面的经济损失,住院天数减少,避免功能障碍者及陪护家属的工资和奖金损失,避免社会劳动生产时间减少等。

2. 康复能够增加经济效益(早期)　积极、规范、有效、适度的康复医疗,可以减少患者的平均住院时间和医疗(尤其是药物治疗费用)开支。而消极的、不规范的、无效的、过度的康复医疗则可能增加不必要的医疗开支而降低康复医疗的效益。康复服务在短期内虽然需要投入一定的康复服务费用,康复工作者、康复器械费用,患者及家属的误工费等,但是康复服务能够使患者提早回归工作岗位,减少功能改善后疾病复发,减少去医院就诊次数而降低成本,增加间接效益。

康复实践证明,规范化的三级康复模式是一种经济的、有效的康复治疗方案。

笔记

3. 三级康复模式有利于提高康复的经济效益　三级康复模式把康复治疗延伸到家庭和社区，为脑卒中患者提供可持续性、协调的康复服务。针对患者在恢复中后期的情况，及时调整康复治疗计划。在三级康复中，功能障碍者病情稳定后即转入康复治疗，减少了在急诊和内科的住院时间。功能障碍较轻者可直接转入社区或家庭进行康复治疗，缩短了住院时长，对功能障碍者来说减少了住院的费用，对于医院来说，提高了床位周转率，增加了病床使用率，增加了医院的总体收入。

学习小结

1. 学习内容

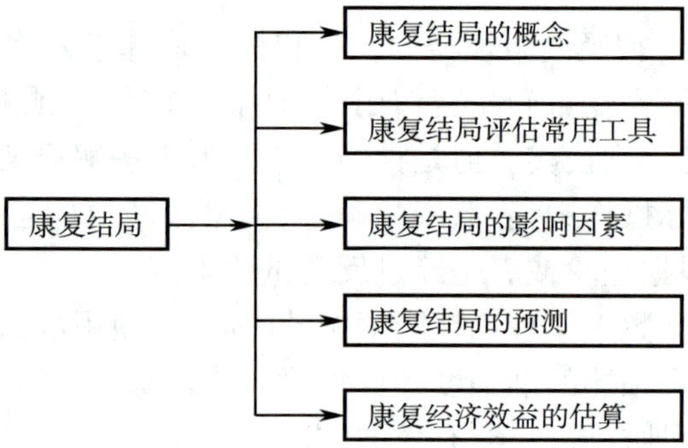

2. 学习方法

本章要以康复结局为中心，重点了解康复结局的影响因素，康复疗效的评定及康复方案的效果评定。

（陶　静）

复习思考题

1. 康复结局评估工具的选择应该注意什么？
2. 康复结局的影响因素有哪些？

第九章

康复治疗师的职业要求

学习目的

通过本章的学习，引导康复治疗师树立崇高的职业荣誉感，培养良好的职业道德与工作作风，掌握必要的专业知识，提高临床沟通能力，服务于社会。

学习要点

康复治疗师应具备的基本素质；康复治疗过程中的医患沟通技巧。

案例分析

男性患者，35岁，车祸致 $T_3 \sim T_4$ 椎体骨折，双下肢瘫痪，二便失禁，于骨科行手术治疗后转入康复医学科。ASIA 分类为 C 级。某次在治疗过程中物理治疗师告诉患者基本康复没什么希望。其后患者一直情绪低落，不愿意配合治疗。假如你是这位物理治疗师，你该如何与患者进行沟通？

第一节　康复治疗师的角色

一、治疗计划制订的主要参与者

康复治疗师可细分为物理治疗师、作业治疗师、言语治疗师、假肢矫形器师等，是康复治疗计划制订的主要参与者。治疗师在各自专业范围内对患者的功能障碍性质、部位、严重程度、发展趋势、预后、转归以及患者的需求作出全面的评定，提出治疗对策，然后由康复医师归纳总结为一个完整的治疗计划，由各专业分头付诸实施。在美国等地，物理治疗师、作业治疗师甚至可以独立执业，开设诊所，直接制订康复治疗计划。以美国为例，要成为一名注册物理治疗师，必须最少完成物理治疗博士（doctor of physical therapy，DPT）。报读该专科学科的人士一般需要拥有大学本科学历。成为注册物理治疗师后可单独执业。

笔记

二、康复治疗的直接执行者

康复医学以功能障碍为核心，基本手段是针对伤、病、残者及老年人的功能障碍进行以改善、适应、代偿和替代为主要特征的各种功能训练性治疗，达到提高功能、改善生活质量、回归社会的目标。这些康复治疗手段，主要是由康复治疗师去执行。可以说没有康复治疗师，就没有康复治疗，就不可能使患者最大限度地康复并回归社会。

三、健康生活的促进者、教育者

康复治疗师不仅是康复的医疗者，更是健康生活的促进者、教育者。世界物理治疗联盟物理治疗师专业准入教育指南(2011 版)指出："物理治疗师的职责是为他人提供服务，使他人在一生中都发展、维持和恢复最佳运动及功能"。康复治疗师在健康维持与促进中发挥着重要的作用，肩负康复宣教的责任，教给患者和家属有关康复医学的知识、技能，减轻并发症，避免二次损伤的发生，更可以教育社会大众如何避免产生身体功能的障碍。例如在下腰痛的康复中，可宣传腰痛相关的腰椎解剖知识、腰椎功能与腰痛发生发展的关系、搬运和抬举物体的技巧、日常工作和生活的正确姿势等。这些知识可以最大限度地改善其康复治疗效果，降低复发率，降低患者和社会的医疗花费，帮助患者建立战胜腰痛的信心和决心。

第二节　康复治疗师必备的基本素质

康复治疗师是一种特殊的职业。其特殊性表现在其服务对象是有着各种功能障碍的伤病残患者、慢性病患者和老年人，他们的情况和一般患者有所不同。康复治疗的最终目的，不仅是患者形体上的康复，更重要的是身体、心理功能上的恢复，使患者恢复或重新掌握生活技能和劳动技能，最大限度地重返社会。因此，该行业要求从业者具有较高的素质。作为即将成为康复治疗师的同学们应该从学生时期做起，全面加强职业素质培养与训练，将来才能够成为一名合格的康复治疗师，才能够以自己的聪明才智和良好的职业素养成就自己的职业梦想。

一、高尚的职业道德

医乃仁术。从古到今，人道主义思想一直是医学界坚持的最基本的道德思想。其实践的核心为敬业精神和伦理行为，敬业精神不仅包括医学知识和技能，而且也包括对一组共同价值的承诺、自觉地建立和提高这些价值，以及维护这些价值的责任等。古希腊医学创始人希波克拉底说："我的唯一目的，一切为患者谋利益。"中国古代杰出的医学家孙思邈在《备急千金要方・大医精诚》中说："凡大医治病……先发大慈恻隐之心"，"若有疾厄来求救者，不得问其贵贱。长幼妍媸，怨亲善友，华夷愚智，普同一等，皆如至亲之想"。康复治疗师在医疗实践中，与康复医师、临床医师一样，要怀着"一切为了患者"的崇高情怀，践行"愿将他病当己病，救得他生是我生"的医学誓言。追求卓越、利他主义、责任感、同情心、移情、负责、诚实、正直和严谨的科学态度是正确的职业价值。

（一）树立职业荣誉感

康复治疗师担负着促进和保持人类全面健康的崇高职责。康复治疗师的人才需求缺口，使物理治疗师、作业治疗师被评为最有前途的职业之一。世界物理治疗联盟（WCPT）将每年的9月8日设定为世界物理治疗日。世界作业治疗师联盟（WFOT）将每年的10月27日设定为“世界作业治疗日”。

为此，作为一名康复治疗师要热爱本职工作，忠于治疗师的职业，树立强烈的职业荣誉感。正如马克思所说：“我们要选择最能为人类而工作的职业，这样，我们的幸福将属于千百万人，我们的事业将悄然无声地存在下去。而面对我们的骨灰，高尚的人将流下热泪。”只有坚定的职业道德信念，才能使康复工作者不为各种诱惑而迷茫，始终保持治病救人的荣誉感和自豪感，始终保持对康复事业的热爱和忠诚。

（二）平等待人，一视同仁

平等待人，一视同仁，不仅仅是一个服务态度问题，其实质是职业道德问题。康复服务的对象是患者。一个有着良好医德的治疗师不能因为患者经济状况的好坏、受教育程度的高低、个人修养的优劣、与己关系的密疏而分而视之。要将每一位患者放在平等的位置上，设身处地地为每一位患者着想，认真倾听患者的心声，全面了解患者的功能状态及需要，树立全心全意为患者服务的思想，充分调动患者的主观能动性，积极主动地参与治疗过程，力争做到生活完全自理或部分自理，争取早日重返社会。

清代名医费伯雄在《医醇賸义》中对“平等待人，一视同仁”有极深刻的论述：“我欲有疾，望医之相救者如何？我之父母妻子有疾，望医之相救者如何？易地以观，则利心自淡矣！”体现的是一种换位思考的精神和方法。在康复治疗的过程中，我们应该将自己与患者及其家属进行换位思考，从而真正达到“视患者如亲人”的思想境界和行为表现，使每个患者都平等地享受同样优质的医疗服务和卫生保健权利。

（三）廉洁行医，遵纪守法

廉洁行医，遵纪守法，既是传统医学道德的重要内容，也是现代社会主义医德的重要规范。明代著名医家寇平的一段话，集中代表了医务工作者的共同志向：“千锤之禄不可费其志，万锤之贵不可损其心，不为其财而损其德，不为其利而损其仁”（《全幼心鉴》）。康复治疗师应树立正直廉洁、奉公守法、不徇私情、不图私利的职业品德和正派的医疗作风。

（四）尊重同行，团结协作

康复的工作常常要依靠一个集体的共同智慧来完成。多学科、多专业的合作，共同致力于患者的功能康复。因此，尊重同行，团结协作的精神对于康复医学医务工作者来说显得尤为重要。各科的医师、康复治疗师、护士、社会工作者等在康复团队中，工种没有高低贵贱之分，只是分工不同。康复团队成员除了尊重患者及其家庭成员，团队成员之间均应相互尊重，相互信任，树立高度的责任心、事业心，以患者为中心，团结协作、取长补短。不论同行的年龄大小，资历深浅，都要把他们当作自己的同志来看待。要维护同行的尊严和声誉，尊重其权利和意见。

著名的胡弗兰德的《医德十二箴言》中就提出了这样的要求：“尊重和爱护你的同行，如不可能，最低限度也应该忍让，不要谈论别人，宣扬别人的不足是聪明人的耻辱，只言片语地谈论别人的缺点和小小的过失可能使别人的名誉造成永久的损害，应当考虑到这种结果。每个医师在医疗上都有他自己的特点和方法，不宜去做轻率的判断。

笔记

要尊重比你年长和爱护比你年轻的医师，要发扬他们的长处。”我国唐代名医孙思邈在《大医精诚》中也指出：“夫为医之法，不得多语调笑，谈谑喧哗，道说是非，议论人物，炫耀名声，訾毁诸医，自矜己德；偶然治瘥一病，则昂首戴面，而有自许之貌，谓天下无双，此医人之膏肓也。”

（五）尊重患者，周密谨慎

尊重患者，周密谨慎，是康复治疗师重要的职业道德。审慎的品德，既要表现在“言”的方面，也要表现在“行”的方面。“言”的审慎，要求说话要注意分寸。在康复治疗过程中不要因语言不慎造成不必要的误解，如“做错了”“糟了”“导线接反了”等。患者及家属往往对康复的期望值很高。然而现实与理想总是存在差距，康复治疗的疗程相对较长，有些患者甚至需要终身康复，康复治疗不可能像临床急性病那样可以“药到病除”。这时治疗师不能因有所顾虑而缄口不言，更不能粗鲁地对待患者。可以与医师一起，通过有效沟通帮助患者及其家属建立对康复治疗的正确认识，变被动治疗为康复治疗的主要参与者。要尊重患者，保守患者的秘密。在进行操作时要注意遮挡患者隐私部位，询问患者或检查时请无关人员回避，不在公共场所如电梯、上下班途中讨论患者的病情，不议论患者的隐私，有为患者保密的道德责任。“行”的审慎，要求康复治疗师在治疗时，根据患者的具体情况和功能障碍的特点，选择最优方案，周密细致地操作，争取最好的效果。

二、扎实的医学科学基础知识

《医学集成》说：“医之为道，非精不能明其理，非博不能至其约”。《医门法律》亦强调“不精则杀人”。一名优秀的康复治疗师光凭爱心、同情心是不够的，服务患者靠的是知识和技术。拥有扎实的基础知识和丰富的相关学科知识是十分必要的。

康复医学是一门独立的医学分支，是应用性很强的临床学科。康复医学有其独特的基础科学。由于康复医学所解决的功能障碍可能发生在全身多脏器、多系统。它与其他临床专科有很多交叉与联系。康复医学采用的治疗方法是综合措施，内容涉及医学以外的教育学、心理学、职业咨询和社会学等。康复治疗师除了掌握相关专业知识，还需掌握包括解剖学、运动学、运动生理学、生物力学、病理生理学、医学心理学、高等物理学、医学工程学以及相关的临床各交叉学科的基本知识等。

三、良好的交流与沟通技能

康复治疗师应当通过有效的沟通，创造一个便于与患者、患者亲属、同事、卫生保健队伍其他成员和公众之间进行相互学习的环境。为了提高医疗方案的准确性和患者的满意度，“全球医学教育最低基本要求”要求毕业生必须达到以下 9 条标准：

1. 注意倾听，收集和综合与各种问题有关的信息，并能理解其实质内容。

2. 运用沟通技巧，对患者及其家属有深入的了解，并使他们能以平等的合作者身份接受医疗方案。

3. 有效地与同事、教师、社区、其他部门以及公共媒体之间进行沟通和交流。

4. 通过有效的团队协作与涉及医疗保健的其他专业人员合作共事。

5. 具有教别人学习的能力和积极的态度。

6. 对有助于改善与患者及社区之间关系的文化和个人因素的敏感性。

笔记

7. 有效地进行口头和书面的沟通。

8. 建立和妥善保管医疗档案。

9. 能综合并向听众介绍适合他们需要的信息，与他们讨论关于解决个人和社会重要问题可达到的和可接受的行动计划。

具体的交流与沟通的技能将在本章第三节介绍。

四、娴熟的临床技能

康复医学是一门实用性、操作性极强的学科。实际操作能力对于康复治疗师至关重要。理论基础与手法技术的高低决定着康复治疗效果。康复治疗师的临床技能和灵巧的双手，要在长期的、大量的、反复的临床实践中才能培养锻炼出来。

（一）从功能的角度出发全面了解服务对象功能的状态和需求

采集病史，通过功能评定，掌握患者功能障碍的具体情况，包括障碍产生的原因、部位、性质及其严重程度，以及对其个人日常生活活动和职业能力、社会活动能力所造成的影响。

（二）运用循证医学的原则，在康复治疗的过程中采用恰当的治疗手段

“循证治疗”在康复医学中是指康复治疗和训练的方案、方法和所用手段的取舍，应遵循科学的原则，以及经过缜密研究取得的实证为依据。康复治疗师可根据需要解决的若干问题进行有效的文献检索，并对其进行评价后找到有力的证据，通过严谨的判断，将最适宜的诊断方法、最安全有效的治疗措施和最准确的预后估计应用于患者的服务中。在这一过程中，需要将个人的临床实践经验与外部得到的最佳临床证据结合起来，选择和作出最佳的决策。

（三）进行临床思维，确立诊断和制订治疗方案

康复治疗不是简单的技术操作。由于患者的病情不同、功能障碍不同、经济条件不同、医疗单位或个人水平不同，因此康复治疗都有其特殊性。每个患者的治疗过程都有旧矛盾的解决和新矛盾的产生，需要不断地对治疗计划进行调整。这就需要康复治疗师具备较强的临床思维以应对各种复杂的临床问题。例如，平衡功能障碍有许多影响因素，包括大脑、小脑、脊髓、本体感觉、肌力、骨关节、视觉等。比较常见的治疗缺陷是简单地进行同样的平衡训练，而不是在患者训练时首先明确现阶段何种因素是影响平衡的主要矛盾，从而确定训练的重点。如果在现阶段肌肉力量不足是主要矛盾，治疗的重点就是肌力训练；如果以大脑或小脑功能障碍为主，治疗的重点是大脑或小脑功能的针对性训练；如果以骨关节功能障碍影响为主，那么首要的任务是解决骨关节问题。

（四）发展独立、自我引导学习的能力

医学是飞速发展的科学，自主学习、终身学习是适应不断进步、不断发展的时代所必需的。一个康复治疗师的职业生涯往往超过30年，甚至更长，所以毕业工作只是医学教育的开端。因此，学会学习、不断更新知识、不断在实践中总结知识、终生学习才能成为优秀的康复治疗师。

五、信息管理能力

医疗实践和卫生系统的管理有赖于有效的源源不断的知识和信息，计算机和通讯

笔记

技术的进步为教育和信息的分析和管理提供了有效的工具和手段，使用计算机系统有助于从文献中寻找信息，分析和联系患者的资料。作为一名合格的康复治疗师，必须了解信息技术和知识的用途和局限性，并能够在解决康复问题和决策中合理应用这些技术。从不同的数据库和数据源中检索、收集、组织和分析有关卫生和生物医学信息；从临床医学数据库中检索特定患者的信息；运用信息和通讯技术帮助诊断、治疗和预防，以及对健康状况的调查和监控；保存医疗工作的记录，以便进行分析和改进。

六、批判性思维

对现有的知识、技术和信息进行批判性的评价，是解决问题所必须具备的能力，是一名优秀康复治疗师必备的素质。因此，应做到以下几点：

1. 职业活动中表现出有分析批判的精神，有根据的怀疑，创造精神和对事物进行研究的态度。

2. 懂得根据从不同信息来源获得的信息在确定疾病的病因、治疗和预防中进行科学思维的重要性和局限性。

3. 应用个人判断来分析和评论问题，主动寻求信息而不是等待别人提供信息。

4. 根据从不同来源获得的相关信息，运用科学思维去识别、阐明和解决患者的问题。

5. 理解在作出医疗决定中应考虑到问题的复杂性、不确定性和概率。

6. 提出假设，收集并评价各种资料，从而解决问题。

七、良好的人文素质

医学是研究人的健康和疾病及其相互转化规律的科学，首先必须从人的本质属性入手，将其作为核心与出发点。人性是由生物属性、心理属性和社会属性构成的，它们互相依赖、制约、包含、渗透、影响和转化。人的文化活动和社会活动以及由此建立的各种关系，在人性活动中占主导地位，而医学不可能脱离这种人性活动单独存在、作用和发展。医学的人性化决定了医学的人文属性。医学的本质是人学。它穿透人文与科技、道德生活与商业运作、世俗关注与终极关怀的各个层面，表达着人性、知性、理性的深刻关系。20 世纪 30 年代，著名医学史家西格里斯谈到："当我说与其说医学是一种自然科学，不如说它是一门社会科学的时候，我曾经不止一次地使医学听众感到震惊。医学的目的是社会的，它的目的不仅仅是治疗疾病，使某个机体康复，它的目的是使人调整以适应他的环境，作为一个有用的社会成员。为了做到这一点，医学经常要应用科学的方法，但是最终的目的仍然是社会的。每一类医学行动始终涉及两类当事人，医师和患者，或者更广泛地说，医学团体和社会。"

康复医学也不例外。康复的最终目的，不仅是治疗患者的躯体疾病或功能障碍，更重要的是帮助其重返社会。作业疗法的基本理论之一就是"人本主义论"，充分体现了以患者为中心。世界作业治疗师联盟 2004 年的作业治疗新定义中也突出强调了患者的参与。康复医学的性质和任务决定了康复治疗师的知识结构。治疗师不仅要掌握人体的结构和功能、康复治疗的技术，还应该掌握环境学、气象学等其他自然科学。更应该了解社会学、人文学、心理学、行为学、哲学等社会科学的知识，才能正确地认识人的健康和疾病，从而具有防治疾病的综合能力。因此，康复治疗师人文素养的

笔记

高低影响着治疗的水平。

康复医学服务的对象是至贵之"人",以为人服务为目的。康复医学的发展应凸显人文精神、体现人文关怀、实现人文价值。在康复临床中,在人们尽情地享用康复治疗技术进步所带来的种种好处的同时,不少的康复治疗师对康复技术从倚重发展到崇拜,甚至树立起技术立身的信念,追求所谓"一招鲜,吃遍天"。在他们看来,康复治疗就是单纯的技术活动。康复治疗师与患者的关系就是一种技术物质关系。他们将康复的医疗服务片面地理解为药物、各种康复治疗技术手段的实施。缺乏把患者当作集生物属性、社会属性和文化属性于一体的整体意识,缺乏把患者当作一个社会的"人"、现实的"人"和大写的"人"的生动体验。忽视了对生命的热爱,淡化了对人的理解、关怀和尊重,关注疾病而漠视患者,使医患关系日趋物化和冷漠化,使医学日益失去人道主义的光辉。美国纽约东北部撒拉纳克湖畔的一块墓碑上,镌刻着著名医师特鲁多的名言:"有时治愈,常常帮助,总是安慰。"这段话值得每个治疗师学习和实践一生。

康复医学是"至道在微,变化无穷"的学问。在临床工作中,疾病的发展千变万化,就像世界上没有相同的两片树叶一样,世界上也没有相同的两个患者。若非多闻博识,勤学苦练,是难以掌握的。此外,我们还应当看到,在科学技术日新月异、突飞猛进的时代,科学门类日益增多,知识更新周期不断缩短。不能期冀每一个治疗师都能做到诸子百家琴棋书画无所不精,天文地理历算数术无一不晓,所谓"通《五经》,贯《六艺》"。但是广泛涉猎、博览群书,不断更新自己的知识结构,提高自己的文化素质修养,还是很有必要的。

八、其他素质

除上述外,康复治疗师还应该具有良好的身体素质、心理素质、创新能力等。身体素质是人的智能和价值意识赖以生存的基础,是做好本职工作的重要前提。自身健康的心理、完善的人格,对患者有着无形的感召力和积极的影响,可促进康复治疗师更有效地帮助指导患者战胜疾病。创新也是康复治疗师思维素质的基本要求。例如,许多康复治疗没有固定的模式和流派,需要具有开拓思维和创新精神,根据患者的实际情况综合考虑,寻找适合患者的实用有效的方法,开发适宜的训练器具和辅助器具。

第三节　康复治疗中的医患沟通

沟通是指人与人以全方位信息交流所达到的人际间建立共识、分享利益并发展关系的过程。康复治疗师与患者之间良好的沟通是取得预期效果的基础。治疗师只有具备良好的人际沟通技巧,才能和患者建立良好的医患关系,取得患者的信任,对患者功能障碍的程度、对康复效果的期望值、对康复治疗和训练方法的接受程度等获得清晰的了解,以帮助患者建立自信,实现高质量的康复治疗。在康复治疗过程中建立良好的医患沟通应注意以下几个方面:

一、语言

2500 多年以前医学之父希波克拉底就曾经说过:"医师有三大法宝,语言、药物和

笔记

手术刀。医师的语言就像医师的刀子一样,可以救人也可以伤人,正面的语言和负面的语言有着不同的惊人效果。”语言是交流的工具,是建立良好医患关系的载体。康复治疗师必须善于运用语言艺术,达到有效沟通,使患者能积极配合治疗,早日康复。

(一)运用得体的称呼

称呼语是交际语言中的先锋官。合适的称呼是建立良好沟通的第一座桥梁。一声充满感情而得体的称呼,会给人以良好的第一印象,不仅体现出待人礼貌诚恳的美德,而且使对方感到愉快、亲切,易于交融双方情感。反之,称呼不当会引起对方的反感、误解,造成沟通交流的障碍。医患关系更是如此。康复治疗师面对的是特殊群体,其遭受重大疾病或损伤而致残,易出现悲观、抑郁或易冲动、敏感等心理,对称呼的敏感性较一般人更强。

称呼得体与否并没有固定的模式。根据服务对象不同的职业、职务、地位、年龄、性别、文化背景、地域差异等具体情况因人而异,力求恰当。不可用床号取代称谓。更不能把患者称呼为“喂”等。与患者谈及其配偶或家属时,适当用敬称,以示尊重。

(二)语言表达简洁明确

治疗师语言表达要充分考虑服务对象的接受和理解能力,要吐字清楚、表达准确、简洁、条理清晰。在治疗过程中能使其积极配合,并能理解治疗师口令、动作。此外,词义表达要通俗易懂,尽量避免使用专业医学术语。

(三)注意语速、语调和音量

同一句话,以不同的语音、语速、语调说出来,效果是不一样的。康复治疗过程中交流语速不宜过快,要抑、扬、顿、挫分明,但也不能平均使用,语调也不能老是高八度或细声细语。语调的使用具有很强的临场性,与当时的语境有密切的关系。治疗师应根据实时实地的需要合理地运用语调,以增强口语的表达效果。

(四)注意语言的艺术性

在与患者及其家属交流时,要注意语言的艺术性,既要提高患者对康复治疗的信心和积极性,也要“留有余地”,注意说话的分寸,尽量不要使用一些太过肯定的词汇。现在已经有越来越多早期的因伤病所致的各种功能障碍的患者进入康复科接受治疗,治疗师经常会被问到:“我什么时候会好? 还能像以前一样吗?”针对这些问题,治疗师回答时一定要严密谨慎,有理有据,既要说出自己的信心,也要表达其中的困难和存在的风险,不要随便许诺,以免造成不必要的纠纷。当患者倾诉因疾病导致种种不幸时,可以通过表达对患者处境和困难的理解与同情,使患者意识到自己是被理解、接受和关注的。

由于康复的治疗周期较长,当康复治疗达不到预期目的时,患者往往过于急躁、易怒,此时治疗师应保持冷静,语言要温和,避免与患者发生正面冲突,而是对患者的抵抗情绪表示理解,帮助患者发现与行为不相同的信念,转变其对行为改变的观点。即使患者出言不逊,也不应去计较,必要时保持适当的沉默或请示上级。如双方各不相让,往往导致患者情绪激动,病情出现反复甚至恶化,以致矛盾升级,引发医患纠纷。

(五)应用语言沟通技巧

在临床实践中,大多数患者会遇到两难境地,“既想要改变,又不想改变”是他们的真实内心写照。康复治疗师可以使用动机性访谈的沟通技巧帮助患者发现并克服自身矛盾心理。动机性访谈是以患者为中心的医患沟通方式,强调患者是访谈的主

笔记

体，治疗师要尊重患者的思想和情感，应用一系列的沟通技巧，营造友好的、支持性的氛围和治疗环境。动机式访谈需坚持以下原则：①表达同情。通过表达对患者处境和困难的理解与同情，使患者意识到自己是被理解、接受和关注的，并且可以通过倾听确认患者的思想和感情，表达同情。②发展冲突。发现并放大患者的人生目标和期望与当前行为和处境的冲突，引发患者自身对行为改变的辩论。在提出问题的时候尽量采用开放式的提问方式，因为开放式的问题能够让患者深入思考，而不是简单地回答是或者否，比如"为什么您想回到工作岗位去？""您觉得目前工作怎么样？"③避免争论。治疗师不应该质问患者为什么不想改变，而是鼓励患者说出"为什么要改变"，强化行为改变的积极因素。④回避抵抗。治疗师应避免与患者发生正面冲突，而是对患者的抵抗情绪表示理解，帮助患者发现与行为改变不相容的信念，转变其对行为改变的观点。⑤支持自我效能。可以通过应用肯定的语句承认、赞美或赞赏患者的观点，激发患者的自我效能。提高患者对自己的信心，帮助他们制定较高的行为目标，克服障碍。

二、非语言性沟通

非语言性沟通是通过仪表、目光注视、面部表情、身体语言，利用空间、声音和触觉等方式产生的，可以伴随着言语性沟通而发生。在沟通信息的总效果中，语词占 7%，音调占 38%，而面部表情和身体的动作占 55%。在医患交流中，如能对非语言性沟通技巧准确理解并运用自如，将对促进医患沟通有重要价值。

（一）仪表

仪表是指人的外表，反映人的精神面貌，包括人的容貌、姿态、风度、服饰和个人卫生等方面。仪表虽是人的外表，但它代表了一种无声语言。在一定意义上能反映出一个人的修养、性格等特征。在人际交往中，每个人的仪表都会引起交往对象的特别关注。在康复医疗服务活动中，它是影响患者心理的重要因素，直接关系到患者的治疗与康复。患者一般通过治疗师的仪表和举止，揣测其工作能力、治疗经验、文化修养、责任心和性格等。如果治疗师服饰不整、不修边幅，就会给患者留下"工作不认真，马马虎虎，缺乏责任感"的不良印象，产生反感和不信任感，从而给医患关系留下阴影。相反，服饰整洁、仪表端庄、举止文雅，对于取得患者的信任有着重要的作用。

（二）目光与表情

目光与表情是身体中最能表达内心思想的部位，不仅能表达情感和爱憎，还能表现人对事物的不同看法，是十分重要的非语言交流手段。康复治疗师在与患者沟通的过程中不仅要善于识别患者的目光与表情，还要善于运用平视、凝视、瞬视、移视、避视等目光，对患者及家属表达同情、理解、鼓励和难过等；也要善于控制自己的面部表情。最有用的面部表情就是微笑。美国成人教育学家戴尔·卡耐基曾说过这样一句话："笑容能照亮所有看到它的人，像穿过乌云的太阳，带给人们温暖。"

（三）姿态与距离

身体姿势常能传递个体情绪状态的信息，能反映交谈双方彼此的态度、关系和交谈的愿望。用身体姿势来表达对患者的尊重和同情：如微微欠身表示谦恭有礼、点头表示打招呼、侧身表示礼让等，不可有摇头晃身、依墙、昂头及跷腿等体态。

医患双方会谈的距离，应根据双方关系和具体情况来掌握。对患者表示安慰、安抚时约 0.5m 以内；正常医患之间的会谈，双方适当的距离约为 0.5~1.2m。

笔记

（四）接触

接触是指身体的接触。康复治疗师如果与患者接触得当，可以收到良好的效果。比如初诊时礼节性的握手；在患者难受时，进行安抚性接触；对患者辅助性按摩；为患者轻轻拍背；为患者变换体位；帮助患者整理衣被等。

（五）倾听

倾听是最重要、最基本的技巧，但却不容易做到，据调查只有10%的人能在沟通过程中认真倾听。所以，美国著名心理学家罗杰斯说："聆听别人说话是一件非常困难的活动，它首先需要我们对说话者怀有敬意并由衷地关心……我们在聆听别人说话时不仅需要用耳朵，还需要用眼神、思想乃至想象。"倾听对于构建良好医患关系非常重要。通过印证式的倾听确认患者的思想和情感，表达同情，只有认真、耐心地聆听完患者的诉说，才能更准确地进行康复评定，才能作出更合适的康复治疗计划。积极耐心聆听患者的诉说，对于患者心理上来说也是一种释放和安慰。

学习小结

1. 学习内容

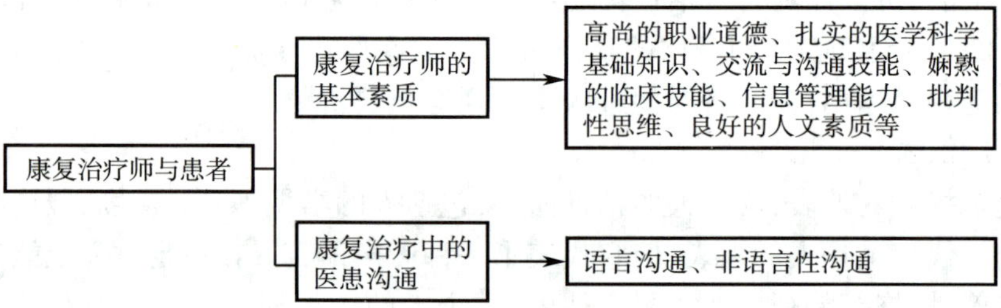

2. 学习方法

本章要结合实践重点理解康复治疗师的基本素质，在与患者沟通时，要学会应用康复治疗中医患沟通的一些理论和技巧来帮助临床实践。

（陶　静）

复习思考题

1. 康复治疗师的基本素质有哪些？
2. 康复治疗中如何进行医患沟通？

笔记

主要参考文献

1. 卓大宏. 中国康复医学[M]. 第2版. 北京:华夏出版社,2003.
2. 陈立典. 康复医学基础[M]. 北京:人民卫生出版社,2008.
3. 吴弦光. 康复医学导论[M]. 北京:华夏出版社,2003.
4. 王宁华. 康复医学概论[M]. 第2版. 北京:人民卫生出版社,2013.
5. 陈立典. 传统康复方法学[M]. 第2版. 北京:人民卫生出版社,2013.
6. 南登崑,黄晓琳. 实用康复医学[M]. 北京:人民卫生出版社,2009.
7. 邱卓英,励建安,吴弦光. ICF核心分类组合临床实践手册[M]. 北京:人民军医出版社,2013.
8. 陈立典. 康复评定学[M]. 北京:人民卫生出版社,2010.
9. 黄晓琳,燕铁斌. 康复医学[M]. 北京:人民卫生出版社,2013.
10. 胡军. 作业治疗学[M]. 北京:人民卫生出版社,2012.
11. 罗治安.社区康复[M].北京:人民卫生出版社,2010.
12. 白跃宏,刘诗强. 常见疾病三级康复网络体系建设实践——转诊标准、康复治疗及操作方法[M]. 上海:上海交通大学出版社,2014.
13. 陈立典. 康复医学概论[M]. 北京:人民卫生出版社,2012.
14. 陈立典,吴毅.临床疾病康复学[M].北京:科学出版社,2010.
15. 唐强,张安仁.临床康复学[M].北京:人民卫生出版社,2012.
16. 关骅.临床康复学[M].北京:华夏出版社,2005.
17. 中华医学会神经病学分会神经康复学组,中华医学会神经病学分会脑血管病学组,卫生部脑卒中筛查与防治工程委员会办公室.中国脑卒中康复治疗指南(2011完全版)[J].中国康复理论与实践,2012,18(4):301-303.
18. 2016中国脑梗死急性期康复专家共识组.2016中国脑梗死急性期康复专家共识[J].中华物理医学与康复杂志,2016,38(1):1-3.
19. 中华医学会神经病学分会,中华医学会神经病学分会神经康复学组,中华医学会神经病学分会脑血管病学组.中国脑卒中早期康复治疗指南[J].中华神经科杂志,2017,50(6):405.
20. Emma K.Rehabilitation Outcome Measures,Stokes[M].New York:Churchill Livingstone,2011.
21. 王亚峰,田庆丰,罗艳艳. 医学人文学导论[M]. 郑州:郑州大学出版社,2008.
22. 杨秉辉. 医患关系与医患沟通技巧[M]. 上海:上海科学普及出版社,2011.
23. Fong Chan, Norman L. Berven, Kenneth R. Thoms. Counseling Theories and Techniques for Rehabilitation and Mental Health Professionals[M].Second Edition.New York: Springer Publishing Company,2015.

全国中医药高等教育教学辅导用书推荐书目

一、中医经典白话解系列

黄帝内经素问白话解(第2版)	王洪图　贺娟
黄帝内经灵枢白话解(第2版)	王洪图　贺娟
汤头歌诀白话解(第6版)	李庆业　高琳等
药性歌括四百味白话解(第7版)	高学敏等
药性赋白话解(第4版)	高学敏等
长沙方歌括白话解(第3版)	聂惠民　傅延龄等
医学三字经白话解(第4版)	高学敏等
濒湖脉学白话解(第5版)	刘文龙等
金匮方歌括白话解(第3版)	尉中民等
针灸经络腧穴歌诀白话解(第3版)	谷世喆等
温病条辨白话解	浙江中医药大学
医宗金鉴·外科心法要诀白话解	陈培丰
医宗金鉴·杂病心法要诀白话解	史亦谦
医宗金鉴·妇科心法要诀白话解	钱俊华
医宗金鉴·四诊心法要诀白话解	何任等
医宗金鉴·幼科心法要诀白话解	刘弼臣
医宗金鉴·伤寒心法要诀白话解	郝万山

二、中医基础临床学科图表解丛书

中医基础理论图表解(第3版)	周学胜
中医诊断学图表解(第2版)	陈家旭
中药学图表解(第2版)	钟赣生
方剂学图表解(第2版)	李庆业等
针灸学图表解(第2版)	赵吉平
伤寒论图表解(第2版)	李心机
温病学图表解(第2版)	杨进
内经选读图表解(第2版)	孙桐等
中医儿科学图表解	郁晓微
中医伤科学图表解	周临东
中医妇科学图表解	谈勇
中医内科学图表解	汪悦

三、中医名家名师讲稿系列

张伯讷中医学基础讲稿	李其忠
印会河中医学基础讲稿	印会河
李德新中医基础理论讲稿	李德新
程士德中医基础学讲稿	郭霞珍
刘燕池中医基础理论讲稿	刘燕池
任应秋《内经》研习拓导讲稿	任廷革
王洪图内经讲稿	王洪图
凌耀星内经讲稿	凌耀星
孟景春内经讲稿	吴颢昕
王庆其内经讲稿	王庆其
刘渡舟伤寒论讲稿	王庆国
陈亦人伤寒论讲稿	王兴华等
李培生伤寒论讲稿	李家庚
郝万山伤寒论讲稿	郝万山
张家礼金匮要略讲稿	张家礼
连建伟金匮要略方论讲稿	连建伟
李今庸金匮要略讲稿	李今庸
金寿山温病学讲稿	李其忠
孟澍江温病学讲稿	杨进
张之文温病学讲稿	张之文
王灿晖温病学讲稿	王灿晖
刘景源温病学讲稿	刘景源
颜正华中药学讲稿	颜正华　张济中
张廷模临床中药学讲稿	张廷模
常章富临床中药学讲稿	常章富
邓中甲方剂学讲稿	邓中甲
费兆馥中医诊断学讲稿	费兆馥
杨长森针灸学讲稿	杨长森
罗元恺妇科学讲稿	罗颂平
任应秋中医各家学说讲稿	任廷革

四、中医药学高级丛书

中医药学高级丛书——中药学(上下)(第2版)	高学敏　钟赣生
中医药学高级丛书——中医急诊学	姜良铎
中医药学高级丛书——金匮要略(第2版)	陈纪藩
中医药学高级丛书——医古文(第2版)	段逸山
中医药学高级丛书——针灸治疗学(第2版)	石学敏
中医药学高级丛书——温病学(第2版)	彭胜权等
中医药学高级丛书——中医妇产科学(上下)(第2版)	刘敏如等
中医药学高级丛书——伤寒论(第2版)	熊曼琪
中医药学高级丛书——针灸学(第2版)	孙国杰
中医药学高级丛书——中医外科学(第2版)	谭新华
中医药学高级丛书——内经(第2版)	王洪图
中医药学高级丛书——方剂学(上下)(第2版)	李飞
中医药学高级丛书——中医基础理论(第2版)	李德新　刘燕池
中医药学高级丛书——中医眼科学(第2版)	李传课
中医药学高级丛书——中医诊断学(第2版)	朱文锋等
中医药学高级丛书——中医儿科学(第2版)	汪受传
中医药学高级丛书——中药炮制学(第2版)	叶定江等
中医药学高级丛书——中药药理学(第2版)	沈映君
中医药学高级丛书——中医耳鼻咽喉口腔科学(第2版)	王永钦
中医药学高级丛书——中医内科学(第2版)	王永炎等